自如应对

北医三院
糖尿病
管理团队之作

糖尿病

全书

洪天配　高洪伟／主编

全国百佳图书出版单位

化学工业出版社
·北京·

本书由北京大学第三医院内分泌科、中医科、营养科组织具有丰富糖尿病教育经验的医护人员参加编写，针对糖尿病患者在诊治过程中缺少糖尿病相关知识的现状，采用问答形式，简要地解答了患者在诊治过程中经常提出的各种问题。全书共分十个章节，内容包括认识血糖和糖尿病、糖尿病的饮食治疗、糖尿病的运动治疗、口服降糖药物治疗、糖尿病的胰岛素治疗及其他治疗、认识糖尿病急性并发症、糖尿病慢性并发症的评估和治疗、血糖监测、糖尿病患者日常保健等。

　　该书内容丰富，图文并茂，语言通俗易懂。适合糖尿病患者及其家属阅读。

图书在版编目（CIP）数据

　　自如应对糖尿病全书／洪天配，高洪伟主编 . —北京：化学工业出版社，2017.1（2024.9 重印）
　　ISBN 978-7-122-28621-5

　　Ⅰ . ①自… Ⅱ . ①洪…②高…Ⅲ . ①糖尿病－诊疗
Ⅳ . ① R587.1

　　中国版本图书馆 CIP 数据核字（2016）第 298098 号

责任编辑：戴小玲　　　　　　　　　　　装帧设计：史利平
责任校对：王　静

出版发行：化学工业出版社（北京市东城区青年湖南街 13 号　邮政编码 100011）
印　　　装：北京天宇星印刷厂
710mm×1000mm　1/16　印张 20½　字数 324 千字　2024 年 9 月北京第 1 版第 11 次印刷

购书咨询：010-64518888　　　　　　　售后服务：010-64518899
网　　　址：http://www.cip.com.cn
凡购买本书，如有缺损质量问题，本社销售中心负责调换。

定　　价：49.80 元

编者名单

主　编　洪天配　高洪伟

副主编　肖文华　王海宁

编　者　（按编者姓名的拼音排序）

高洪伟　　北京大学第三医院　内分泌科

洪天配　　北京大学第三医院　内分泌科

侯文芳　　北京大学第三医院　内分泌科

李百花　　北京大学第三医院　营养科

李　东　　北京大学第三医院　中医科

李　琳　　北京大学第三医院　内分泌科

李云虎　　北京大学第三医院　中医科

刘国强　　北京大学第三医院　内分泌科

刘　烨　　北京大学第三医院　内分泌科

田　勍　　北京大学第三医院　内分泌科

王　琛　　北京大学第三医院　内分泌科

王海宁　　北京大学第三医院　内分泌科

王　群　　北京大学第三医院　内分泌科

王艳荣　　北京大学第三医院　内分泌科

肖文华　　北京大学第三医院　内分泌科

谢　超　　北京大学第三医院　内分泌科

杨　进　　北京大学第三医院　内分泌科

张晶晶　　北京大学第三医院　内分泌科

插　图　刘从

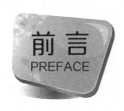
前言
PREFACE

糖尿病是一种慢性疾病，它不同于短期就能治愈的急性疾病，需要医生主导。糖尿病是需要终生管理的慢性疾病，让患者积极主动地参与治疗，充分发挥患者和家属的能动性，是有效控制糖尿病的前提。糖尿病患者要自我管理，就应掌握尽量多的糖尿病知识。糖尿病知识不是医生的专利，而是患者的武器。只有用丰富的糖尿病知识武装自己的头脑，糖尿病患者才能健康长寿。

糖尿病相关知识的获得途径有很多，医院组织的糖尿病健康教育大课堂、报纸杂志、科普读物、互联网、各种手机APP平台的推送等，尤其是互联网上的糖尿病知识可谓琳琅满目、五花八门，但同时也鱼龙混杂、真假难辨。对于没有医学背景知识的绝大多数糖尿病患者而言，他们很难区分互联网或其他媒体上宣传的糖尿病相关知识的科学性，能否从中获益也无从判断。糖尿病健康教育大课堂毫无疑问也发挥了重要作用，但是参与者毕竟是少数。因此，糖尿病专科医生编写的糖尿病科普读物肯定是广大糖尿病患者获取相关知识的理想选择。

本书的写作目的

针对上面提及的问题，北京大学第三医院内分泌科、中医科、营养科组织具有丰富临床和教育经验的医护人员编写了《自如应对糖尿病全书》这一糖尿病科普读物。采用问答的形式，解答患者关注的各类问题，且大多是临床上糖尿病患者经常咨询的问题，具有很强的针对性。详细阅读这本科普书，一定会使糖尿病患者全面了解糖尿病，正确应对糖尿病，最终战胜糖尿病。

本书的读者

如果你是糖尿病患者，本书就是你获取糖尿病知识的捷径，也是糖尿病治疗的实用指南，希望该读物能成为你战胜糖尿病的亲密伙伴；如果你是糖尿病家属，本书就是指导你如何理解患病的亲人、如何给予他们全面及时的帮助和支持的良师益友。如果你是社区医护工作者，当你要进行糖尿病患者教育时，本书会给你提供既专业又通俗的宣教内容，是你必备的工具书。

如何阅读本书

本书是科普性质的读物，建议糖尿病患者和家属详细阅读全书。如因时间所限不能通读，也可有目的地选择自己关心的问题进行阅读。有些关键之处和某些技巧需要反复阅读才能深刻领会，因此建议读者多次阅读，这样收获会更大。

如果阅读后仍有疑问，需要及时咨询医生。

本书介绍了糖尿病的基本知识，了解知识后要正确运用，有知识又有行动才能达到目的。希望糖尿病患者在阅读本书后，要不断实践，记录你的心得和体会，找到成功的原因和失败的教训，在困难中不断前行。

祝广大糖尿病患者都能战胜糖尿病！

北京大学第三医院　内分泌科

洪天配　高洪伟

2016 年 12 月 7 日

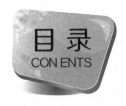

目 录
CONTENTS

第二章　糖尿病的饮食治疗 ·········· **060**

第三章　糖尿病的运动治疗 ……………………………………… **100**

第十章 中医中药与糖尿病 299

第一章

认识血糖和糖尿病

1 什么是血糖?

血液中的糖分称为血糖。目前医学上所指的血糖是指血中葡萄糖。血糖是体内各组织细胞活动所必须的能量来源,就像汽车行驶需要燃油一样,血糖过低(低血糖)或过高(高血糖)均会给机体带来危害。

我们日常所说的糖类(图 1-1)可分为单糖、双糖和多糖。能够被机体吸收进入血液的糖类都是单糖,且血液中的单糖主要是葡萄。另外还有果糖、半乳糖等,其中果糖是目前已知甜度最高的单糖。蔗糖、乳糖、麦芽糖等属于双糖,其中蔗糖在甜菜、甘蔗和水果中含量很丰富。我们平时熟知的白糖、红糖等甜味剂都是蔗糖,它在体内水解后成为葡萄糖和果糖进入血液。哺乳动物的乳汁中含有乳糖。乳糖在人体内分解为葡萄糖和半乳糖。而果糖和半乳糖在血液经过肝脏代谢,最终均可转化为葡萄糖。日常食用的粮食作物如玉米、小麦等含有丰富的淀粉,另外一些植物的根茎如土豆、薯类、山药等也含较多的淀粉。淀粉属于多糖,它们进入体内后转换成双糖,最后转化为葡萄糖,被小肠吸收进入血液供机体利用。

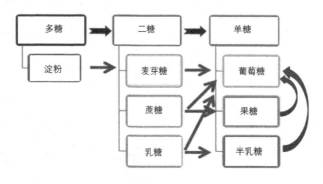

图 1-1　糖的分类

2 一天中血糖是怎样变化的?

一天中的血糖并不是恒定不变的,但却是有规可循的(图 1-2)。糖代谢正常并且生活规律的人，凌晨 2～3 时的血糖水平处于最低值，凌晨 4～5 时以后由于体内升高血糖的激素水平的升高使血糖水平也逐渐升高，这是一种生物钟现象。因此，即使不进食，血糖也会有昼夜波动，但波动幅度并不大。此外，血糖与进餐也密切相关，这是大家所熟知的。进餐后血糖较餐前血糖升高，餐后半小时至 1h 的血糖往往达到最高，之后血糖水平开始逐渐下降，至第二餐前降到最低，如此日日往复。因此，血糖是波动的，即使血糖调节功能正常的人每天每时的血糖值可以略有不同，就像潮水一样涨涨落落，但是数年下来不会有太大的波动。

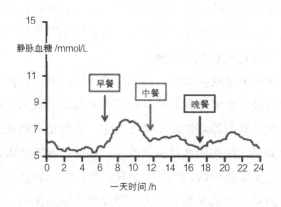

图 1-2 全天血糖波动示意

3 血中葡萄糖的来源有哪些？

人体内的血糖受到精确调节，在不断上下浮动的同时却保持着相对稳定性，既充分保证了机体生存、生长所需，又严格限制在正常范围内，高血糖或低血糖都对身体有害。血液中葡萄糖的来源大体包括以下三种：

（1）食物消化吸收：含有糖类的食物（主要是粮食做成的主食）经口、食管进入胃肠道，之后经过消化作用逐步分解，转化为葡萄糖等，最终被吸收进入血液。

（2）肝糖原释放分解：人体的肝脏是一个非常重要和神奇的器官，它的作用之一是成为一个暂时存储能量的"仓库"，并且开关自如，使正常机体保持着血糖平衡。进食后血糖会升高，血液中暂时过剩的糖分就会进入肝脏这个"仓库"中，在肝脏中转化为肝糖原并储存；机体持续一段时间不进食（例如半夜之后），血糖逐渐下降，为了避免重要器官（例如大脑）因为糖分供应不足而"消极怠工"，肝糖原就会接到指令有条不紊地离开"仓库"，同时转化为葡萄糖回到血液中来，使血糖稳步回升。

（3）非糖物质转化：其实机体一直保有一个最大的能量存储"仓库"，那就是遍布全身的脂肪组织。当不进食时间过长，血液中的葡萄糖被大量使用，肝糖原也释放殆尽时，机体就会动员脂肪组织，经过种种转化最终成为血糖。当然，在一些特殊情况下，机体会把本来不是用来当做能量用的物质，例如蛋白质也动员出来，经过一番转化最后形成血糖。

血液中葡萄糖的来源就像汽车的燃油来源一样，正在行驶的汽车首先消耗的是车上油箱中的汽油，也就是我们从食物消化吸收后形成的血糖；然而油箱油量是有限的，消耗完了就应该到加油站加燃油了，也就是肝糖原从肝脏进入血液，这样有备无患；如果一路的加油站也没油了，炼油厂就要加班加点生产汽油，这个过程就类似于动员脂肪分解。当然，某些时候，燃油断货了，只能拿其他油品暂时替代一下，但是其功效就不太好了，而且会出现副作用。

4 血中葡萄糖的去路有哪些？

与来源相似，血中葡萄糖的去路也有三条：

（1）分解产生能量：这是血糖的最主要的功能，也是血糖最终的归宿。当机体运动增加时，需要的能量增加，糖分消耗量自然增多，血糖当然会下降。

（2）合成糖原存储：当血糖一时不能被消耗时，机体除了肝脏以肝糖原的形式临时存储多余糖分外，肌肉同样可以存储能量（称为肌糖原），共同应对不时之需。

（3）转化为非糖类：当血中富余了大量糖分，为了避免血糖持续升高，机体就会将其转化为脂肪。如果越存越多，始终不能得以消耗，机体重量自然增加（就是发胖了）。

葡萄糖在血液中这种出出入入的行为，最大的目的就是保持血糖相对稳定，而其中自如合理的出入依赖于机体一整套的调节机制。

5 体内升高及降低血糖的激素有哪些？

　　葡萄糖负责机体的能量供应，对生命的维持至关重要，因此人体血糖的调节是非常精细的。当血糖低于正常水平并被身体感知时，机体会调动多种升高血糖的激素并释放到血液中，在极短时间内使血糖升高到正常水平；相反地，当血糖升高时，机体也会迅速分泌降低血糖的激素，从而使血糖尽快恢复正常。血糖的精细调节，使人体的血糖能维持在正常范围内，不会出现血糖的大起大落。

　　人体内影响血糖的激素（图1-3）非常多，能够升高血糖的激素有多种，包括胰升糖素、生长激素、肾上腺素、糖皮质激素、甲状腺素等；能够降低血糖的激素只有一种，即胰岛素。尽管升血糖激素和降血糖激素看起来在数量上很不相称，但是在正常人体的作用却旗鼓相当，维持了血糖的正常稳定。

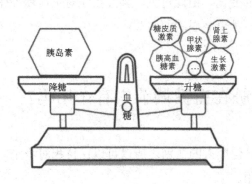

图1-3　升糖激素和降糖激素维持平衡

6 激素和神经系统在血糖调节中的作用如何？

　　人体就像是一个社会，如果要良性运转，就需要有管理部门，随时随地根据机体变化调整各项措施，保证人人都能够安居乐业、健健康康。我们的机体拥有两套管理系统——体液调节系统和神经调节系统，激素主要通过体液调节系统发挥作用，两者之间既有严格分工，又紧密配合，共同把机体"治理"得井井有条。其中，对于血糖的有效调节就是二者良好合作的典范。

体液调节方面：胰岛素一方面加速血糖的氧化分解从而为身体供应能量、促进血糖转变为糖原并存储在肝脏或肌肉组织、促进血糖转变成脂肪等非糖物质，这些过程都会消耗血液中的糖分；另一方面，胰岛素也能抑制肝糖原的分解和非糖物质转化为葡萄糖，使血糖来源减少，最终降低血糖。升糖激素如胰高血糖素、肾上腺素、肾上腺糖皮质激素、甲状腺激素、生长激素等均能在需要时被释放入血液，发挥升高血糖的作用。因此，激素在血糖调节中起着直接作用。

神经调节方面：当血糖含量升高时，神经的中枢——大脑的一个相关区域开始兴奋，通过神经系统传达指令到达胰岛，直接刺激胰岛 B 细胞释放胰岛素，并同时抑制胰岛 A 细胞分泌胰高血糖素，从而使血糖降低。当血糖含量降低时，大脑的另一区域兴奋，传达另一组指令，要求胰岛 A 细胞分泌胰高血糖素，使得血糖上升。另外，神经系统还可以控制甲状腺和肾上腺这两个组织，改变其分泌的激素量来调节血糖的变化。由此可见，神经系统对于血糖的作用是通过调节激素变化来完成的，是一种更高层次的调节。

7 肝脏和肾脏在血糖调节中有作用吗？

答案是肯定的，健康人的血糖之所以可以保持相对稳定，肝脏和肾脏在其中起着不可忽视的作用。

肝脏与葡萄糖的关系就像是临时仓库与粮食。秋天农民粮食丰收后不能一下子都吃掉，一定要打包放到一个仓库中妥善保存，等到厨房中没有粮食了，就一点一点从仓库中把粮食取出来食用，只有这样才能既不会撑着也不会饿着。机体也是一样的，当血糖浓度升高时，过多的葡萄糖会进入肝脏合成肝糖原贮存起来；当糖从消化道的被吸收完毕后，身体各组织已经把血液中的糖分消耗得差不多的时候，肝脏就会把糖原分解为葡萄糖重新传送回血液中，以保证机体各个零件均能有能量使用。所以，当肝脏功能明显下降后，血液中的葡萄糖水平就会出现较大的波动。在严重肝脏疾病如肝硬化时，葡萄糖在过剩时不能被肝脏储藏，而在减少时肝脏也不能通过分解糖原来有效补给葡萄糖，这样血糖波动就会明显加大。

肾脏则是机体至关重要的废物排泄通道。当体内血糖水平升高超过肾糖阈（见下文）后，机体就会通过肾脏从尿中排出大量葡萄糖，以此降低过高的血糖水平。现在有一类药物就是通过增加尿糖的排出而达到降低血糖的目的，同时还可以降低体重。

8 什么是空腹血糖?

我们医学上所说的空腹状态，跟大家日常中所理解的有所不同。医学上空腹状态指至少8h未进食任何含有热量的食物或饮料，空腹血糖通常指清晨（早上5～9时）空腹状态下所测得的血糖，包括静脉血浆血糖和毛细血管血糖，午餐和晚餐前的血糖不在此列，而是被称为餐前血糖（图1-4）。

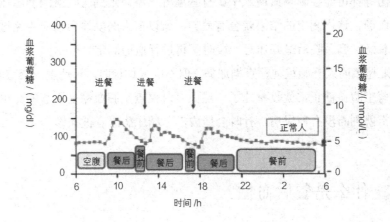

图1-4 空腹血糖、餐前血糖和餐后血糖示意

有些患者下午就诊，想测定一下血糖，医生询问此时是餐后几小时，患者可能自信满满地说是保持空腹，原来患者从早晨便一直处于未进食状态，认为只要是一直不吃饭，就算处于空腹状态。还有些患者认为，即使是早晨吃饭了，只要中午不吃饭，肚子饿着，下午测的也可以叫做"空腹"血糖。其实这些认识都是错误的。

由于血糖受多种因素的影响，而清晨空腹检查可较大程度地排除这些影响，更能反映真实病情。空腹血糖为糖尿病常用的检测指标，反映胰岛 B 细胞功能，一般代表基础胰岛素的分泌功能，是诊断糖尿病的标准之一。空腹血糖还可以反映头天晚上所用药物对整个夜间乃至清晨血糖的控制情况。正常人的空腹血糖值为 3.9 ～ 6.1mmol/L。若在 6.1 ～ 7.0mmol/L，则考虑为空腹血糖调节受损；若两次空腹血糖值 ≥ 7.0mmol/L，则考虑很可能患有糖尿病。

9 检查空腹血糖的注意事项是什么？

空腹血糖检查的时间很有讲究，取血时间应选择在禁食 8 ～ 12h 的清晨（通常在早上 5 ～ 9 时取血），建议距前一餐最多 12h，时间长了，血糖也不准确。此外，各种应激情况时血糖也会升高，如情绪波动、失眠、发热、剧烈运动、劳累、感染、外伤等都可能会影响血糖水平。有些患者一路急走到医院就测静脉血浆血糖或快速血糖，这样测出的结果就会有差异，所以在去医院途中也应避免过度运动或过于着急，到医院后最好休息一段时间再进行血糖测定。

越来越多的人开始重视筛查糖尿病，但不少人体检时，只是查一查空腹血糖，他们觉着空腹血糖正常就没事儿了，然而有时仅查空腹血糖是不够的。单凭空腹血糖正常就判断没有糖尿病，有时会造成部分糖尿病患者被漏诊。

10 什么是餐后血糖？

餐后血糖通常指餐后 2h 的血糖，餐后 2h 的计时是从进食第一口饭开始计算时间。餐后血糖包括静脉血浆血糖和毛细血管血糖两种类型。餐后 2h 血糖最好是三餐后都进行测定，可全面反映日常生活状态下血糖的真实状况。进餐时间、食物种类和进食量应该保持在日常状态下，不要为了血糖测量结果的好看而刻意选择某些特定饮食、或刻意减少进食量或者大大增加这一餐后的运动量，这种"粉饰太平"的做法只会掩盖病情，造成自己和医生掉以轻心，这种自欺欺人的做法要不得。

除了餐后 2h 血糖外，对于某些特殊状态下的患者，有时候医生也会根据病情所需，要求监测餐后其他时间点的血糖，或者是餐前血糖，比如妊娠期间可能有些孕妇需要监测餐后 1h 血糖，若担心有潜在低血糖时则要测餐前血糖。

对于已经使用药物治疗的糖尿病患者，监测餐后血糖是评估治疗效果、调整治疗方案的重要手段，因此服用降糖药或使用胰岛素的患者在计划测定某餐餐后血糖时，一定要像平常一样按照医嘱服用降糖药物或注射胰岛素，也就是说，测餐后 2h 血糖时"该吃啥吃啥，该用啥用啥"，这样测得的餐后血糖反映了治疗效果，对治疗方案的调整有指导价值，如不应用药物，反映的是未治疗情况下的餐后血糖水平，对治疗方案的调整没有价值。

尽管我们说为了结果的可靠性，餐后 2h 血糖测定时间要尽量标准，但是也不用非要精确到一分一秒都不差。2h 时间点前后 5min 之内测量，都不太影响对餐后血糖的评估。

11 检测餐后血糖有什么作用?

进餐 10min 后，随着碳水化合物的吸收，血糖开始升高。正常人进餐后 0.5 ~ 1h 血糖达峰值，2 ~ 3h 恢复至餐前水平。虽然血糖已恢复，但碳水化合物在餐后 5 ~ 6h 仍可有少量被吸收。2 型糖尿病患者由于餐后胰岛素分泌峰值延迟、胰升糖素水平不下降、肝糖产生及周围组织糖利用异常，这些因素导致餐后血糖持续升高，2h 仍明显增高或达峰值。正常人的餐后 2h 血糖值 $< 7.8mmol/L$，若餐后 2h 血糖值 $\geq 11.1mmol/L$ 则考虑为糖尿病。

餐后血糖是血糖谱的重要组成部分，一天中大部分是处于餐后状态，餐后血糖控制得好可确保多数时间处于血糖较好的状态，这对预防糖尿病并发症有重要意义。

我国糖尿病患者较欧美国家患者不同的特点是以餐后血糖升高为主，所以检测餐后血糖更有现实意义。

12 检测餐后血糖的注意事项有哪些?

现在医生经常要求患者监测餐后血糖,尤其是那些使用降糖药物治疗的患者。患者往往也提供了一些血糖结果,但是如果仔细询问患者,发现大家对餐后血糖监测的理解存在很多误区,造成血糖监测结果的准确度大打折扣。

有的患者认为只要是吃完饭后的时间段所有被测得的血糖都称为餐后血糖,故想啥时候测就啥时候测;有的患者以为餐后血糖必须要是标准餐或者馒头餐后的,所以每次都专门吃了一个馒头再测血糖;有的患者认为检测血糖就一定要显示自身的"真实"能力,所以不能"打针"不能"吃药";有的患者则是从吃完饭后开始计算餐后时间。这些错误的做法得到的数据基本上没有多少参考价值,如果医生也没有详加询问,以此作为判断病情尤其是药物疗效的指标,往往会误导治疗。

13 空腹血糖升高和餐后血糖升高哪个危害更大?

在临床上医生经常让糖尿病患者监测血糖,这就包括了空腹血糖和三餐后 2h 的血糖,患者也经常会问到空腹血糖和餐后 2h 血糖哪个更重要?答案是两者都重要。

空腹血糖高,还是餐后血糖高,与糖尿病的不同阶段有关。糖尿病初期或轻型糖尿病患者,多表现为餐后血糖升高,而空腹血糖升高不明显。有些患者空腹血糖正常,而餐后血糖介于正常和糖尿病诊断标准之间,称为糖耐量异常。大量研究证明,如能早发现糖耐量异常的患者,早干预其餐后高血糖,则可大大降低其进展为糖尿病的风险。

糖耐量异常患者的餐后高血糖也可导致血管内皮损伤,这就解释了为什么很多糖尿病患者在出现了心脑血管疾患后才发现糖尿病。临床观察发现,2 型糖尿病患者的餐后高血糖与糖尿病的心血管并发症有着密切的相关性。也就是说,餐后血糖越高,发生心绞痛、心肌梗死和脑卒中的机会就越高。另外,餐后血糖越高,糖尿病肾脏病变和糖尿病视网膜病变的发生率也越高。餐后高血糖使凝血活性增加，使发生血栓性病变的危险性增加。因此，餐后血糖的监测对预防糖尿病大血管和微血管并发症的发生有着更重要的意义。

病程较长的糖尿病患者，空腹血糖和餐后血糖都会升高，对二者必须给予同样的关注。这样的患者，常常是空腹血糖高，吃完饭以后血糖就更高。如果空腹血糖和餐后血糖都高，一定要先把空腹血糖降下来。因为，空腹血糖下降后，餐后血糖会随之下降。假如先降餐后血糖，可能需要大量降糖药物，将会很容易造成下一餐餐前的低血糖。

14 血糖受情绪影响大吗？

血糖和情绪，看似毫不相干的两个名词，其实联系却很紧密。糖尿病的发生发展与多种因素密切相关，其中心理问题是一个重要的因素，也是特别容易被忽视的方面。人类的心理活动通常都会伴有生理反应，与自主神经系统的活动密不可分，而神经又与内分泌系统相互作用。国外研究显示，新诊断为糖尿病的患者中，30%有抑郁状态，而非糖尿病人群中抑郁症患者只占3.8%。

情绪对血糖影响的具体机制包括：

（1）紧张、激动、恐惧、压抑等不良情绪，会间接抑制胰岛素的分泌和释放，也会引起生长激素、去甲肾上腺素、肾上腺素、肾上腺皮质激素、胰升糖素等分泌增加，而这些激素都是升糖激素，可以拮抗胰岛素，从而导致血糖升高。

（2）情绪过于激动时，肾上腺素分泌增加，胃肠蠕动减弱，胰腺、胆汁的分泌减少，消化和吸收功能受到影响，从而影响患者饮食，导致血糖波动。

（3）情绪低落、抑郁，使得食欲减退、睡眠质量差，同样会使血糖波动明显。因此，长期的紧张、压力大的人群是糖尿病的易患人群，同时很多情绪不稳定的精神系统疾病患者，同样也是糖尿病的高危人群。

而有些糖尿病患者会出现负面情绪，表现为自暴自弃、放任自己、抵触用药治疗、不愿进行饮食控制和运动治疗、失去控制疾病的信心等，这样会使血糖恶化。另一些患者则是焦虑异常，长期处于紧张状态也会适得其反，不利于血糖控制。还有一部分患者，害怕就医，每次就医前一夜就开始夜不能寐，也会使就医时测得的血糖升高，不能反映平时血糖水平。

因此，广大患者应该充分了解自己的疾病，保持良好的心态，积极面对疾病，善于控制自己的情绪，使心理处于平衡状态，才有利于糖尿病的防控。

15 什么是血糖的黎明现象和黄昏现象？

血糖的黎明现象是指血糖在黎明时显著升高的现象，黎明时血糖的升高与黎明时升血糖激素的升高，也与胰岛素的拮抗激素分泌增加有关。那么为什么黎明时体内的升血糖激素的分泌会明显增多呢？这是一种生物钟现象，是在人类进化过程中自然形成的，不可改变。黎明时，生长激素、糖皮质激素等升血糖激素分泌逐渐增多，血糖有升高的趋势。健康人，当血糖轻度升高时可迅速分泌胰岛素来控制血糖，使血糖不再升高，但是糖尿病患者胰岛素分泌障碍或存在胰岛素抵抗，血糖不能被有效地控制在正常水平，这就出现了黎明现象。因为存在黎明现象，糖尿病患者的血糖绝大多数表现为空腹血糖升高和早餐后血糖升高。

所谓的黄昏现象大致也是如此，只是血糖的升高出现在黄昏时，可能也与胰岛素拮抗激素在黄昏时有一个小的分泌高峰有关，但也可能与其他因素如进食较多、运动少、全天工作后的疲劳等有关。医学界对黄昏现象并不普遍认可，而广泛承认黎明现象。但这并不重要，只要糖尿病患者知道有些患者存在黄昏时血糖升高并注意采取正确的方法进行应对就可以了。

16 为什么糖尿病患者进食、运动量没有变化，而每天血糖值却不一样？

前面已经讲过，人们一天中的血糖并不是恒定不变的，存在昼夜波动。血糖与进餐也密切相关，进餐后血糖较餐前升高，餐后半小时到 1h 的血糖往往最高，餐后 2h 血糖又下降，至第二餐前降到最低。尽管如此，大多数正常人的血糖波动幅度通常不会太大，一天之内的血糖波动幅度在 2～3mmol/L，而每日间的血糖波动幅度仅为 0.8mmol/L 左右。

糖尿病患者一定要清楚，血糖水平是有波动的。经常有糖尿病患者问 "我的进食和运动量没有变化啊，为什么每天的血糖值不一样？" 即使进食和运动量没有变化，但情绪的变化、睡眠的好坏、进食的品种和数量的改变等也都会引起血糖变化。只是正常人的血糖波动幅度小一些，而糖尿病患者的血糖波动幅度更大一些，糖尿病患者一天内的血糖波动幅度可以是正常人群的 3 倍；而每日间的血糖波动幅度可以达到正常人群的 2.5 倍。血糖波动只要在我们能接受的范围之内就不必担心。

目前为止，大量的研究结果都提示血糖波动大的危害比单纯高血糖的危害还要大，血糖波动明显的糖尿病患者发生糖尿病视网膜病变、糖尿病大血管病变等的概率均明显增高。所以对糖尿病患者而言，不仅要控制血糖，使其不要太高，而且要尽量避免血糖的明显波动。临床上评估患者血糖波动可以采用每日 7 ～ 8 次的血糖监测或者有条件的患者可以进行动态血糖监测，这样可以更好地观察患者的血糖波动情况。

17 什么是尿糖？

尿糖是指从尿液中排出的糖分。目前尿常规检查中所检测的是葡萄糖。人体血液在流经肾小球时，血液中的葡萄糖和水一起先是作为废物倾倒到肾脏的外泄管路——肾小管和集合管中，形成原尿，这个过程称为肾小球滤过。肾小球滤出的葡萄糖和水在经过肾小管时，肾小管会把葡萄糖这种有用的能源都 "捡拾" 回来，即重吸收。正常人极少有葡萄糖从尿液排出，因此健康人的尿糖检测结果都是阴性的。如果血液中的糖分太多了，超过了肾小管的重吸收能力，就会有糖分从尿中排出，产生尿糖，使尿糖检测结果呈阳性。

18 什么是 "肾糖阈" ？

正常情况下体内的葡萄糖会在肾脏近曲小管被重吸收，但当体内血糖水平超过一定数值后，就会开始从尿中排出葡萄糖，使尿糖呈阳性。也就是说，原尿中的葡萄糖浓度超过某一个门限时就会产生尿糖。我们把尿中开始出现葡萄糖时的最低血糖浓度称为肾糖阈，阈的意思是门限，这里就是临界值的意思。这就像水库的闸门一样，事先已经设定好了一个高度，当水超过这个高度时就会流出。肾糖阈的水平一般是 $8.8 \sim 10$ mmol/L($160 \sim 180$ mg/dl)，但是有些人可以天生就偏高或者偏低。此外，随着年龄改变或者身体状况发生变化，肾糖阈的阈值可以发生改变。

19 哪些情况下也可以出现糖尿?

糖尿病这个病名的确起源于尿糖的发现，但是医学发展到现在，糖尿病这个疾病的内涵已经发生了很大的变化，不再和尿糖阳性画等号了。正常人尿中可有微量葡萄糖，定性试验阴性；当血中葡萄糖浓度增高超过肾糖阈时，尿糖排出量增加，定性为阳性，称为糖尿。尿糖阳性是糖尿病的重要特征，但并不是说尿糖阳性就等同于糖尿病。因为导致糖尿的原因很多，除了持续性血糖升高及各种原因的糖尿病外，还可以有以下几种情况：

① 正常血糖性糖尿：是由于肾脏对于尿糖的重吸收能力下降，即肾糖阈降低所致，所以又称为肾性糖尿。其原因可以是某些伴有肾脏损坏的疾病的结果，如大家熟知的慢性肾炎；药物或毒物造成的肾脏损伤，例如铅、氨基糖苷类抗生素等；某些先天遗传性疾病也可出现此种情况，如范可尼综合征。也可以是某些特殊时期，如女性妊娠期肾糖阈下降也会出现尿糖轻度阳性。还有少数人多年尿糖阳性但并没有肾脏损害，其有血缘关系的亲属中也经常出现类似现象，称为遗传性原发性肾性糖尿，长期观察这类人的身体并没有明显问题。

② 暂时性糖尿：多为血糖一过性突然升高，短时间超过肾糖阈所致。比如进食大量碳水化合物或静脉输注大量葡萄糖后的生理性血糖升高；还有脑外伤、心脑血管严重疾病等紧急情况所致的应激性高血糖；偶尔有人精神过度紧张也可以出现。

③ 非葡萄糖的糖尿：某些对于非葡萄糖的单糖进食较多或者先天吸收不良的人，尿液中可以出现相应糖分增多；哺乳期的女性偶可在尿液中发现乳糖。

④ 假性尿糖阳性：如果说以上情况是尿液中的糖分确实增多，那么还有一些时候是被敏感的检测欺骗了，即假的尿糖阳性。检验中判断尿糖是否有问题是观察检测试剂和尿液混合后是否变色，颜色变得越深则代表尿糖越多。但是很多药物，例如维生素 C 和某些中药也可以从肾脏进入尿液，与检测试剂产生同样的颜色改变。

因而，不能单凭尿糖阳性就诊断糖尿病，糖尿病患者不同个体甚至同一个体的不同时期，尿糖阳性程度和血糖水平也无明确的对应关系。所以不要轻易根据尿糖就自行服用降糖药物，或者自己调整原有的药物剂量，还是尽量检测更准确的血糖水平，由专业医生来诊断是否患有糖尿病，并指导和监督药物使用。

20 什么是酮体？

酮体是体内脂肪酸在肝脏氧化所产生的中间产物，也就是机体"燃烧"脂肪来提供能量时的副产品。

酮体包括了乙酰乙酸、β-羟丁酸和丙酮三种物质，它们其实也是一种有用的能源。虽然肝脏基本不需要，但是心脏、脑细胞等肝外组织均可以良好地利用它们，特别是饥饿时会成为很多组织的供能主力军。但是过犹不及，当机体产生的酮体过多，超过了组织利用能力时，血液中的酮体水平就会升高，称为酮血症；增高的酮体会从尿液中排出，也就是尿酮体阳性；另外，部分丙酮可以随呼吸排出，出现一种"烂苹果"的独特味道。

酮体对人体的危害主要是因为它是一种酸性物质，大量蓄积于体内后就会打破机体原有的酸碱平衡。当长期严重饥饿、高脂低糖饮食以及糖尿病（尤其是 1 型糖尿病）时，脂肪容易超量分解，产生大量酮体，若肾脏排出不及时，就会出现酸中毒。

21 什么是糖尿病？

糖尿病是一种病因复杂的慢性、全身性、代谢性疾病，主要由于胰岛素绝对或相对缺乏及胰岛素抵抗引起，以长期高血糖为特征。简单来说，糖尿病就是慢性长期高血糖状态，其特征一个是高血糖，一个是慢性。短期一过性血糖升高则不能诊断为糖尿病。

糖尿病的原因目前并未完全阐明，总的来说，糖尿病的发病与遗传因素和环境因素有密切关系。糖尿病的病理生理基础已经明确，包括：

（1）胰岛素绝对缺乏：是指分泌胰岛素的胰岛 B 细胞大部分或彻底被破坏，仅能少量产生或完全不能产生胰岛素，从而造成血糖升高。

（2）胰岛素相对缺乏：就是胰岛素分泌的量与正常时相比有所减少，虽然仍有一定量的胰岛素分泌，但不能使血糖维持正常或者在应激等情况下需要大量胰岛素时不能保证足够的胰岛素供应。

（3）胰岛素抵抗：是指胰岛素的作用效率下降，例如，原本仅需要 10U 的胰岛素就能使血糖维持正常，在胰岛素抵抗时就需要 20U 甚至更多的胰岛素才能使血糖维持正常。胰岛素相对缺乏和胰岛素抵抗往往同时存在。

糖尿病是一种终身性疾病，需长期进行包括生活方式调整、药物控制血糖和系统血糖监测在内的综合治疗。

22 什么是糖尿病的"三多一少"症状？

在门诊经常会遇见患者，就诊原因有的是觉得自己口渴明显，有的是觉得自己最近瘦了，都主动要求排除糖尿病。可见人们对糖尿病的重视程度日益增强，并且以"三多一少"为代表的糖尿病典型症状已经深入人心。那么究竟"三多一少"具体是什么呢？

"三多一少"，即多饮、多尿、多食和体重下降，这是糖尿病的典型临床表现。糖尿病患者发病时可以有此组症状中的一项或者多项，但不是每项都是必需的，可只有其中某一项或两项，也可能没有任何症状。

通常 1 型糖尿病患者起病急，血糖升高的幅度很大，所以症状明显，"三多一少"相对典型。而 2 型糖尿病由于起病隐匿，血糖上升缓慢，所以早期不一定会表现出典型的"三多一少"，或者可能只表现出其中的某一两项。

随着人们健康意识的提高，体检的日趋普及，越来越多的糖尿病患者是在体检中发现的，并没有明显不适感。因为没有症状，很多人错过了糖尿病早期发现、早期治疗的时机，等到出现了视物模糊、皮肤瘙痒、脚趾或手指末端麻木、伤口不易愈合或者反复尿路感染等慢性并发症的症状时才想到去医院就诊检查，这时糖尿病已经存在多年了。

因此，有"三多一少"往往提示糖尿病，但是没有"三多一少"症状并不能排除糖尿病。

23 是否出现多饮、多食、多尿和消瘦就是糖尿病？

能够引起多饮、多尿、多食和消瘦症状的疾病是多种多样的，例如，甲状腺功能亢进症（甲亢）也可出现多食、容易饥饿和消瘦，尿崩症、精神性烦渴、一些肾脏疾病等都会出现多饮和多尿。而肿瘤、消化系统疾病、其他一些慢性病等也同样会引起饮食改变和消瘦，所以也绝不能因为感觉很像就轻率地给自己戴上糖尿病的帽子，甚至开始随意服药。当有所怀疑时，应该及时到医院听取专科医生的建议，完善相关检查。所以针对是否有糖尿病的判断，不仅要看症状，更主要的要看具体的血糖指标。

24 为什么许多糖尿病患者吃得多但体重却下降？

很多患者都是因为体重进行性下降而就诊于内分泌科，进而发现血糖升高，最终诊断为糖尿病。而且这些体重下降明显的患者，多数诊断的时候血糖已经很高了。患者们往往很疑惑，明明自己总觉得饿，需要一餐吃很多，或者要在一天之中多次进餐，为什么还会消瘦？吃进肚子的东西都去哪里了呢？

原来，糖尿病患者血糖升高到一定程度后，超过了肾糖阈，引起大量尿糖丢失，如每日丢失的糖量在 500g 以上，机体处于半饥饿状态，能量缺乏需要及时补充，通过刺激中枢系统引起食欲亢进，食量增加，总有吃不饱的感觉，甚至每天吃五六次饭，主食达 1～1.5kg，副食也明显比正常人多，但还是觉得腹中空空；这就是患者"多食"的原因。处于"饥饿"状态的组织器官自然无法充分发挥其功能，但是由于胰岛素相对或绝对缺乏，导致体内葡萄糖不能被利用，无法利用葡萄糖来提供足够的能量。为了生存，不得不采用替代方法，比如燃烧脂肪和分解蛋白质，这些过程不需要胰岛素参与，虽然能在一定程度上提供能量，但均属于"高能耗、低产出"的生产线，能解燃眉之急，但是最终导致体重下降。

由于这些患者主要表现为食欲变化和体重下降，就诊于消化科或者中医科的也不在少数，可能费时费力但却延误了诊断时间。因此，认识糖尿病的症状，做到自我识别，有利于及时发现糖尿病。当然，疾病不是那么简单的，医生也要帮助患者排除甲状腺功能亢进症、消化系统疾病、肿瘤等疾病的可能。

25 为什么糖尿病患者饮水量和排尿量会很多？

有些糖尿病患者起病的主要表现为烦渴，每日饮水量较以前大量增加，同时排尿次数很多，夜尿也明显增加，严重影响生活质量，这些表现的原因又是什么呢？

原来当糖尿病患者血糖逐渐升高到一定水平，超出了肾小管的最大重吸收量，部分葡萄糖将从尿液中排出，从而形成糖尿，尿中葡萄糖多了，渗透压就升高了，大量的水分会随葡萄糖从尿液中排出，形成渗透性利尿，就是患者小便增多的原因。由于多尿，水分丢失过多，发生细胞内脱水，刺激口渴中枢，出现烦渴多饮，使饮水量和饮水次数都增多，以此补充水分。排尿越多，饮水总量也就越多，这就是患者饮水量增加的原因。因此，虽然我们常说"多饮、多尿"，但是从症状发生的机制上讲，应该说"多尿、多饮"更恰当。

1 型糖尿病患者起病往往较急，口渴和多尿的症状比较明显，而 2 型糖尿病患者起病相对缓慢，这些症状表现得可能并不明显。

有些疾病也会引起饮水量和小便增多，也要引起大家警惕。比如精神性烦渴、尿崩症、高钙血症、一些肾脏实质和肾小管的疾病等，需要专科医师进行诊断。另外，有些患者在服用利尿药时，也会引起尿量增多。

26 还有哪些症状应考虑得了糖尿病？

糖尿病的典型症状是多饮、多食、多尿、体重下降（三多一少），如果有其中的一项表现，就要警惕糖尿病的可能。但是事实上，出现典型临床表现而就诊并且因此明确诊断为糖尿病的患者并不多见，多数患者起病隐匿，早期并不会有不适。如果有以下症状，可能会对患糖尿病有所提示，比如乏力、伤口不易愈合、反复感染、皮肤瘙痒、视物模糊、餐前有类似低血糖发作现象等。以下分别详细介绍糖尿病患者可能会出现的代谢紊乱表现：

①全身情况：典型患者有体力减退、精神萎靡、乏力、易疲劳、易感冒、工作能力下降等症状，并发感染时可有低热、食欲减退及体重迅速下降。体重下降是糖尿病代谢紊乱的结果，初期主要与失水及糖原和甘油三酯消耗有关，接着是由于蛋白质分解或脂肪分解而被大量消耗所致，肌肉萎缩，体重进一步下降。

②心血管系统：可有非特异性心悸、气促、心律不齐、心动过缓、心动过速、心前区不适等。在代谢紊乱过程中，由于体液丢失和血容量降低可导致直立性低血压，进一步发展可出现休克及昏迷（酮症酸中毒或高渗性高血糖状态）。酸中毒严重时，血管的弹性下降，出现严重的循环衰竭，难以维持血压。

③消化系统：多表现为食欲亢进和易饥，进食量增多而体重下降。病情较严重时多可出现食欲减退、恶心、呕吐或腹胀，伴胃肠道慢性病变者更为明显。

④泌尿生殖系统：早期因多尿导致多饮，夜尿增多。并发感染时，出现脓尿、脓血尿，且伴尿急、尿痛。男性老年患者可因合并前列腺肥大而出现尿频、尿急与排尿中断症状。糖尿病女性患者可有月经过少、闭经及性欲减退，

少数 1 型糖尿病患者可合并特发性卵巢早衰。男性患者以阳痿和性欲减退最常见。

⑤神经精神系统：由于口渴中枢和食欲中枢被刺激，患者烦渴、多饮、善饥、贪食，多数伴有忧虑、急躁、情绪不稳定或抑郁。有的患者心理压力大，对生活和工作失去信心；另一些患者失眠、多梦、易惊醒。

总之，糖尿病除了典型的高血糖相关的"三多一少"的症状外，随着病程的延长，还可以出现各种各样的症状，这时候做个血糖评估是必不可少的。

27 糖尿病的诊断标准是什么？

糖尿病的临床诊断应依据静脉血浆血糖检测结果，而不是毛细血管血糖。因为静脉血浆血糖相对准确，变异度小，可重复性高。而毛细血管血糖，也就是我们通常所说的快速血糖，受到采血规范性、手指末梢循环好坏、血糖仪器和血糖试纸质量等很多因素的干扰。

血糖的正常值和糖代谢异常的诊断切点主要是依据血糖值与糖尿病特有的慢性并发症（糖尿病视网膜病变）和糖尿病发生风险的关系来确定。糖尿病诊断标准几经变迁，此前的兰州标准、WHO 1985 年诊断标准等已经不再应用。目前常用的诊断标准和分类有 WHO 1999 年标准和美国糖尿病协会（ADA），2003 年标准。我国采用的诊断标准是 WHO 1999 年标准（表 1-1），即糖尿病症状（典型症状包括多饮、多尿、多食和不明原因的体重下降）加上随机血糖（指不考虑上次用餐时间，一天中任意时间的血糖）≥11.1mmol/L，或空腹血糖（空腹状态指至少 8h 没有进食热量）≥7.0mmol/L，或餐后2h血糖≥11.1mmol/L。无糖尿病症状者，需另日重复检查明确诊断。

此外，急性感染、创伤或其他应激情况下可出现暂时性血糖增高，若没有明确的糖尿病病史，就临床诊断而言不能用此时的血糖值来诊断糖尿病，需在应激消除后复查，再确定糖代谢状态。

表 1-1　糖尿病诊断标准（静脉血浆血糖值）

静脉血浆血糖	正常	糖尿病前期	糖尿病
空腹	< 6.1mmol/L （< 110mg/dl）	6.1 ~ 7.0mmol/L （110 ~ 126mg/dl）	≥ 7.0mmol/L （≥ 126mg/dl）
餐后 2h	< 7.8mmol/L （< 140mg/dl）	7.8 ~ 11.1mmol/L （140 ~ 200mg/dl）	≥ 11.1mmol/L （≥ 200mg/dl）

28 什么是口服葡萄糖耐量试验？

很多患者就诊时，被要求做口服葡萄糖耐量试验（OGTT）。有些人非常不解，我的血糖已经高了，还让我喝糖水，会不会让血糖更高？我的空腹血糖已经有好几次都超过 7mmol/L 了，是不是可以诊断为糖尿病了，还需要做吗？不是只有孕妇才需要喝糖水吗，为什么我还要喝？能不能不喝糖水，就吃普通饭或者吃馒头餐来替代喝糖水？

大多数患者应该都有这些疑惑，那么什么是 OGTT？

口服葡萄糖耐量试验即 OGTT，是一种葡萄糖负荷试验，反映的是机体对血糖水平的调节能力。正常人在服葡萄糖后，葡萄糖几乎全被肠道吸收，血糖随之升高，刺激胰岛素分泌、肝糖原合成增加，肝糖输出减少，机体各组织对葡萄糖利用增加，血糖因此而保持在一个比较稳定的正常范围内，即葡萄糖耐量正常。如果机体对葡萄糖负荷不能耐受，血糖水平则明显升高，提示葡萄糖耐量受损或糖尿病。

OGTT 采用的是 75g 无水葡萄糖粉，需要用一定量的水溶解后再服用，与馒头餐或标准餐相比，葡萄糖粉的量更准确，吸收更稳定，易于标准化。因此成为诊断糖尿病的确诊试验，是全世界目前公认的诊断糖尿病的金标准。在血糖升高但尚未达到糖尿病诊断标准时，可进行 OGTT 以明确是否为糖尿病。

值得注意的是，并不是所有糖尿病患者都需要进行 OGTT 检查。OGTT 是糖尿病的确诊试验，如果空腹血糖或随机血糖水平很高，糖尿病诊断已经很明确，则不需要再行 OGTT 检查。对于那些未达到糖尿病诊断标准的高血糖患者，则应该采用这种检查来明确糖代谢的状态。

喝完葡萄糖后，血糖会短时升高，但是这种升高并不是持续状态，更不会因为喝了葡萄糖后诱发出糖尿病，让血糖再也无法恢复，因此患者大可不必对此感到疑虑。

29 口服葡萄糖耐量试验怎么做?

很多患者就诊时，医生开具了口服葡萄糖耐量试验，尽管医生进行了充分交代，也可能会把试验方法说明发给患者，但是可能有些患者仍然会有疑惑，会忽略一些细节。

接受口服葡萄糖耐量试验检查的患者，通常在晚餐后，最晚在 22 时不再摄入任何热量，这样可保证至少 8h 的未进食状态即空腹状态，晚上尽量保持充足睡眠，第二天清晨空腹进行检测。先空腹取血测定空腹血糖，然后将 75g 无水葡萄糖粉充分溶于 200 ～ 300ml 水内，并在 5min 之内服完。从喝糖第一口开始计时，2h 后在前臂采静脉血测血糖。儿童检查时需要服用的葡萄糖量按照每千克体重 1.75g 计算，总量不超过 75g。

试验过程中，被检验者不能进食、不喝茶及咖啡、不吸烟、不做剧烈运动，但也无须绝对卧床，若口渴明显可以少量饮水。血标本应尽早送检。试验前 3 天内，被检测者必须规律进餐，每日碳水化合物摄入量不少于 150g。整个过程中，被检测者应该保持心情平静，务必在上午进行，并且不能服用影响血糖结果的药物（如避孕药、利尿药、苯妥英钠等）。

有时根据病情需要，还需要抽取服糖后半小时、1h、3h、4h、甚至更密集或者更久时间点的血糖。同时为了明确患者的胰岛功能，还要同时检测服糖前后各个时间点的血胰岛素、C 肽，这些均是由医师根据每个患者病情所需制订的，其结果将有助于制订针对患者的个体化治疗方案。

30　糖尿病的分型有哪几种？

按照现在通用的分类标准，糖尿病可分为 1 型糖尿病、2 型糖尿病、特殊类型糖尿病及妊娠糖尿病四型，有的类型又分为若干亚型。这种分型（表 1-2）主要是根据发生血糖升高的不同原因划分的。

表 1-2　糖尿病的分型

分型	分类名称	亚类名称
I	1 型糖尿病	免疫介导性
		特发性
II	2 型糖尿病	
III	其他类型糖尿病	B 细胞功能遗传缺陷
		胰岛素作用遗传缺陷
		外分泌胰腺疾病
		其他内分泌疾病
		药物或化学物质诱导
		感染
		免疫介导型糖尿病的少见类型
		其他可伴有糖尿病的遗传综合征
IV	妊娠糖尿病	

31　什么是 1 型糖尿病？

医学上，1 型糖尿病是指各种原因导致胰岛内产生胰岛素的 B 细胞的数量严重减少或缺失所导致的糖尿病，也就是说这种类型的糖尿病从得病一开始胰岛素的绝对量就不够用。

典型的 1 型糖尿病患者出现症状一般比较迅猛，在几天到几个月内越来越口渴、无力，体重明显下降，这时候如果没有及时到医院就诊，或者又患上上呼吸道感染（感冒）、腹泻等疾病，使饮水量不足，往往会因为恶心、呕吐甚至头晕、意识不清被送往急诊。这种患者如果不坚持应用外源性胰岛素控制血糖，可因为高血糖的急性并发症（如糖尿病酮症酸中毒）而导致死亡。所以在既往的糖尿病分类系统中，这种 1 型糖尿病也被称作"胰岛素依赖型糖尿病"。

过去在人们的印象中，1 型糖尿病似乎只是青少年才患的；但是随着对糖尿病的了解越来越深入，现在发现一些中年人甚至老年人，也可以因为胰岛 B 细胞数量的进行性下降而出现糖尿病，他们的胰岛功能下降迅速，很快就不得不使用胰岛素控制血糖。因此，1 型糖尿病不再是年轻人的"专利"。

1 型糖尿病的原因绝大多数是自身免疫性胰岛炎，身体对胰岛细胞产生了多种抗体，抗体通过引起自身免疫性炎症反应破坏了胰岛细胞。胰岛被破坏了，胰岛素自然就没有了。这种胰岛结构和功能的损毁通常是不可逆的，也就是说没法治疗，只能注射胰岛素来补充胰岛素的缺乏，称为"依赖胰岛素而生存"，这是与 2 型糖尿病最大的区别所在。

32 什么是 2 型糖尿病？

2 型糖尿病是以胰岛素抵抗为主，伴有或不伴胰岛素缺乏的糖尿病，也就是说血糖升高主要与胰岛素不能充分发挥作用有关，随着病程的延长，胰岛素分泌量也会出现一定程度的不足。

2 型糖尿病的病因很复杂，目前也不是十分清楚，先天遗传因素和后天生活方式均在其中起着作用，其中不良生活方式导致的肥胖（图 1-5）是 2 型糖尿病的重要危险因素。近年来，全世界的糖尿病患者越来越多，中国首当其冲，其中增多的主要就是 2 型糖尿病，而且有年轻化、乡村化趋势。除高血糖外，2 型糖尿病患者通常合并多种代谢障碍性疾病，如肥胖、脂代谢异常、高血压、高尿酸血症等。

与 1 型糖尿病患者有明显的临床症状不同，约一半的 2 型糖尿病患者没有任何的临床症状，只有在检查血糖时才发现血糖已经升高，达到了糖尿病的诊断标准，血糖数值达到标准就要考虑糖尿病。在这个意义上来说，2 型糖尿病与高血脂、高尿酸一样，都是一种"数字病"，可能没有任何不舒服症状，这一点要引起糖尿病高危人群的注意，要定期检测血糖，这样才能早发现和早治疗。

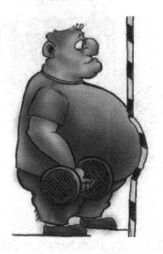

图 1-5 肥胖

2 型糖尿病的治疗措施是以降糖为主的综合管理，而降糖治疗中各种口服降糖药物和胰岛素各有千秋，坚持因人而异的个体化用药方案并且规律系统地监测方能使疾病达到长久的良好控制。

33 什么是妊娠糖尿病？

顾名思义，妊娠糖尿病就是指在妊娠期间新出现的或新被发现的血糖异常升高，但又没达到糖尿病的诊断标准。妊娠前已经确诊糖尿病，妊娠后糖尿病仍存在并且血糖较妊娠前更高，这种情况属于糖尿病合并妊娠，不属于妊娠糖尿病的范畴。妊娠前因没有详细检查而被忽略但可能确实存在高血糖状态的妇女（图1-6），在妊娠后仍有高血糖，其中一部分属于糖尿病合并妊娠，另一部分则属于妊娠糖尿病。不论是妊娠糖尿病还是糖尿病合并妊娠，妊娠期间血糖升高对母亲和胎儿都会造成一定程度的不良影响，都应该进行生活方式干预或胰岛素治疗来控制血糖，使血糖维持在理想水平，尽可能地减少高血糖对母亲和胎儿可能造成的不良影响。

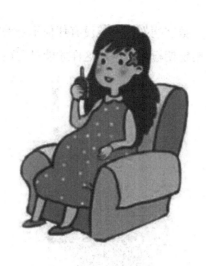

图 1-6　孕妇

　　由于妊娠期间特殊的机体变化，高血糖也有一套特殊的诊断标准。如果在妊娠期间发现空腹血糖≥ 7.0mmol/L 和（或）随机血糖≥ 11.1mmol/L（也就是达到了非妊娠状态的糖尿病诊断标准），重复后仍然如此，就诊断为妊娠期前糖尿病，也就是说，在妊娠前就有糖尿病了。除此之外的血糖升高基本都可以归为妊娠糖尿病。妊娠糖尿病的诊断标准见表 1-3。在妊娠结束后，绝大多数患妊娠糖尿病的母亲的血糖会回到正常水平，但是随着年龄增加，罹患 2 型糖尿病的风险明显增加。因此，有妊娠糖尿病病史的妇女是糖尿病的高危人群，应定期监测血糖。

表 1-3　妊娠糖尿病的诊断标准

75g OGTT	血糖 /（mmol/L）
空腹	≥5.1
服糖后 1h	≥10.0
服糖后 2h	≥8.5

注：

1. 妊娠 24 ~ 28 周时进行评估。

2. ≥ 1 个时间点超过标准即准断妊娠糖尿病。

34 血糖升高就是糖尿病吗？

糖尿病一定是血糖升高了，但是血糖升高了并不一定就是糖尿病。首先血糖升高要达到一定的标准，也就是说要达到或超过某一数值才可以诊断为糖尿病。如果血糖超过正常值，首先就要考虑是不是糖尿病，一方面要看是否有糖尿病的典型临床症状，同时也需要进一步检查，如葡萄糖耐量试验。如果血糖达到了糖尿病的诊断标准，就可以诊断为糖尿病。但是在血糖正常上限值到糖尿病诊断标准值之间还有一个缓冲地带，称为糖耐量受损或空腹血糖受损，这两种情况统称为糖尿病前期。糖尿病前期这个概念在下文会解释。其次，糖尿病是慢性高血糖状态，即在不治疗的情况下血糖会长期维持在较高水平，如果是短期血糖升高则不能诊断为糖尿病，如下文的应激性高血糖。

35 体检发现空腹血糖升高怎么办？

随着人们健康意识的提升，健康体检越来越普及，体检中发现血糖升高的人越来越多。发现血糖升高怎么办？

答案很简单：到正规医院进一步确诊。一方面需要进一步检查，比如糖化血红蛋白、葡萄糖耐量试验等，如果血糖达到了糖尿病的诊断标准就可以诊断为糖尿病。另一方面，医生往往会筛查一下是否存在一些可能引起血糖升高的疾病，例如查查甲状腺功能等。当然，如果医生认为血糖升高较明显，还可能建议检查一下是否已经存在并发症，例如检查尿常规等。这些均是医生根据每个患者的个体情况确定的。

36 什么是应激性高血糖？

应激性高血糖是在各种危重患者，如高热、急性心肌梗死、脑出血或脑血栓形成、大手术、创伤、重度烧伤等情况下，由于机体处于应激状态，升糖激素如糖皮质激素分泌比平时增加 10 倍以上，胰高血糖素、儿茶酚胺、生长激素等也分泌增多，出现暂时的高血糖、尿糖阳性以及糖耐量减退的病理现象。

此时临床上并不能诊断为糖尿病，而应该在应激因素去除后再评估患者的糖代谢情况。应激性高血糖的本质是血糖的一过性短暂升高，应激因素消失后血糖很快恢复正常，这与糖尿病的慢性高血糖状态有本质区别。有一小部分应激性高血糖患者可能原本就存在血糖的轻度升高但并未发现，在应激情况下血糖出现进一步升高，在应激因素消失后，进行葡萄糖耐量检查可发现为糖耐量受损或轻度糖尿病。

37 哪些疾病可以导致血糖升高？

很多人都认为，只有胰岛素缺乏引起的糖尿病才会引起血糖升高。其实除了糖尿病本身，可以引起血糖升高的其他疾病还有很多，有时未发现及去除这些问题而单纯降糖，不仅是治标不治本的问题，而且容易使疾病更严重。

（1）应激因素：参考上一个问题。

（2）胰腺外分泌疾病：胰岛素作为体内能够降低血糖的唯一激素，它是由胰岛 B 细胞分泌的，因此当胰腺因为严重疾病导致细胞被大量破坏后，不仅胰腺分泌消化液（外分泌）功能会受到影响，分泌胰岛素（内分泌）的功能也不可避免地受到波及，最终导致血糖升高。如重症胰腺炎、胰腺大部切除术后、胰腺肿瘤、胰腺囊性纤维化、纤维钙化性胰腺病等。因此当患有这些疾病时，医生会帮助评估血糖状态。

（3）肝源性疾病：肝脏是作为葡萄糖存储和释放的重要脏器，如果出了严重疾病，也会导致血糖升高及波动加大，如急慢性肝功能衰竭、肝硬化等，这时候恢复肝脏功能就十分重要了。

（4）其他内分泌疾病：人体内存在多种由内分泌腺体分泌的升高血糖的内分泌激素，如甲状腺分泌的甲状腺激素、垂体分泌的生长激素、肾上腺分泌的肾上腺素、胰岛 A 细胞分泌的胰高血糖素等，所以这些相应的内分泌腺体的疾病会使这些激素分泌增加，最终引起血糖升高。常见的如库欣综合征、醛固酮增多症、嗜铬细胞瘤、肢端肥大症、甲状腺功能亢进症、胰升糖素瘤、生长抑素瘤等。也是只有治疗了原有疾病才能让血糖真正恢复正常。

（5）药物：药物必然存在一定的副作用，某些药物就可以导致血糖升高，如糖皮质激素、甲状腺激素、噻嗪类利尿药、苯妥英钠、三环类抗抑郁药、女性避孕药、烟酸、二氮嗪、α-干扰素、β-肾上腺素激动药等，同时某些特殊药物还有可能影响降糖药物的降糖效果。但是很多药物对于相关疾病的治疗是必不可少的，因此糖尿病患者在非内分泌科就诊时要主动告诉医生自己患有糖尿病及现在使用了哪些降糖药物，以便医生选择对血糖相对影响小的药物。如果一段时间出现不明原因的血糖波动，也要梳理一下是否新加用了某些药物，并告诉糖尿病专科医生。

（6）其他少见病：如卟啉病、脂肪萎缩、胰岛素自身免疫综合征等。

由此可见，很多种疾病都会导致血糖升高。也就是说在患病后或处于应激状态时，千万不要忽略了由此产生的血糖升高，应严密监测血糖，同时告诉糖尿病专科医生疾病状态，大家一起努力让血糖重新得到良好控制。

38 什么是胰岛素？

胰岛素是胰腺分泌的一种调节糖代谢的激素，由胰岛素原（胰岛素的前体物质）在体内经过一番转化而形成。它是由A、B两个链（A链和B链）组成的，两条链之间再通过两个链接（二硫键）绑定在一起，在体内时是一种立体结构。从本质上讲，胰岛素也是一种蛋白质（就跟我们吃的肉一样），不同动物的胰岛素组成略有不同。胰岛素具有促进代谢作用，可促进糖原、蛋白质和脂肪等营养物质的合成，是目前发现的机体内唯一能够降糖的激素。1922年科学家首次成功地从胰腺中提取出了胰岛素，开始用于糖尿病患者的降糖治疗中。胰岛素的发现和应用挽救了无数1型糖尿病患者的生命，可以说是人类医药史上最伟大的药物。在胰岛素发现之前，1型糖尿病患者无药可治疗，等待的只能是死亡。

十余年来，随着生物工程技术的发展，人工合成的胰岛素种类越来越多，在有效作用时间上各不相同，但其作用本质并未发生变化，这为糖尿病患者血糖的有效控制带来了极大的方便。

39 什么是C肽?

C肽又称为连接肽，是胰岛素前体在体内裂解开时与胰岛素按照 1：1 的比例产生的物质。它虽然是胰岛素的"孪生兄弟"，但是其外观和组成与胰岛素大相径庭。

C肽的生理功能尚不十分清楚。

胰岛素释放后随血液经过肝脏和肾脏时被大部分降解，而C肽则不被肝脏和肾脏降解，在血液中存在的时间比较长，浓度较稳定，因此测定血液C肽水平可很好地反映胰岛功能状态。

在注射外源性胰岛素治疗的糖尿病患者，胰岛素水平的检测结果受外源性胰岛素的影响，不能准确地反映胰岛功能，这时就通过测定C肽来代表胰岛素分泌功能。临床上，C肽的测定往往与胰岛素测定同时进行。

40 胰岛素、胰岛、胰腺是什么关系?

在人的上腹部有一个重要的器官——胰腺（图 1-7）。胰腺的功能分为外分泌功能和内分泌功能，前者是分泌胰腺外分泌液（它对于消化食物非常重要）；后者是分泌胰岛素。能够产生胰岛素的细胞存在于胰岛中。胰岛是胰腺内的一些特殊细胞聚集成群，因为它像岛一样散布于胰腺中。

正常成人胰腺中约有一百万到两百万个胰岛，合在一起大约占整个胰腺体积的 2%。别看胰岛的体积小，但它是由多种细胞组成的。目前发现胰岛内具备分泌激素功能的细胞至少有四种，分别被科学家命名为 A 细胞、B 细胞、D 细胞和 PP 细胞，其中 A 细胞、B 细胞、D 细胞在医学界又分别被称为 α 细胞、β 细胞、δ 细胞，每种细胞产生的激素功能不同，但又相互关联。B 细胞位于胰岛的中央，通常是胰岛中细胞总数最多的一群，它的功能就是分泌胰岛素原，最终形成胰岛素。A 细胞围绕着 B 细胞，可以分泌胰高血糖素以升高血糖。其他细胞也有各自的功能，但是与糖尿病的关系并不密切，这里不再介绍。随着病史的不断延长，糖尿病患者不仅胰岛数量会逐渐减少，而且其中 B 细胞的比例也会不断变小，所以产生胰岛素的能力在不断下降之中。

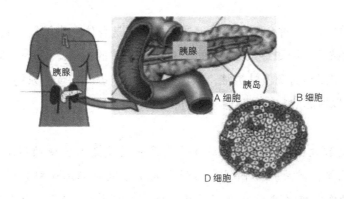

图 1-7 胰腺和胰岛示意

41 哪些疾病会导致胰岛功能受损甚至引起糖尿病？

糖尿病按病因学分类可以分为四类，除了我们所熟知的 1 型糖尿病、2 型糖尿病和妊娠糖尿病之外还有一大类，我们称为特殊类型糖尿病，其主要涵盖了很多可以引起糖尿病的其他疾病。

很多内分泌科疾病可以引起血糖升高甚至糖尿病，如肢端肥大症、皮质醇增多症、甲状腺功能亢进症等，引起血糖升高的原因，主要是由于升糖激素（生长激素、糖皮质激素、甲状腺激素等）的分泌增多，这些激素可拮抗胰岛素作用，而患者的胰岛功能受损并不明显。但临床上的有些疾病可以导致胰岛功能受损进而引起糖尿病，如胰岛素外分泌疾病。

胰腺外分泌疾病可引起血糖升高，任何使胰腺的 2/3 发生损伤或缺失的因素都可导致糖尿病，但是有遗传倾向者可能在胰腺受到较小的损伤后就可以发生糖尿病，如胰腺炎尤其是重症胰腺炎、外伤、感染、胰腺肿瘤和胰腺切除。

血色病和纤维囊性变在病情较严重时也可损害 B 细胞而影响胰岛素分泌。还有某些病毒感染也会引起 B 细胞的直接损害，如风疹病毒、柯萨奇病毒 B、巨细胞病毒、腺病毒、腮腺炎病毒等感染均可诱发糖尿病。

42 与糖尿病有关的自身抗体有哪些？

1 型糖尿病是一种自身免疫性糖尿病，病因是身体产生了针对胰岛细胞自身成分（称为抗原，例如谷氨酸脱羧酶、胰岛素等）的抗体。自身抗体可以和自身成分结合，引发自身免疫性炎症，破坏胰岛细胞，进而导致糖尿病。

目前可以检测的与糖尿病有关的抗体包括：

① 谷氨酸脱羧酶（GAD）抗体：它是针对胰岛细胞中的谷氨酸脱羧酶而产生自身抗体，健康人体内很少出现，而 1 型糖尿病患者中较常见。它可以在糖尿病确诊前许多年就存在了，随着病程的延长，GAD 抗体的阳性率仅有轻度降低。

② 胰岛细胞抗体（ICA）：它一般在 GAD 抗体之后出现，偶尔会单独出现，病程很长的时候它的阳性率明显下降。

③ 胰岛素自身抗体（IAA）：它是针对胰岛素这个抗原产生的，并且它是针对机体自己分泌的胰岛产生的。IAA 并不是糖尿病患者所特有的，一些自身免疫性疾病，例如甲状腺疾病的患者，甚至少部分正常人也可以出现。还有一种胰岛素抗体，是因为注射外源性胰岛素而产生的，这种针对外源性胰岛素产生的抗体并不是胰岛素自身抗体。但是目前的检测方法还无法区分这两者。

43 患糖尿病是因为吃糖太多吗？

经常会听到有人问"我得糖尿病是吃糖吃出来的吗？""是不是以后不吃糖了，糖尿病就能彻底好了？""我的孩子从小不让他吃糖，以后就不会患糖尿病了吧？"这些看法都是片面的。

首先，医学上的"糖"和老百姓说的"糖"不完全相同。在医学概念中，"糖"指碳水化合物，包括多糖（如淀粉类）、双糖（蔗糖）和单糖（葡萄糖、果糖）等。

而老百姓平时说的"糖"，特指家里做菜用的白糖、花花绿绿的糖果，以及甜度较大的食物等，这些中含有的多是单糖或双糖。

其次，糖尿病是一种与多种因素，如遗传、肥胖、自身免疫功能缺陷等有关的内分泌代谢病。目前患病原因尚不十分清楚，通常认为，是在遗传因素和环境因素的共同作用下，人体出现了胰岛素的绝对缺乏或相对不足，最终使血糖升高。因此，不能简单地把"吃甜食"和"得糖尿病"画上等号，它们之间没有必然的联系。但是，如果吃糖过多又消耗不掉，日积月累引起肥胖，的确会明显增加患糖尿病的风险，因此少吃甜食、控制体重可以降低得糖尿病的风险。

所以，糖尿病不是吃糖吃出来的，更不是不吃糖就可以去根儿的。正常量的糖分是身体的必需品，是机体能量来源的一方面，不能因为怕得糖尿病或者已经得了糖尿病想尽快把血糖降下来，就不再摄入任何糖分，否则适得其反，会造成体内营养缺乏，破坏身体平衡。我们要根据自己的血糖情况，每天摄入适当的糖分。已经得了糖尿病，更不是说只要不吃糖就能使血糖完全恢复正常，糖尿病患者的血糖控制是综合管理的结果，控制饮食只是其中一部分，而控制糖分又只是控制饮食的一个环节，大可不必"谈糖色变，畏糖如虎"。

44 哪些因素容易引起糖尿病？

尽管目前人们患上糖尿病的根本原因尚不十分清楚，但是什么人容易患上还是有迹可循的，总体而言，糖尿病发生风险的高低主要取决于个体具有的糖尿病患病危险因素的数量和程度，这些因素又分为不可改变的和可以改变两部分。

（1）不可改变的因素

① 年龄：随着年龄的增加，机体各器官发生老化、退变是必然趋势，发生包括糖尿病在内的多种慢性疾病的风险也随之增加，因此年龄 ≥ 40 岁的人就迈入了糖尿病高危人群的行列中。

② 糖尿病家族史：糖尿病是有遗传倾向性的，当有血缘关系的人中（特别是一级亲属中，如父母）有人患糖尿病时，无论确定糖尿病者年龄长幼，家中其他人发生糖尿病的可能性均增大。

③ 种族：全世界不同地区的人种发生糖尿病的风险并不相同，有些地区或者某些种族糖尿病发生风险明显高于平均状态，这也与基因有关（也可以说是一种遗传了）。华人患糖尿病的风险相对较高，也就是说华人对糖尿病易感。

④ 妊娠糖尿病史或巨大儿生产史：这是女性独有的预警机制。在妊娠期间曾经诊断过妊娠糖尿病的妇女，即使妊娠结束后，已经通过复查证实糖代谢状态恢复正常，年龄增加后（≥ 40 岁）发生 2 型糖尿病的风险也明显高于同年龄但是没有妊娠糖尿病的女性。还有一些女性曾经生产过体重 ≥ 4kg 的宝宝（所谓的巨大儿生产史），这种宝宝可能提示着母亲妊娠期存在血糖异常，只是当时未进行标准评估和规律监测血糖而未及时诊断，所以母亲也同样面对糖尿病的高危状态。

⑤ 多囊卵巢综合征：年轻女性患多囊卵巢综合征的人数越来越多，这个病一方面是月经不规律和受孕率较同龄人低，另一方面就是胰岛素抵抗，因此出现血糖代谢异常的比例较高。

⑥ 宫内发育迟缓或早产：现在有一些证据显示糖尿病这种成人疾病有一定的可能是从"娘胎里"带出来的。如果宝宝在母体内被诊断为宫内发育迟缓，或者是早产儿、低体重儿，在其成年后发生糖尿病的风险也会显著增加，因此母亲在孕期要坚持规律产检，按照产科大夫的要求做，减少妊娠期不良事件的发生。

（2）可以改变的因素

① 体重：超重 [体重指数（BMI）≥ 24 kg/m^2] 或者肥胖（BMI ≥ 28 kg/m^2）都是引发糖尿病的关键因素，体重越大患病风险也越大，而且高血压、血脂异常、糖代谢异常等代谢综合征的成分也和体重超标息息相关，反之减重后血糖会明显下降甚至正常。

② 精神状态：长期的精神紧张本身就会使体内激素分泌水平发生异常。现代人精神压力大，生活不规律，长此以往很容易破坏机体平衡，诱发糖尿病；以抑郁症为代表的多种心理或者精神疾病在我国的患病率逐渐攀升，这些会导致内分泌系统出现异常。另外很多抗精神病药物和抗抑郁药物也会不同程

度地影响血糖。

③ 热量摄入过多：全天进食的热量严重超标会促进和加剧糖尿病的发生发展。印象中人们往往是主食吃得多才会使热量超标，其实随着社会整体经济水平的不断提高，饮食模式西方化的现象日益凸显，表面上主食不多，细算起来油脂严重过量，实际摄入热量远远大于需求，使体重不断增加。

④ 体力活动过少：现代人普遍运动量在下降，出门坐车，上楼电梯，而且很多职业都是属于久坐类型，一天内无意识的活动量明显不足，所以必须有意识地增加运动量，增加能量消耗。

⑤ 可增加糖尿病发生风险的药物：如糖皮质激素、甲状腺激素、噻嗪类利尿药、苯妥英钠、三环类抗抑郁药、女性避孕药、烟酸、二氮嗪、α-干扰素、β-肾上腺素激动药等，这些药物分别治疗多种疾病，人们往往不能完全避免，因此和医生协商慎重选择至关重要。

糖尿病危险因素的简要总结见表 1-4。

表 1-4 糖尿病的危险因素

不可改变的因素	可改变的因素
年龄：≥ 40 岁	代谢综合征 高血压 高脂血症 超重（BMI ≥ 24kg/m2）或肥胖（BMI ≥ 28kg/m2）
家族史：2 型糖尿病患者的一级亲属	
种群：高危种族	
妊娠糖尿病或巨大儿生产史	
多囊卵巢综合征	饮食因素：热量摄入过多
宫内发育迟缓或早产	体力活动减少：久坐
	精神疾患和增加糖尿病发病风险的药物

总之，糖尿病的危险因素种类很多，其中一部分是我们力不能及的，只能增加关注，及早发现疾病前兆；而另一部分是我们可以改变的，尤其对于那些已经有很多危险因素的人来说，改变自己能改变的，就可以少得糖尿病或者延后患病时间。

45 哪些青少年是糖尿病的高危人群？

面对汹涌而来的糖尿病发病潮，青少年甚至儿童也无法置身之外，因而不可掉以轻心。儿童和青少年中糖尿病危险人群主要包括：

① 超重（BMI＞相应年龄值、性别的第85百分位）或肥胖（BMI＞相应年龄、性别的第95百分位）者（因为儿童青少年的体重与年龄相关，并且男女有别，所以不能一刀切）。

② 一级或二级亲属中有2型糖尿病家族史，二级亲属是指自己的叔、伯、姑、舅、姨、祖父母、外祖父母。

③ 存在与胰岛素抵抗相关的表现，如黑棘皮病、高血压病、血脂异常、多囊卵巢综合征等。

④ 母亲妊娠时有糖尿病史或被诊断为妊娠糖尿病。

46 为什么老年人容易得糖尿病？

随着年龄的增长，老年人患糖尿病的人数越来越多，2007年至2008年的调查中，60岁以上老年人糖尿病患病率在20%以上，比20～30岁人群患病率高10倍。年龄每增加10岁，糖尿病患病率就增加68%。

老年人容易患糖尿病的原因：

① 老年人机体老化，组织对于胰岛素降糖作用的敏感性降低，胰岛素抵抗增加。随着年龄增加，一部分老年人的胰岛也"老化"了（例如淀粉样变性），使胰岛B细胞功能逐渐下降，胰岛素分泌量明显降低，促使糖尿病发生。

② 随着老龄化，老年人身体内脂肪和肌肉的比例发生改变，脂肪含量比相同体重的年轻人相对增多，此时若体重再逐渐升高，就更容易患糖尿病了。

③ 人老了，体力活动较年轻时明显减少，每天对于葡萄糖的消耗也就大幅度下降了。

④ 老年人往往同时患有多种疾病，而某些常用药物可能促进血糖升高，如 β 受体阻滞药、糖皮质激素、利尿药等。

47 老年人糖尿病的特点有哪些?

老年糖尿病有其自身特点:

① 绝大多数人都是 2 型糖尿病;

② 新诊断的老年糖尿病多起病缓慢，发病时无症状或者无明显症状; 又因为退休后的老人往往不能坚持每年体检，因此有些患者在诊断之时已经存在多种并发症，甚至是因严重并发症求医时才发现糖尿病的存在;

③ 老年患者对低血糖感知和耐受性均差，易出现无症状性低血糖或者严重的低血糖，甚至危及生命;

④ 患者的年龄、病程、身体状况、肝肾等重要脏器功能各不相同，并发症与合并症、合并用药情况也相差甚远，自身经济状况及医疗支持等因素均有差异，这些均影响了治疗效果以及寿命;

⑤ 随着年龄增长，老年人听力、视力、认知能力、自我管理能力和运动耐力必然逐渐下降，运动风险加大，重复用药或者遗漏用药的可能性也不断增加，因此需要自己的注意和家人的支持;

⑥ 老年人机体可伴有多种代谢异常，部分患者同时罹患肿瘤或者其他严重的伴随疾病，给治疗带来难度。

老年人的这种生理特征和疾病状态决定了老年糖尿病患者的治疗并不是一件容易的事情，治疗风险较大，因此无论是患者、家人还是医生在治疗中均需小心谨慎，反复推敲，严密观察。

48 为什么肥胖的人容易得糖尿病？

很多新诊断的糖尿病患者都有一个疑问，总听说糖尿病应该是"三多一少"，体重减轻了应该警惕糖尿病，但是自己明明是越来越胖，说明身强力壮，与"三多一少"症状并不相符，为什么还是被诊断为糖尿病呢？

其实肥胖是糖尿病（尤其是2型糖尿病）的重要危险因素之一，在长期肥胖的人群中，糖尿病的患病率明显增加，可高达普通人群的5倍以上。从另一方面来看，在2型糖尿病患者中，80%都是超重或肥胖者。而且，发生肥胖的时间越长，患糖尿病的风险就越大。还有，腹部型肥胖（"肚子大"）的人患糖尿病的危险性远远大于臀部型肥胖的人，腰围／臀围的比值越大者糖尿病的发病风险也越大。在相同体重情况下，苹果型肥胖（腹部肥胖为主，男性多见）比鸭梨型肥胖（臀部肥胖，女性多见）更危险（图1-8）。合并肥胖的糖尿病患者，不仅预后不如非肥胖糖尿病患者，而且其病死率也高出约2.5倍。

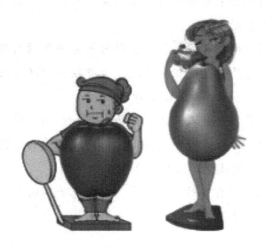

图1-8　苹果体型和鸭梨体型

那么肥胖者为什么容易得糖尿病呢？根本原因在于肥胖者体内存在着一种明显的病理状态，即胰岛素抵抗。肥胖使得细胞表面的胰岛素受体数量减少，单个受体功能下降，肝脏将葡萄糖转化成糖原并储存起来的功能有所不足。肥胖者多不爱活动或者运动能力下降，使得葡萄糖的消耗减慢，造成体重进一步增加，同时肥胖者往往伴有高脂血症、高血压病，而高脂血症和高血压病又是发生糖尿病的独立危险因素。肥胖者还由于自身体型、社会歧视等问题，更容易出现心理疾病，这些也对糖代谢产生了负面影响。还有一些肥胖是由于下丘脑、垂体、甲状腺、肾上腺疾病等特殊疾病所导致，而且这些疾病也会引起特殊类型糖尿病。有效地控制体重，可以预防糖尿病的发生，或者减轻糖代谢异常的程度。

49 儿童糖尿病都是 1 型糖尿病吗?

很多家长都有误区，认为糖尿病是成人病，孩子是不会得糖尿病的，既然这种病离孩子还很远，当下就不用重视，等到长大成人后再管也来得及。其实儿童也是会得糖尿病的，只是占全部糖尿病的比例相对较小。儿童时期的糖尿病可见于各年龄阶段，学龄期和青春发育期多见，无性别差异。

以前，儿童糖尿病绝大多数是 1 型，起病多急骤，突然表现明显多尿、多饮、多餐、体重下降。学龄儿童每天饮水量和尿量可达 3 ~ 4L 或更多，常常夜间口渴饮水，饭量大增但体重下降。年幼者常因为夜间遗尿、不明原因体重下降而引起家长注意，也常常因为家长没有意识到糖尿病，直到发生糖尿病酮症酸中毒后才就医。

那么儿童的糖尿病都是 1 型的吗? 答案是否定的。儿童也可以患 2 型糖尿病或其他原因引起的糖尿病。目前，随着过度肥胖儿童数量的逐年增加，患 2 型糖尿病的儿童数量有赶超 1 型糖尿病的趋势。儿童过度肥胖是每个家长都应该关注的问题，在某种程度上也是全社会的问题。

50 为什么患 2 型糖尿病的儿童和青少年越来越多?

现在随着社会生活水平的提高，儿童中超重、肥胖者日益增多，因此出现 2 型糖尿病的儿童也越来越多了。另外有些特殊类型糖尿病是由于基因缺陷所致，很多在儿童期即表现出糖代谢异常。

儿童和青少年2型糖尿病不断增多主要和以下几点因素相关：

① 热量摄入过量：物质的极大丰富导致很多小朋友进食没有节制，喜欢吃的食物往往吃得非常多，家长也喜欢孩子能吃甚至鼓励，造成目前的过度肥胖儿童越来越多。肥胖是发生糖尿病的最重要危险因素，儿童也不例外。儿童2型糖尿病的增多是过度肥胖儿童越来越多的必然结果。

② 运动过少：现在孩子课业负担重，怕摔怕碰，锻炼身体时间和强度明显较以前下降，不少儿童很小就患上了肥胖。其实锻炼身体是抵御糖尿病侵袭的有效方法，因为运动本身可以消耗糖，使血糖降低，运动也有利于胰岛素受体的增加。

③ 家族遗传史：儿童糖尿病多与自己家族中有糖尿病病史有关，父母有一方患糖尿病，子女患糖尿病的风险就明显升高，如果双方均患糖尿病，子女患糖尿病的风向就更高，发病更早。

51 如何管理儿童和青少年糖尿病?

不论是1型糖尿病还是2型糖尿病，儿童和青少年糖尿病患者血糖控制目标是一样的，即糖化血红蛋白（HbA_1c）≤7.5%，空腹血糖≤7.2mmol/L，如果能做到尽量少发生低血糖，最理想的血糖控制目标是HbA_1c≤7.0%，空腹血糖≤7.0mmol/L。

儿童和青少年2型糖尿病的治疗包括生活方式干预（改变不良饮食习惯、适当控制热量的摄入、增加体育锻炼）和药物治疗（二甲双胍和胰岛素）。改变不良饮食习惯和适当控制热量的摄入，能使肥胖患儿的体重降低2%～3%，有利于血糖的控制。但青少年时期正是身体快速发育时期，过度的饮食控制不利于青少年的健康成长。因此，饮食控制要适当，最好能去咨询糖尿病专科医生、儿科医生和营养师。体育锻炼对血糖的短期控制有益，但长期疗效似乎并不明确。唯一批准使用的口服降糖药是二甲双胍，然而单用二甲双胍并不能使多数青少年2型糖尿病患者血糖控制达标，需要配合体育活动或适当的饮食控制，如果仍不达标，应该及时开始胰岛素治疗，以防止血糖长期控制不良。其他口服降糖药是否能用于青少年 2 型糖尿病的治疗，还需要进一步的临床研究。

对于糖尿病儿童和青少年的综合管理非常重要，要普及糖尿病知识，让患儿及家长了解什么是糖尿病，其治疗目的和原则是什么，要鼓励家长和患儿树立治疗的信心，并对患儿进行心理治疗。糖尿病需要长期治疗，绝大部分在家庭治疗，这要求家长及患儿学会如何测量血糖及尿糖，如何抽取胰岛素，如何正确注射胰岛素等。孩子的活动量大，生活随意性大，因此患儿和家长还需要掌握低血糖的症状及自救的方法。另外，家长对糖尿病知识的正确掌握、对孩子饮食和活动的合理安排和督导、小伙伴的理解和支持、学校乃至全社会的关爱等都有助于青少年糖尿病患者的血糖控制。

52 什么是糖尿病前期?

很多患者就诊时，经过内分泌专科医生的详细检查之后，医生并没有将其诊断为糖尿病，但是其血糖确实存在异常，不是完全正常的指标。这种患者并不少见，而这种血糖异常，通常称为糖尿病前期。

糖尿病前期是介于糖尿病和正常血糖之间的一种糖代谢状态，目前我国成人糖尿病前期的患病率可能高达 20%。糖尿病前期时，糖调节已经受损，包括空腹血糖受损（IFG）和葡萄糖耐量减退（IGT），被认为是糖尿病发展的必经状态，是糖尿病的预警信号，这一状态下，患者已经存在胰岛素抵抗或者胰岛素分泌功能缺陷，如果不进行干预，高血糖会进一步加剧胰岛素抵抗或者胰岛素分泌功能缺陷，使糖代谢异常加重，最终可能真正发展成为糖尿病。

糖尿病前期阶段通常不会出现明显的临床症状，绝大部分患者是在进行常规体检，或者由于其他疾病就诊时发现了血糖异常。需要行 OGTT 进行确诊，如果空腹血糖在 6.1 ～ 7.0mmol/L，而 OGTT 2h 血糖正常，则诊断为 IFG，如果 OGTT 2h 血糖在 7.8 ～ 11.1mmol/L，则诊断为 IGT（表 1-5）。

通常糖尿病前期不会出现明显的临床症状，绝大部分患者是在进行常规体检，或者由于其他疾病就诊时发现的血糖异常。我国患者有相对较高的比例是以餐后血糖升高为主，而一般体检抽血化验均在空腹状态下进行，所以只能发现空腹血糖的异常，IGT 患者极易出现漏诊。因此，对于那些高危人群，我们除了常规检查空腹血糖以外，必要时还要进行餐后 2h 血糖或者糖化血红蛋白的检查，才能尽早诊断糖尿病前期。

表 1-5　糖代谢异常的分类标准

糖代谢分类	静脉血浆葡萄糖 /（mmol/L）	
	空腹血糖	葡萄糖负荷后 2h 血糖
空腹血糖受损（IFG）	6.1 ~ 7.0	< 7.8
糖耐量减低（IGT）	<7.0	≥ 7.8 ~ 11.1

53 糖尿病前期一定会进展为糖尿病吗?

糖尿病前期是 2 型糖尿病发生发展的一个必经阶段，这一阶段已经存在胰岛素抵抗或者胰岛分泌功能缺陷，如果不加以及早干预，迟早会发展成为糖尿病。由于该阶段没有典型和明显的临床表现，仅仅是化验指标异常，起病相对隐匿，如果没有进行宣传教育和血糖检测，很容易被忽略，而到了糖尿病阶段才得到确诊。

糖尿病前期患者每年有 1.5% ~ 10% 会进展成为糖尿病，但也不是所有患者都会进展成为糖尿病，有些糖尿病前期患者可维持很多年而不进展为糖尿病，少数糖尿病前期患者甚至可能恢复正常。能够较早的诊断并进行积极干预，可以延缓这一阶段的进展，避免出现糖尿病，甚至有些患者的血糖能完全恢复正常。

延缓糖尿病前期进展为糖尿病的方法就是早诊断、早干预。早干预的前提是早诊断，而要想早诊断，建议高危人群听从医师的宣教和进行筛查。通常糖尿病前期的高危人群与糖尿病的高危人群是同一群体，包括一级亲属患有糖尿病、年龄 ≥ 40 岁、超重或肥胖、高血压、高脂血症、有妊娠糖尿病史、多囊卵巢综合征、久坐生活方式等。这些人群应该定期进行血糖、糖化血红蛋白、OGTT 等检查。

54 糖尿病前期能恢复正常吗？

虽然大多数糖尿病前期会进展为糖尿病，但是仍有少数糖尿病前期患者是可能完全恢复正常的。

在糖尿病前期状态，胰岛 B 细胞功能已经呈现减退，胰岛素抵抗和胰岛分泌功能缺陷在这一阶段已经出现，但是这一状态是可逆的。尽早进行行之有效、全方位的干预，可以改善高血糖状态对于机体的影响，减轻胰岛素抵抗，使胰岛 B 细胞功能得到部分恢复，从而使血糖恢复正常。

很多大规模的临床研究，如中国的大庆研究、芬兰糖尿病预防研究（DPS）、美国的糖尿病预防计划（DPP）等均已明确证实，对于糖尿病前期患者，有效的干预可以阻止或者延缓其进展成为糖尿病。

积极的干预措施包括了解糖尿病防治知识、饮食控制、运动锻炼等综合防治，必要时也可以进行药物干预。广大群众应了解糖尿病前期的特点，能够及时主动地去进行筛查。若已经处于这一状态，则应充分认识病情，不要掉以轻心。对于肥胖的糖尿病前期患者，减重是最好的治疗方法，对于非肥胖的糖尿病前期患者，坚持生活方式干预也能获得不错的疗效。

需要注意的是，即使通过干预使糖代谢恢复正常，这种正常也是建立在生活方式干预或者药物治疗的基础上的，必须持之以恒地进行干预才能长久保持糖代谢正常。糖尿病前期的干预如逆水行舟，不进则退，所以糖尿病前期患者一定要对疾病的发生和发展规律有充分的了解和认识，做好打持久战的准备。

55 糖尿病前期需要服用降糖药物吗？

糖尿病前期状态最有效的干预措施是生活方式干预，如果生活方式干预不成功，例如一时难以改变持续多年的生活方式，或不能长期坚持健康的生活方式，选择降糖药物进行干预也有肯定的效果，但是效果要逊于生活方式干预。

目前已经上市的常用降糖药物中，可以应用于糖尿病前期的包括二甲双胍、阿卡波糖、噻唑烷二酮等口服降糖药物。其中二甲双胍预防糖尿病的研究最多，可使糖尿病的发生风险降低31%，其价格便宜、耐受性较好，尤其适合于年轻和超重患者的干预。

阿卡波糖也可以使糖尿病的发病率下降25%，其主要降低餐后血糖，而中国人群主要是以餐后血糖升高为主，因此对于国人亦很适用，同时也可以改善胰岛素抵抗、降低体重。

业已证实，噻唑烷二酮类药物可以降低糖尿病的发病率，但是因为该类药物会使体重增加、出现水肿，以及对于心血管事件的争议，限制了这类药物的应用。

56 糖尿病前期最好的干预方法是什么？

糖尿病前期向糖尿病进展是可以防治的，生活方式干预已经被证实是糖尿病前期的最有效的干预方法。大庆糖尿病预防研究是针对糖尿病前期患者，观察生活方式干预预防2型糖尿病的最早的随机对照临床试验，随访6年后，与没有干预的对照组相比，生活方式干预可使糖尿病发病风险减少31%～46%，并且这种生活方式干预的获益是长期存在的。国外的研究也得出了相似的结果。

饮食控制和运动是生活方式干预预防糖尿病的两大基石。

控制热量摄入量以及合理膳食可以减轻胰岛负担，纠正已发生的高血糖、高血脂等代谢紊乱，同时可以降低餐后高血糖，减轻对胰岛B细胞的刺激，有利于提高整体健康水平。改变不良的饮食习惯也是饮食控制的重要内容，要少食高热量的饮料和食物、适当减少主食的摄入量、多食青菜、减少脂肪摄入。目前很多医院都有营养科开设的门诊，糖尿病前期患者可以寻求营养师的帮助，进行一对一的诊疗，接受个体化饮食指导。

运动可以减轻体重并改善体脂含量。糖尿病前期患者可以从轻度体育活动开始，循序渐进，根据个体的耐受能力，逐渐增加活动量。

因此，糖尿病前期患者就应该像糖尿病患者一样积极地进行生活方式干预，制订适合自己的饮食、运动计划。千万不能疏忽大意，觉得自己还没有发展成为糖尿病，仍然可以处处"放松"而忽略了生活方式干预的重要性。

57　维生素 D 与糖尿病有关系吗？

维生素 D 属于脂溶性维生素，在调节骨代谢中发挥重要作用。近年来发现，维生素 D 与全身多个器官和组织的健康状态也有密切关系，例如充足的维生素 D 可降低肿瘤和心血管疾病风险、改善免疫状态（减少哮喘）、提高黏膜的抵抗力（减少肠病、上呼吸道感染）、减少孕期并发症等。

近年来，维生素 D 与糖尿病的关系逐渐成为糖尿病领域的研究热点之一。

一系列研究结果提示，缺乏维生素 D 可能会增加患上糖尿病的风险，而适当补充可降低糖尿病的发病率。其可能的机制包括：

（1）抑制炎症反应，调节免疫状态：无论 1 型还是 2 型糖尿病患者，体内均存在着一种慢性炎性反应，这个状态会导致胰岛 B 细胞死亡加速，而维生素 D 就可以一定程度上抑制炎症的发生发展，对自身免疫过程也有一定的抑制作用。

（2）促进胰岛素合成和分泌：胰岛 B 细胞表面存在能与维生素 D 发生结合的部位，维生素 D 与胰岛 B 细胞结合后通过改变细胞内钙的水平而增加胰岛素的释放，对餐后胰岛素释放的作用尤其显著。

（3）增加胰岛素敏感性：这方面的理论依据尚不太充分，但是国外的一些观察提示，对于维生素 D 缺乏并且存在胰岛素抵抗的人群，补充足够量的维生素 D，胰岛素就会发挥更好的作用，提示维生素 D 可能增加胰岛素的敏感性。

总之，目前多数人认为维生素 D 与糖尿病存在着千丝万缕的联系，但是其中道理尚不十分清楚，补充维生素 D 能否造福糖尿病患者尚需进一步深入研究。

58　微量元素铬与糖尿病有关系吗？

人体内几乎含有自然界的各种元素，含量差异很大，如铁、铜、碘、锌、锰、钼、钴等，在机体内含量少于 0.005%，因为含量极少，故被称为微量元素；有 14 种元素是机体生命活动不可缺少的，又被称为必需微量元素，其中一种就是铬。近年来的研究发现，微量元素铬与糖代谢有一定的关系。

三价铬（Cr^{3+}）是正常葡萄糖和脂肪代谢的必需物质，它可以被理解为胰岛素的增强剂。研究显示动物体内有一种物质称为葡萄糖耐量因子（GTF），它是体内胰岛素和胰岛素受体结合发挥作用的辅助因子，而这种因子的重要活性成分就是 Cr^{3+}。Cr^{3+} 可以增加胰岛素与其受体结合的能力，提高受体水平和活性，反之当机体缺铬，葡萄糖耐量下降，胰岛素的活性及敏感性下降。部分临床研究也显示改善血糖代谢异常者的铬营养有可能起到提高胰岛素敏感性、改善葡萄糖代谢状态的作用，随之也能改善血脂和蛋白质的代谢。

铬的吸收部位主要在小肠，营养协会推荐成人每天摄入量为 $50 \sim 200 \mu g$。自然界中富含铬的食物除高铬酵母外，还有牛肉、肝脏、蘑菇、啤酒、土豆、麦芽、蛋黄、带皮苹果等。人对于饮食中的无机铬的吸收很差（大约1%），而铬的自然复合物（如富铬酵母）的吸收较好（10%～25%），一旦吸收，一般会快速分布于全身。人体对铬的利用能力随年龄增大而下降，因此老年人容易缺乏；另外，铬在谷物的种子皮中含量较高，因此粮食加工越精细含铬越少，而且白米、白糖这些高糖分的食物会刺激铬从体内排出，所以进食精细的加工食物是膳食及体内缺铬的重要原因。

补充铬的方式主要是食补。提倡食物多样化，多注意食用未精加工的食品，另外海洋中的动植物对铬有较强的富集能力，因此可适当多食用。目前尚无用于长期安全补铬的药物，另一方面，过量补铬必然存在着潜在风险。

总之，目前认为三价铬对于机体的糖代谢有一定益处，注意饮食均衡是保证体内各种微量元素（包括铬）充足的关键举措，不要擅自补充食物外的补铬物质，避免出现不必要的损害。

59 糖尿病能根治吗?

许多糖尿病患者都曾经满怀期待地问过医生"我的糖尿病能根治吗？"。谁也不想疾病缠身，如果付出努力就能摆脱病魔肯定是所有人都希望的。正是因为有这种美好的愿望，一些糖尿病患者就轻信社会上很多非法小广告、游医等，他们经常标榜自己手中的药物或治疗方法可以治愈糖尿病。有些人也因此轻则损失财物，重者延误病情，甚至因为某些"药物"损伤机体而致残致死。目前无奈但却是科学的事实是，不单单是糖尿病，有相当多的疾病是不能被根治的。也就是说医学发展到现在，还没有任何方法或药物，可以确保一名糖尿病患者随心所欲地吃喝、摆脱自我控制或药物干预，而同时拥有和健康人一样的良好血糖。

为什么不能根治呢？这是由糖尿病的病因决定的。

糖尿病是指胰岛素分泌绝对或相对不足引起的血糖异常升高的一类疾病。生活中大家接触到的糖尿病大多是2型或1型糖尿病，它们的发生是在遗传因素和环境因素共同作用下的结果。这也就是说糖尿病的患者或多或少在"娘胎里"就带上了易患糖尿病的"标签"。如果再遇到不利的后天因素（例如肥胖、少动、紧张等），糖尿病的发病过程就会被启动。等到真正发现血糖升高并诊断糖尿病时，身体的胰岛功能大多都已经损伤一半以上了。所以我们常把糖尿病的血糖异常称为"冰山一角"，其发病原因及其他异常则深深藏在水面之下。现有的糖尿病治疗手段，目的都是保护残存的胰岛功能、降低血糖、避免或改善糖尿病并发症。还没有任何一种治疗方法能够完全恢复正常的胰岛功能，更不要说改变已经携带的易感糖尿病的基因了。

因此，糖尿病与其他慢性疾病一样，它的综合管理和治疗是要坚持一辈子的。打个比喻，血糖就像稻田里长出的杂草，我们的降糖药物就像撒到田里的除草剂，目标就是能够尽量长时间地让露出头的杂草枯萎（也就是长期良好的血糖控制），但是做不到"斩草除根"（逆转糖尿病），所以要规律使用除草剂，否则杂草很快就会茁壮成长。即使我们费力拔草（严格的生活方式调整，使体重等达标），表面上达到了"斩草除根"的效果（逆转糖代谢状态），但是土壤中的草籽是去除不干净的（糖尿病的易感基因），一旦放松管理（不再坚持健康的生活方式，年龄增加，体重超标），杂草必然是春风吹又生（再次出现血糖异常）。

尽管现实有点令人沮丧，但希望仍在，现在已经有越来越多的方法和药物能够帮助糖尿病患者进行血糖监测和控制，减少近期和远期的并发症，提高患者的生活质量和寿命。也就是说尽管糖尿病不能根治，但在科学控制血糖方法的帮助下，大部分糖尿病患者依然能够做到"身带疾病，良好生活"。

60 糖尿病会遗传吗?

这也是大家非常关心的问题之一,尤其是那些准备或者已经成为父母的患者,更关心自己的孩子是否会被遗传上糖尿病。要想回答这个问题,我们首先还是需要简单了解一下糖尿病的分类和简单的发病机制。

糖尿病分为几种不同的类型,各个类型的遗传倾向(也就是遗传的可能性)不同。在我国,超过90%的糖尿病是2型糖尿病,此外还有1型糖尿病、妊娠糖尿病和特殊类型糖尿病。2型糖尿病的发病机制很复杂,至今还没有彻底被阐明。目前公认的观点是,2型糖尿病是在遗传因素和环境因素共同作用下发生的。也就是说,如果具有容易致病的基因,再加上能够促进发病的客观条件,如肥胖、高脂高糖饮食、缺乏运动等,就等于很容易患病。反之,虽然具有易感基因,理论上说患上2型糖尿病的可能性比一般人高数倍,但也不是无法避免的。如果能够在生活中始终坚持健康生活方式,尽量改善不利的外界因素,还是可以降低发病风险或者完全不发病。在特殊类型糖尿病中,有的就绝对与遗传相关。比如青少年发病的成年型糖尿病(MODY)就是由突变的致病基因所致,如果父母中一方具有该致病基因,那么他们的孩子就存在着1/4或1/2甚至更高的发病概率。

需要澄清的是,我们谈到的是基因决定的糖尿病发病可能性,也就是"娘胎里带的"患病风险,这种风险大小与孩子是出生在父母确诊为糖尿病之前还是之后无关。简单举个例子,如果一个胖嘟嘟的儿子先于母亲3年确诊了糖尿病,姥姥姥爷很早离世使得血糖情况不得知,那么儿子这种提早出现糖尿病的现象与其后天生活方式不良(肥胖)有关,但是其容易患病的根子(遗传基因)必然是由糖尿病母亲给予的,而母亲的糖尿病基因也是由她的没机会确定血糖状况的父母一方或者双方给予的。

61 父母有糖尿病,子女一定患有糖尿病吗?

父母总是牵挂子女的,尤其是自己得了终身性疾病,不得不长年与医药相伴时，更不希望孩子重蹈覆辙了。对于糖尿病患者来说，一方面要正视科学，明白糖尿病是有遗传倾向的；另一方面要充满信心，相信改变后天因素可以对子女有所帮助。

如前所述，糖尿病是一个复杂的疾病。绝大多数糖尿病与遗传有关，但不完全取决于遗传。父母患有 2 型糖尿病，子女的患病风险的确比没有家族史的孩子明显升高。然而孩子患病并不是板上钉钉的，最终是否发病必然受到饮食、运动等诸多后天因素的影响，就如同孩子的学习一样，不够聪明的孩子如果刻苦学习也还是有希望考上重点大学的。即使不能完全阻止糖尿病的出现，良好的生活习惯也会让孩子的糖尿病"出现晚，表现轻，药量少，易控制"。

当然有些特殊类型的糖尿病，遗传在发病中的决定作用比较大，子女的患病概率可达 1/2 甚至更高。举个例子，有一种特殊类型的单基因突变引起的糖尿病，被称为青少年发病的成年型糖尿病（MODY），是由常染色体携带的致病基因所导致，呈现显性遗传的特点。所谓显性遗传，就是说这种疾病的决定基因非常霸道，在人体的一对相关等位基因中，只要其中一条是致病基因（我们用 A 代表），另一条哪怕是正常基因（用 a 代表）也必然会发病。假设现在有一对夫妻，父亲是 MODY 患者，其基因是 Aa，母亲血糖非常正常，其基因为 aa，那么对于他们的任何一个子女来说，其遗传 MODY 致病基因的概率均为 1/2（Aa：aa=2：2），至于是否能遗传上疾病基因就跟掷骰子的情况一样了。以此类推，如果另一对夫妻中，MODY 父亲的基因为 AA，母亲仍然完全正常（aa），那么他们的子女患上 MODY 的概率就是 100％了（Aa：aa=4：0）。由此可见，不同的糖尿病类型、不同具体情况的糖尿病患者，其子女患病的风险也大不相同。

以上这些现象一方面提醒我们，发现糖尿病之后应当就诊正规医院，明确糖尿病的类型。这不但对患者本人有益，也对防治子女罹患糖尿病的意义重大。另一方面，如果家族中糖尿病遗传基因强大（家族中已经有两个以上同一类型糖尿病患者），其余血糖尚正常的人就要格外小心，不仅要更加认真地管控自己的生活，而且一定要坚持体检，关注自己的血糖等状况，千万不要讳疾忌医或者自暴自弃，等待疾病上门。

62 促使糖尿病早发的主要因素有哪些？

前面提到，有糖尿病家族史的人容易发生糖尿病，但是现代社会中不断出现的年纪轻轻的高糖人士可绝不能单纯归为"爹妈给的"。那么还有什么其他因素会促使糖尿病的发生？为何没有糖尿病家族史的人也会患上糖尿病呢？为何越来越多的患者在年轻时就遭遇了糖尿病呢？下面我们来简单地说说促进糖尿病早发的后天因素。

首先，过度饮食会促进糖尿病的发生。摄入过多的食物意味着能够转化为血糖的物质在体内过剩，此时胰岛感知到这个状态，就需要更加努力地分泌胰岛素来稳定血糖。同时，过食所造成的高脂状态、肥胖等加重了胰岛素抵抗，也就是机体对胰岛素的降糖作用不再敏感，需要更多的胰岛素才能达到与以往没有胰岛素抵抗时相同的降糖效果。这样，胰岛只好"拼命工作"来勉强维持。长此以往胰岛的功能会逐渐劳损，无法分泌相应数量的胰岛素，血糖就会出现异常。

其次，缺乏运动的生活方式也促进了糖尿病的发生。运动不但能够消耗能量，同时也能促进肌肉分泌有利于改善胰岛功能、帮助降糖的因子。运动的缺乏一方面造成了能量的过程和脂肪堆积，另一方面造成有益因子的分泌减少，为糖尿病的发生"火上浇油"。

另外，体重明显超标也为糖尿病的早发推波助澜。肥胖能加重胰岛素抵抗；肥胖时，脂肪分泌的对胰岛有害的因子增多、有益因子减少；与肥胖相关的高脂血症、非酒精性脂肪肝都能促进糖尿病的发生。

最后，糖尿病的"好朋友"——高尿酸血症、高血压病、高脂血症等会使糖代谢异常进一步严重，促进糖尿病并发症的提早发生。

当然，科学研究中促进糖尿病发生的机制要复杂得多，在这里我们只是简单、形象地解释几种主要的、与日常生活最为密切的危险因素，目的是提高大家的预防意识，尽量避免它们从而减少糖尿病的发生风险。大家想一想，吃得多动得少正是现代社会的一个"富贵"潮流，因此逆潮流而为，才能抵御糖尿病的早发趋势。

63 如何预防糖尿病的发生？

每个人都想健健康康地活着，没有谁想得病，特别是得一个目前还不能根治的慢性终身性疾病。那么，作为慢性非传染性疾病代表的糖尿病是否可以预防呢？这还得从患病原因和易感因素入手。

大家知道，糖尿病是一种内因（遗传）和外因（环境）共同作用的成因复杂的代谢性疾病，所以想要预防其发生就要了解什么人容易得上糖尿病（也就是患病的高危因素）。我们已知的糖尿病高危因素中分成两部分：其一是不可改变因素，往往是遗传基因（例如糖尿病家族史）或者先天发育异常（例如早产），这些因素在我们出生后就无力更改。当一个人拥有多个不可改变因素时，就要更加关注自己的健康问题了；另一部分是可改变因素，大家看看就知道，这些都是一些代谢异常或者是不良生活习惯，在一定程度上能够通过人的不断努力而改变：

确定哪些人属于糖尿病高危人群是做好糖尿病预防的首要任务。这里介绍我国学者制订的一个糖尿病风险评分表，评分表中的指标都是简单且很容易获得的，根据每一项的评分值计算总的评分数，如果总评分数超过 25 分，就属于糖尿病高危人群（表 1-6）。

表 1-6　中国糖尿病风险评分（≥ 25 分者应筛查）

评分指标	分值 / 分	评分指标	分值 / 分
年龄 / 岁		腰围 /cm	
20 ～ 24	0	< 75（男性）< 70（女性）	0
25 ～ 34	4	75 ～ 79.9（男性），70 ～ 74.9（女性）	3
35 ～ 39	8	80 ～ 84.9（男性），75 ～ 79.9（女性）	5
40 ～ 44	11	85 ～ 89.9（男性），80 ～ 84.9（女性）	7
45 ～ 49	12	90 ～ 94.9（男性），85 ～ 89.9（女性）	8
50 ～ 54	13	≥ 95（男性）或≥ 90（女性）	10
55 ～ 59	15	收缩压 /mmHg	
60 ～ 64	16	< 110	0
65 ～ 74	18	110 ～ 119	1
BMI/（kg/m^2）		120 ～ 129	3
< 22	0	130 ～ 139	6
22 ～ 23.9	1	140 ～ 149	7
24 ～ 29.9	3	150 ～ 159	8
≥ 30	5	≥ 160	10

评分指标	分值／分	评分指标	分值／分
糖尿病家族史（父母、同胞、子女）		性别	
无	0	女性	0
有	6	男性	2

计算自己的糖尿病风险评分，如果发现自己属于糖尿病高危人群，那就应该立即采取行动，最佳办法就是进行生活方式干预，包括饮食控制和运动治疗，同时定期检测血糖的变化。这些内容在后面的问题中会详细表述。

请牢记，预防糖尿病的发生是完全可能的，不用有一丝一毫的怀疑，这已经是被诸多的临床研究和临床实践所证实的。但是要更清楚，做好糖尿病的预防并不容易，不可能一蹴而就，没有一劳永逸的办法。充分了解糖尿病的防治知识，坚定地采取行动，做好"打持久战"的思想准备，你就有可能成功。

64 糖尿病治疗的"五驾马车"是什么？

"五驾马车"指的是在糖尿病的防治中非常重要、需要坚持的五个原则，即"教育、饮食、运动、药物、监测"。

（1）糖尿病教育是前提："知识就是力量"，糖尿病知识的宣教和患者心理疏导是糖尿病获得成功治疗的前提。不少患者得了糖尿病后心理压力很大，这不但给生活带来阴云，更对疾病的控制不利。因为不良的情绪可以直接造成血糖的波动。目前，糖尿病已经被公认是一种身心疾病。因此，正确看待这一疾病、保持好良好的心态在糖尿病的防治中非常重要。这不但要求每一个治疗糖尿病的医护人员尽力做好宣教，也希望糖尿病患者能通过看书、听讲座等形式学习了解糖尿病相关知识，积极、主动地去管理、控制疾病。

（2）合理饮食是基础：合理饮食可以帮助糖尿病患者减轻胰岛负担、纠正代谢紊乱、控制体重范围，从而达到有效控制血糖指标的目的。糖尿病的饮食管理并不是简单的少吃、饿着，而是要科学地吃、聪明地吃。关于糖尿病患者吃的内容见下文。

（3）运动是手段：注意了吃的学问，糖尿病患者还需要利用运动这一手段来达到消耗能量、锻炼器官功能的目的。科学研究已经证实，适当运动有助于糖尿病患者控制血糖、减轻体重、增强胰岛素敏感性、改善血脂水平和心血管功能，甚至能够直接增强免疫力。因此，糖尿病患者如果能制订适合自己的运动方案，就能更好地控制糖尿病。具体内容见下文。

（4）药物是武器：在与糖尿病的战斗中，各种药物是非常重要的武器。这里的药物已经不单纯局限于降糖药物，也包括延缓和治疗并发症的降压、降脂等药物。已经有大量确凿的临床证据证明，在糖尿病的斗争中，对多个危险因素的综合控制，比单独降糖能更显著地降低并发症的风险、延长患者的寿命。因此，建议糖尿病患者到正规的医疗机构就诊，获得合理的药物治疗方案。在进行药物治疗时，患者应遵从医嘱，合理用药。

在这里提醒一下，总是能在各种媒体上看到类似"祖传""最新研制""根治糖尿病"等广告，大家千万不要相信。目前还没有任何一种药物或治疗方法能够根治糖尿病。大家一定要提高警惕、辨别真伪、防止被欺骗。此外，药物的选择应该根据个人疾病特点和经济情况而定，追求新药、贵药也许并不能带来好的疗效，还加重了经济负担。在糖尿病的治疗中，没有"最好"的药，只有"更适合"的药。

（5）血糖监测是保障：积极的自我监测可以帮助糖尿病患者有效监控治疗效果，及时为医生提供有价值的信息，及时调整治疗方案，预防、延缓并发症的发生。这里不仅指血糖的监测，也包含每半年至 1 年对糖尿病可能涉及的心血管、肾脏、眼部、神经等并发症的筛查和监测。

驾驶好"教育、饮食、运动、药物、监测"这五驾马车，糖尿病患者就可以在人生的征途上快乐前行。

65 为什么手术前一定要把血糖控制好？

经历过手术的患者一定记得，在术前检查时，有一个必不可少的项目就是血糖，有些情况下还会预先检查糖化血红蛋白的水平，甚至有些患者本已经安排好手术因为血糖不合格而不得不推迟。为什么手术医生这么在意血糖呢？

第一，糖尿病增加手术感染的风险。糖尿病会导致机体抵抗细菌侵入的能力以及免疫系统对细菌的清除能力受到抑制，因此，糖尿病患者的整体抵抗力较正常健康人群偏低。同时，体液中血糖水平的升高更有利于细菌的定植和繁殖。如白开水不容易变质，而如果是一杯糖水几天后一定会变味。这样我们就容易理解血糖和感染的关系。异常升高的血糖水平对细菌如同优质的培养基，如果手术前患者的血糖没有得到有效控制，术后发生感染的概率会大大上升。

第二，手术应激可能会产生血糖波动。疾病状态、手术刺激（尤其是较大的手术）对身体是一个不小的挑战，我们称为应激。在这种不寻常的状态下，机体会反应性地分泌一些激素来帮助机体"渡过难关"，比如糖皮质激素等。但是这些"临危受命"的激素也会抵抗胰岛素的作用，带来的效应就是使血糖升高。我们经常会看到糖尿病患者在手术期间血糖比平时难以控制。因此，糖尿病患者应该在手术前先把血糖调整到理想、稳定的水平，这样就能降低手术期间血糖波动的幅度，降低感染的风险。

第三，糖尿病除了血糖的异常，还有很多其他系统的损害，比如肾脏、心血管系统（详见本书的相关章节）。如果血糖没有得到有效控制，再加上手术应激，可谓是"雪上加霜"。有的患者会出现糖尿病并发症的进一步恶化，甚至可以见到手术后出现急性心肌梗死、急性脑梗死的糖尿病患者。

因此，糖尿病患者在手术前把血糖控制好，这是一项重要的术前准备。当然，糖尿病患者不仅术前要努力控制，而且术后也要保持理想的血糖水平，获得长期良好的生活质量。

66 为什么糖尿病患者要认真学习糖尿病相关知识？

糖尿病是一种常见的慢性疾病。近年来，随着生活方式的西方化以及生活节奏的改变，在中国糖尿病的患病率迅速上升。相信大家身边一定有患有糖尿病的亲属或者朋友。如果不巧有亲友、甚至是自己被诊断为糖尿病，往往心中会突然涌现出许多的疑问和困惑："为什么我会得糖尿病？""得了糖尿病会有什么危害和问题？""我的情况是不是很严重？""我应该怎么办？"……这么多问题萦绕在心头，给大家带来了很大压力，很希望从专业权威的地方获得有关疾病的知识和指导。

　　然而由于目前医疗资源的有限性，专科医生很难有时间在患者门诊就诊时深入、全方位地解答有关糖尿病的问题。而糖尿病是一个慢性、终身性疾病，恰恰需要患者充分了解自己的病情和治疗方案，充分参与到疾病的治疗当中，这样才能够获得好的控制效果。因此，通过通俗又权威的书籍来学习糖尿病的相关知识，是糖尿病患者解惑的好方法，也是参与治疗、自我管理的开端。

　　学习糖尿病的发病机制、易患因素，有助于糖尿病患者避免不良的习惯、建立更健康的生活方式，更有助于影响自己的亲属，降低他们发生糖尿病的风险。对于一些特殊类型的糖尿病患者，了解疾病的本质有助于对他们的高风险亲属进行糖尿病的筛查，做到早发现、早治疗、提高生活质量。

　　学习糖尿病的治疗方法，患者就能理解为什么有的人需要胰岛素、有的需要口服药，而又有的患者甚至不需要任何药物，单纯生活方式控制就可以。我们在心理上认同、接受了医生推荐的治疗方案，才能在行动中落实和坚持治疗，才能获得好的治疗效果。

　　自古以来"医不叩门"，在糖尿病的治疗中，对病情的自我监测也尤为重要。学习了基本的血糖监测方法，不但能让患者学会了解病情，也能帮助患者自己摸索出一定的生活规律。同时糖尿病患者的自我血糖监测情况能给医生提供非常重要的信息来指导治疗方案的制订。学习糖尿病相关并发症的症状能帮助患者在平日里进行自我观察和鉴别，发现有提示意义的症状，及时开始更专业的评估、发现糖尿病的并发症并调整治疗。

　　说一千道一万，对糖尿病知识的学习能够帮助患者科学、有效的治疗糖尿病，达到快乐控糖、健康生活的目的。

67　糖尿病患者能像正常人一样长寿吗?

　　糖尿病患者能像正常人一样长寿吗？这个问题并不容易回答。总体上讲，糖尿病的确可能会使患者的寿命缩短。一些大型的流行病研究已经证实了这一点。在著名的《美国医学会杂志》上发表的一项研究显示，对于20岁以上的1型糖尿病患者，男性的预期寿命缩短了11.1年，女性则缩短了12.9年，其中有大约三分之一的患者死于心血管疾病。这样的结果会让人觉得很悲伤。但是随着医学的发展，我们控制糖尿病的手段越来越多，糖尿病患者的寿命已经比以前有大大的提高。最近，在另一个著名内分泌领域医学杂志《糖尿病肥胖与代谢杂志》上，一项研究显示接受药物治疗的 2 型糖尿病患者或许比非糖尿病患者的寿命更长。所以说，2 型糖尿病患者的寿命并不一定缩短，关键要看能否早诊断、早治疗，是否能正确面对糖尿病并终生积极治疗，如果能做到，不但寿命不会缩短，生活质量也不会有明显的降低。

糖尿病长寿的例子不胜枚举，即使是 1 型糖尿病患者也一样可以长寿。2007年美国糖尿病协会报道了一对兄弟，2 人都是 1 型糖尿病患者，2 个人的病史加在一起长达 154 年，2007 年时哥哥 90 岁，弟弟 86 岁。他们见证了现代糖尿病治疗的发展过程，包括胰岛素的发现和应用。他俩使用过各种各样的胰岛素和胰岛素注射装置，他们的身体比同龄人更年轻、更健康。他俩的糖尿病治疗秘诀是"在规范日常饮食、正确使用胰岛素、坚持运动的基础上对自己的疾病进行自我管理"，他们认为糖尿病医学治疗技术的发展对自己病情的控制起到了积极的作用，坚信糖尿病终将被治愈。

这样鲜活的例子对任何一位糖尿病患者都是一种激励和榜样。得了糖尿病不是噩梦的开始，糖尿病患者有理由获得长寿，长寿之门的钥匙掌握在自己手中。因此，糖尿病会不会影响寿命这个问题其实并不重要，重要的是糖尿病患者认真遵循防治糖尿病的医务人员的嘱咐，同时保持乐观的心态和积极的行动，快乐控糖、健康生活。

68 我国糖尿病流行情况严重吗？

糖尿病是当前威胁全球人类健康的最重要的非传染病之一。根据国际糖尿病联盟统计，2011 年全球糖尿病患者人数达 3.7 亿，其中 80% 在发展中国家，预计到 2030 年全球将有近 5.5 亿糖尿病患者。

我国糖尿病流行情况不容忽视，近 30 年来糖尿病的患病率显著增加（图 1-9）。2002 年全国营养调查的同时进行了糖尿病的流行情况调查，18 岁以上的城市人口糖尿病患病率为 4.5%，农村为 1.8%。2007 年至 2008 年，中华医学会糖尿病学分会在全国 14 个省市采用我国现行的糖尿病诊断标准所开展的糖尿病流行病学调查结果，显示我国 20 岁以上的人群糖尿病患病率为 9.7%，成人糖尿病患者总数达 9240 万，其中农村约为 4310 万，城市约为 4930 万。2010 年在全国范围内开展的另一项采用美国糖尿病学分会的诊断标准，即应用血糖和糖化血红蛋白进行糖尿病联合诊断的流行病学调查，结果显示我国成人中糖尿病患病率为 11.6%，再次证实我国可能已经成为世界上糖尿病患病人数最多的国家。目前我们还缺乏有代表性的 1 型糖尿病患病率和发病率的研究，根据推算，我国糖尿病总体人群中 1 型糖尿病的比例应小于 5%。需要指出的是，这几次调查方法和诊断标准并不一致。

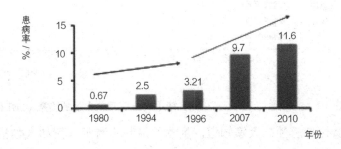

图 1-9　1980 ～ 2010 年中国糖尿病患病率的变化趋势

我国糖尿病流行的可能原因包括城市化、老龄化、生活方式改变、肥胖和超重比例增加、筛查方法改变、人群易感性、糖尿病患者生存期增加等等。

69　为什么中国人容易患糖尿病？

目前糖尿病在全球范围内都是高发，整体趋势是方兴未艾，其中首当其冲的就是中国（图 1-10），目前中国已经成为糖尿病流行的中心。目前普遍认为糖尿病尤其是 2 型糖尿病的发生是遗传因素和环境因素共同作用的结果，那么现代中国人糖尿病患病率如此惊人，究其原因，大概有以下几个方面：

（1）种族原因：不可否认，即使在相同的外界条件下，世界上某些民族就容易患糖尿病。美国是个多民族的国家，他们很早就发现，相对于美国白人，亚裔美国人及土著人具有更高的糖尿病患病率，例如大于 40 岁的皮马印第安人（Pima Indians）中大约一半患有糖尿病。而国内的一些研究也提示，在我们 56 个民族的大家庭中，某些民族中出现糖尿病的概率就是要比同一地区共同生活的汉族人要高出不少。因此，种族差异性是不容回避的。

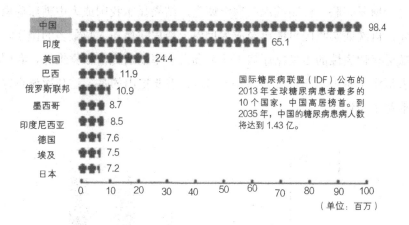

图 1-10　全球成人（20 ~ 79 岁）糖尿病患病率前十名的国家（2013 年）

（2）遗传易感性：大家知道，生物的最基本特征（例如人与猫的不同）是由基因决定的，但是共同的基因却可以有不同的表现形式（所以孪生也会有差异，孩子和父母总是有所不同），这种基因的不同表现形式是受生物体所处的环境影响的，并且可以遗传给后代（所以目前城市里的人一代比一代长的高），这种基因本质未变化，但是表现形式存在差异，而差异又被遗传下来，这种现象称为表观遗传学。现在研究发现，当一个个体在幼儿甚至是母亲体内（宫内时期）曾经经历过严重营养不良（例如三年困难时期）时，机体可能就会主动记忆住这种能量缺乏的情况，让体内负责储藏能量、减少消耗的基因（节俭基因）超强工作，即使进入成人后吃喝不愁也不能改变这种基因表达的活跃度，因此人越长越胖，得上糖尿病的可能性也越来越大。比较麻烦的是，这种记忆痕迹还可以遗传，这也部分解释了为什么有些家庭，胖子成堆了。

（3）后天因素：也就是我们常说的现代人普遍"吃得多、压力大、动得少"，这是经济快速发展给我们带来的危害。物质资源极大丰富，但是生活方式还停留在"困难时期"，健康观念更是远远落后，损害的自然是我们的机体，以糖尿病为代表的诸多代谢相关的慢性疾病必然呈现井喷状态，这点历史早已有所警示。

在南太平洋中有一个小小的岛国——瑙鲁，居民数百年中一直过着节衣缩食的困难生活，但是 20 世纪中叶，因为国家拥有了对于岛上丰富天然财富（鸟粪）的开采权，一夜暴富，国民过起了"吃喝不愁，无所事事"的生活，几十年后（2010年）瑙鲁国内 97％的成年男性和 93％的成年女性处于超重和肥胖状态，近半数瑙鲁人患有糖尿病，国民平均寿命只有 50 岁。现代的中国社会也在部分重复着这样的故事，高糖高脂高盐本就是中国饮食的一种痕迹，当珍馐美馔唾手可得时，我们的热量摄入必然严重超标；作为传统的农业国家，祖辈是"日出而作，终日奔波劳作"，现代人则是"出门坐车、上楼电梯"，运动量少之又少；而现代社会的快节奏、高强度也给大家带来了很大的精神压力，以及久坐的生活方式，这些也加剧了糖尿病的发生发展。

总之，以上这些内因和外因最终使糖尿病在现代中国社会中广泛流行，我们只有努力达成健康的生活方式，才有可能防患于未然，真正阻遏糖尿病的发展趋势。

（侯文芳，田勍，刘烨，肖文华，高洪伟）

第二章

糖尿病的饮食治疗

70 什么是糖尿病的饮食治疗？

糖尿病的饮食治疗就是在保证日常热量消耗的前提下，通过合理控制食物的摄入量、均衡各种营养物质的组成，达到减重或维持理想体重的目的，从而有效控制血糖。

饮食治疗是糖尿病患者一切治疗的基础，血糖轻度升高的患者，单纯通过饮食治疗就能使血糖控制理想而不需要服用降糖药物。但是很多糖尿病患者总有疑问：饮食控制真的如此重要吗？

我们常说，糖尿病是吃出来的病，这是非常有道理的说法。我国的饮食水平从 50 年前的吃不饱到现在的吃得多、吃得好，相伴随的就是肥胖和糖尿病患病率大幅提高。这说明了糖尿病与吃的关系，因此可以说"病从口入"是糖尿病的原因。"要想小儿安，三分饥和寒"，育儿道理同样适用于成人。饥寒交迫不可取，但是顿顿饱餐、不经历风吹日晒，要想健康也是比较困难的。

糖尿病患者的胰岛素分泌不足或者胰岛素的作用不能正常发挥，使得糖尿病患者丧失了随进餐量多少而分泌相应数量的胰岛素进而维持血糖稳定的能力，当过量进食或随意进食时，就会出现血糖明显升高。进食越多，吸收入血的葡萄糖就越多，胰腺就要分泌大量的胰岛素不让血糖升高，这无疑加重了胰腺的负担。俗话说："食饱伤心"，在这里说"食饱伤胰"更合适。而七八分饱则可以减少从肠道吸收的葡萄糖，减轻胰岛负担，减少血糖波动，从而促进糖尿病患者代谢紊乱的控制。

目前世界各国的糖尿病治疗指南都一致推荐：所有糖尿病患者，无论病情轻重、无论是采用胰岛素治疗还是口服药物治疗，都必须进行医学营养治疗，即老百姓常说的饮食治疗。

71 如何做好糖尿病的饮食治疗？

糖尿病饮食治疗的关键在于限制热量摄入并长期维持，这件事情说起来容易，做起来却很难，即所谓的知易行难。美味佳肴的诱惑力并不容易拒绝，从美食中获得的满足感让人们念念不忘，因此要想达到饮食治疗的目的，一定要有决心、有毅力，同时也要有智慧，要做聪明的饮食控制者。这就要求糖尿病患者要多学习与糖尿病饮食控制相关的知识，知其然，更知其所以然。在饮食治疗的实施过程中特别强调以下几点：

（1）持之以恒：有的患者发现血糖高了，就采取严格的饮食控制甚至饥饿疗法，一旦血糖达标，就立刻放松警惕，大吃大喝，这种饮食治疗方法最不可取。饮食治疗方案一定要切实可行并能长期坚持，短期内剧烈的改变并不利于身体健康。

（2）合理安排：饮食治疗要根据每个糖尿病患者的具体情况，包括年龄、性别、身高、体重、活动量大小、血糖控制情况和用药情况等，并在尊重个人喜好、文化背景和生活方式的基础上，设计出一整套个体化的量化食谱。特别强调平衡膳食中单糖和低聚糖类、饱和脂肪、胆固醇的含量，推荐增加膳食纤维、维生素等营养物质。

（3）根据并发症和伴随疾病情况确定不同营养物质的量：如合并蛋白尿和肾功能不全时，蛋白质的摄入的质和量是有特殊要求的；高血脂时，要求低脂饮食；合并痛风的患者还需要低嘌呤饮食，这些都需要兼顾到。

（4）规律进餐：强调的是定时定量，每日3餐，少吃多餐，可有加餐，但是时间和数量最好固定。

糖尿病的饮食治疗不是遥不可及、难以做到的，概括来说就是"不过量进食，不偏食，且要规律进餐。"如果每个糖尿病患者都能够根据自身的情况来确定适合自己的个体化的健康饮食方案，那么他（她）就能够做到既享有舌尖上的美味，又能掌控血糖。

72 需要学习哪些知识才能做好糖尿病的饮食治疗？

掌握以下知识才能自如地进行糖尿病的饮食治疗：

（1）饮食控制的核心要求。

（2）标准体重的计算。

（3）食物中的营养成分。

（4）热量的来源。

（5）每日所需热量的计算方法。

（6）食物的血糖指数。

（7）根据所需热量学会制订适合自己的食谱。

（8）有问题咨询营养师或医生。

73 饮食控制的核心要求是什么?

很多患者都会问医生："我饮食需要注意什么啊？哪些食物不能吃啊？"

在这里，给大家一个标准回答：糖尿病饮食控制的核心要求是控制热量摄入，根据自己的标准体重计算每日所需的总热量，然后再制订自己的平衡膳食食谱。如果不能有效控制热量摄入，即使很多食物都不吃，也不能达到饮食控制的目的。因此，糖尿病饮食控制的核心是：不多吃！

74 如何计算标准体重?

计算一日所需要的总热量时，要用到一个很重要的概念，即标准体重。标准体重是反映和衡量一个人胖瘦的标志。为什么要确定一个人的标准体重呢？由于过胖和过瘦都不利于健康，因此要判断一个人是否胖瘦合适，必须要有一个标准，目前使用的简易标准就是标准体重。反映体重是否理想的简单指标通常都是用身高体重的关系来表示，标准体重也就是这样一个指标。

营养治疗中最常用的标准体重计算方法很简单，计算公式为：标准体重（kg）= 身高（cm）- 105。标准体重上下浮动 10％ 都属于正常体重，比如说您身高 170cm，那您的标准体重就是 65kg，只要体重在 59kg ~ 71kg，都属于正常体重。需要注意的是，这个计算方式对于身高过高和过矮的个体有一定偏差，并且不适用于非成人和孕妇。

75 什么是体重指数？体重指数正常范围是多少？

体重指数（英文为 Body Mass Index，简称 BMI）是用体重千克数除以身高米数平方得出的数字，是国际上最常用的衡量人体胖瘦程度以及是否健康的一个标准。糖尿病的治疗也包括保持体重在健康范围内，因此了解自己的体重状况非常重要。不同地区 BMI 的正常值切点不同，是根据不同地区人群患代谢性疾病发生风险明显增加的 BMI 水平确定的，亚洲人与中国人较西方人身材小，BMI 大于23～24 时，代谢相关疾病如糖尿病、高血压病、高脂血症、痛风等疾病的风险已经增高数倍，因此成年人 BMI 正常值（表 2-1）较西方人的低。

表 2-1　成年人 BMI 正常值

单位：kg/m^2

BMI 分类	WHO 标准	亚洲标准	中国标准	糖尿病等代谢疾病风险
体重过低	< 18.5	< 18.5	< 18.5	营养不良相关疾病发生率增加
正常范围	18.5～24.9	18.5～22.9	18.5～23.9	正常范围
超重	≥ 25.0	≥ 23.0	≥ 24.0	增加
肥胖前期	25.0～29.9	23.0～24.9	24.0～26.9	增加
Ⅰ度肥胖	30.0～34.9	25.0～29.9	27.0～29.9	中度增加
Ⅱ度肥胖	35.0～39.9	≥ 30.0	≥ 30.0	严重增加
Ⅲ度肥胖	≥ 40.0	≥ 40.0	≥ 40.0	非常严重增加

引自：中国肥胖问题工作组数据汇总分析协作组.我国成人体重指数和腰围对相关疾病危险因素异常的预测价值：适宜体重指数和腰围切点的研究.中华流行病学杂志，2002，23（1）：5-10.

学龄儿童 BMI 标准与成人不同，中国肥胖工作组 2000 年全国学生体质调研数据显示，考虑到近年来儿童发育增速的趋势，学龄儿童的正常值见表 2-2。

表 2-2 学龄儿童 BMI 的正常值

单位：kg/m^2

年龄/（岁）	男超重	男肥胖	女超重	女肥胖
7～	17.4	19.2	17.2	18.9
8～	18.1	20.3	18.1	19.9
9～	18.9	21.4	19.0	21.0
10～	19.6	22.5	20.0	22.1
11～	20.3	23.6	21.1	23.3
12～	21.0	24.7	21.9	24.5
13～	21.9	25.7	22.6	25.6
14～	22.6	26.4	23.0	26.3
15～	23.1	26.9	23.4	26.9
16～	23.5	27.4	23.7	27.4
17～	23.8	27.8	23.8	27.7
18～	24.0	28.0	24.0	28.0

引自：季成叶.中国学龄儿童青少年超重、肥胖筛查体重指数值分类标准.中华流行病学杂志，2004，25(2):97-102.

76 食物的主要营养成分是什么？

人类的食物多种多样，可分为蔬菜、水果、主食、调味品等，做出的食物就更加丰富了。如果评估食物中对人体有用的主要成分，那么一般包括水、碳水化合物、脂类、蛋白质、维生素、微量元素和矿物质等，它们被称为六大营养元素，此外还包括目前被称为第七大营养成分的膳食纤维（图 2-1）。当然食物中还有一些对人体无用的甚至是有害的东西。

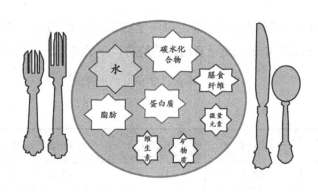

图 2-1　七大营养素

人类生存所需的各种物质从根本上说除了氧气是呼吸而来的之外，其他都是通过进食食物得来的。食物中的各种营养物质进入胃肠道后，被人体消化、吸收，再经过分解、合成的过程最终形成维持人体正常形态、功能所需要的各类物质及能量。当然，每种物质的作用有所不同，有些可以相互替代，有些却是独一无二、不可或缺的。

77 什么是碳水化合物？哪些食物中含有碳水化合物？

碳水化合物的得名也是很有意思的，因为它都是由碳、氢和氧三种元素组成的，很长时间科学家认为它的通式是 $C_m(H_2O)_n$，这个通式前面是碳原子，而后面是水分子，所以就被称为"碳水化合物"了。尽管之后的研究发现这种认知并不全面，但是这个称呼已经深入人心，也就未再更改。碳水化合物分为单糖、低聚糖和多糖（图 2-2），因此碳水化合物就是指糖类化合物，也可以换一种说法，糖就是碳水化合物。碳水化合物中最重要的就是葡萄糖，在机体中发挥非常重要的作用，是机体所有能量的源泉。葡萄糖是植物的绿叶通过光合作用产生的，同时产生的还有对生命体更为重要的氧气。

碳水化合物的来源多种多样，对于大多数人来说，碳水化合物主要是从粮食作物做成的食物（俗称主食）中获得，米和面是最主要的碳水化合物来源。薯类食物也含有丰富的碳水化合物，主要是淀粉，比如马铃薯、红薯等。水果中富含多种糖分，也都属于碳水化合物。其他食材中也含有或多或少的碳水化合物。

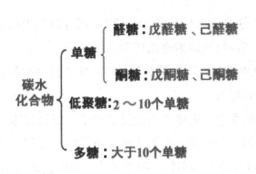

图 2-2 碳水化合物的组成

78 碳水化合物有哪些作用？

碳水化合物除了满足口腹之欲外，大致作用还包括：

（1）供给能量：碳水化合物是人类获取能量最主要也是最容易的来源，几乎所有的食物中都含有它。平时我们摄入的碳水化合物主要是多糖，在米、面等主食中含量较高，这些大分子多糖在体内经过消化变成葡萄糖或其他单糖参加机体代谢，每克葡萄糖能够产生 4kcal（1cal=4.184J）的热量。

（2）构成细胞和组织：每个细胞都有碳水化合物，其含量为 2%～10%，主要以糖脂、糖蛋白和蛋白多糖的形式存在，分布在细胞膜、细胞器膜、细胞浆以及细胞间质中。

（3）节省蛋白质：如果食物中的碳水化合物不足，身体将不得不动用蛋白质来满足机体活动所需的热量，这时蛋白质就被消耗掉，而不是被用来合成其他蛋白质以进行必要的生理活动和组织更新。因此，如果主食吃得太少或完全不吃，身体内的蛋白质只好被浪费去产热了，也就是"好钢没用到刀刃上"，还会在此过程中产生过多的代谢废物给机体带来额外的负担。所以减肥患者或糖尿病患者每日最少摄入的碳水化合物不要低于 150g（3 两）主食。

（4）维持脑细胞的正常功能：葡萄糖是维持大脑正常功能的最主要能量来源。当血糖浓度下降时，脑组织可因缺乏能源而出现功能受损，表现出头晕、心悸、出汗甚至昏迷。反复严重的低血糖甚至会给大脑带来不可逆的损伤。这也是为何糖尿病患者在降糖的同时，也要尽量避免低血糖的原因。

（5）抗酮体的生成：当人体缺乏糖类时，可分解脂类供能，同时产生酮体。酮体导致高酮酸血症，给机体带来副作用。

（6）解毒：糖类代谢可产生葡萄糖醛酸，葡萄糖醛酸与体内毒素（如药物、胆红素等）结合进而解毒。

碳水化合物如此重要，机体又不能自己产生，所以规律进食就非常重要了。一方面我们不能因为主动的或者被要求减重就不吃，结果干扰了机体固有的代谢平衡；另一方面，碳水化合物不仅仅限于馒头、米饭这些人们熟悉的主食，点心、饼干的主要成分也是粮食。另外各种花花绿绿的糖果也是由葡萄糖或者果糖做成的，进食这些零食同样是摄入碳水化合物，这部分又往往被人们忽略了。

79 什么是脂肪？富含脂肪的食物有哪些？

脂肪在生物学上是脂类中的一种，是由碳、氢和氧元素组成的一类有机物质，它的特点是绝大多数是不溶于水的，在水中会聚集起来，脂类包括脂肪和类脂两部分。这里所说的脂肪包括三酰甘油（甘油三酯）及其分解出来的脂肪酸，而类脂则包括了磷脂、固醇类（动物和奶制品中主要含的是胆固醇，而植物中含的则称为植物甾醇）。脂肪酸按照其饱和程度又可分为饱和脂肪酸（多存在于动物脂肪及乳脂中）和不饱和脂肪酸（多存在于植物油中）。习惯使然，人们通常会把液态的脂类称为油脂，把固态的脂类称为脂肪。

脂肪是为人体提供热量的主要物质之一，每克脂肪能够产生9kcal的热量，远高于葡萄糖和蛋白质，因此是产热能力最高的物质。脂类也是构成人体组织的重要成分（尤其是磷脂），它是细胞膜的骨架成分，而且也是性激素和某些维生素合成的基础原料，还成为免疫识别的标签等。当然它们也以多种形式储藏在我们的身体中，这使人们比较容易想到"肥膘"。

人体的脂肪来源主要是食物本身所含的油脂和烹调用的油脂。烹调用的油脂有植物油和动物油，猪肉的"肥膘"绝中大部分是脂肪。一般来讲，果仁和动物肉类中脂肪含量最高，谷物及蔬菜、水果中含量很少，其实很多加工后的食物或多或少都含有脂肪，所以糖尿病患者在加餐时一定要把进食的热量算清楚。

80 身体中有哪些脂肪组织?

食物中的脂肪在肠胃中消化、吸收后一部分转变为我们俗称的"脂肪"贮存起来,作为缓冲和能量的储存库,沉积下来的脂肪按照分布的位置,可以分为皮下脂肪和内脏脂肪。皮下脂肪简单地说就是我们能用手摸到的"肥肉",主要发挥保暖和储存能量的作用。而内脏脂肪则围绕着人的主要脏器比如心脏、肠道、肾脏等,对内脏起着支撑、稳定和保护的作用。每个人体内的脂肪含量不尽相同,即使体重一样的人所含脂肪的比例也不一样,同一个人的脂肪含量也常随营养状况、能量消耗等因素而变化。当我们节食、运动、减重时,体内减少的大部分是脂肪。

81 什么是蛋白质?哪些食物富含蛋白质?

蛋白质是生命的物质基础,它是与生命及与各种生命活动紧密联系在一起的物质,占人体重量的 16%~20%,可以说没有蛋白质也就没有生命,我们身体中的每一个细胞和所有重要组成部分都有蛋白质参与。

蛋白质是由氨基酸(AA)组成的,目前发现组成人体蛋白质的 AA 共 20 种,按照酸碱性可分为酸性氨基酸、碱性氨基酸和中性氨基酸,按照体内是否可以自己合成分为非必需氨基酸、半必需氨基酸和必需氨基酸,其中必需氨基酸是指在体内不能自行合成,或合成速率不能满足机体需要,必须由食物供给,共有 9 种必需氨基酸。人体内蛋白质的种类很多,包括结构蛋白、运输蛋白、激素蛋白、受体蛋白等,性质、功能各异,但都是由 20 种氨基酸按不同比例组合而成的。组成蛋白质的元素包括有很多种,其中氮是蛋白质特有的,因此可以用氮的水平来间接反映蛋白质状况。

蛋白质包括动物蛋白和植物蛋白。动物蛋白主要来源于禽、畜、鱼等动物的肉、蛋、奶。动物蛋白含有较多的必需氨基酸,营养价值较高。植物蛋白主要来源于豆类和谷类。植物蛋白中不含有胆固醇和饱和脂肪酸,还能提供较多的膳食纤维和不饱和脂肪酸。植物种子(例如大米、黄豆、麦子等)、根茎(例如土豆、胡萝卜等)均有不同含量和不同种类的植物蛋白质。另外,人体对不同食物中的蛋白质消化吸收能力（图 2-3）是不同的。

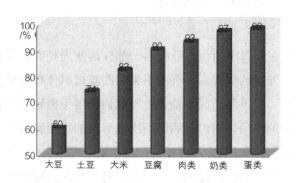

图 2-3　几种常见蛋白质的消化率

82 身体中蛋白质有什么作用?

蛋白质的功能对人体至关重要:

（1）蛋白质是细胞的重要组成部分，是组织更新和修补的主要原料。人体的每个组织，如毛发、皮肤、肌肉、骨骼、大脑等都有不同比例的蛋白质成分。

（2）蛋白质还有"运输车"的作用，如红细胞中的血红蛋白就负责运输氧分子，随着血液流动把氧供给到周身组织。

（3）蛋白质也发挥着免疫识别、抵抗疾病的作用，如注射乙肝疫苗后身体产生的抗体就是免疫球蛋白，当乙型肝炎病毒真正侵犯时，免疫球蛋白就能识别并防止病毒入侵。

（4）蛋白质构成了各种各样的酶，促进体内众多化学反应的顺利进行。如吃馒头时，消化道会分泌不同种类的淀粉酶。它们都是蛋白质，可以把食物中大分子的淀粉分解为小分子糖类，有利于肠道吸收。

（5）许多激素也是由蛋白质构成，发挥重要的生理调控作用。如血糖升高时，胰腺会分泌胰岛素。胰岛素就是一种蛋白质，它能够促进相应的组织来吸收、利用葡萄糖，血糖水平从而被降低。

（6）蛋白质也能提供一定的能量，但仅占总体所需能量的一小部分。

83 什么是膳食纤维?

　　膳食纤维是对于那些在人体内不被小肠消化吸收，但能在大肠被发酵的可食用植物性成分、碳水化合物及相类似物质的总称。它是在 20 世纪 50 年代最早被提出的。1991 年世界卫生组织营养专家在日内瓦会议上，将膳食纤维推荐为人类膳食营养必需品，并将之列为继糖、蛋白质、脂肪、水、矿物质和维生素之后的"第七大营养元素"，是平衡膳食结构的必需营养元素之一。目前越来越多的研究显示膳食纤维可能具有润肠通便、调节控制血糖浓度、降血脂等一种或多种生理功能。

　　膳食纤维本质上是一种糖类，在杂粮、根菜类和海藻类食物含量较多，因为它既不能被胃肠道消化吸收，也不能产生能量，曾一度被认为是无用的。然而，随着科学的深入发展，人们逐渐发现了膳食纤维对人体健康起着相当重要的生理保健作用。

84 膳食纤维的主要成分是什么?

　　膳食纤维的主要成分包括：

　　（1）纤维素：其本身是构成植物细胞壁的主要成分。它不能被人体消化酶分解和利用，但是草食性动物的胃肠道却可以消化。

　　（2）半纤维素：存在于植物细胞壁中，是由一些单糖如阿拉伯糖、半乳糖、葡萄糖和木糖混合组成的一种聚合物，也不能被人体消化酶分解，但到达结肠后比纤维素更容易被细菌发酵、分解。

　　（3）木质素：使植物木质化的物质，在木本植物中大量存在，坚硬并起到抗压的作用。因其与纤维素、半纤维素同时存在于植物细胞壁中，很难和纤维素分离开，进食时往往一并摄入体内，因此被认为是膳食纤维的组成成分之一。人和动物均不能消化木质素。

　　（4）果胶：主要存在于水果、蔬菜的软组织中，它可在热溶液中溶解，常作为食品工业的增稠剂、稳定剂。

　　（5）植物胶与树胶：许多植物种子含有淀粉（如谷类），而有些植物种子则含有非淀粉多糖（如瓜儿豆胶）。许多树木在树皮受伤时会分泌一定的胶体物质用以保护和愈合伤口。植物胶与树胶都不能被人体消化酶水解。

（6）非消化性寡糖：是由 3～9 个单糖聚合成的短链多糖，不能被胃酸及人体消化酶消化，因此较其他单糖（例如葡萄糖）产生的热量低很多，但是在肠道起到生理调节作用。它是某些植物如豆科子实、谷物中的天然成分，例如著名的棉子糖（又称蜜三糖）是自然界当中除了蔗糖外分布最广泛的低聚糖（甜菜、棉子、蜂蜜、土豆、麦类和豆科植物的种子中都含有），是大豆低聚糖的主要成分。

（7）甲壳素：又称为几丁质，因最早是从甲壳动物的外壳中提取出来的而得名。目前发现它广泛分布于菌类、藻类的细胞，甲壳动物（如虾、蟹、昆虫）的外壳，高等植物的细胞壁，自然界中的总量仅次于纤维素。

（8）其他：目前被归入膳食纤维的物质越来越多，还包括了一些人工改造或者合成的物质，例如抗性淀粉等。

85 膳食纤维对人体发挥哪些作用？

根据其是否溶解于水的性质，可将膳食纤维分为可溶性膳食纤维和不可溶性膳食纤维两大类。

（1）可溶性膳食纤维（SDF）：包括某些植物细胞的贮存和分泌物以及微生物多糖，主要存在于豆类、水果、海带中。主要有果胶、黄原胶、阿拉伯胶、瓜儿豆胶、卡拉胶等。它是可溶解于水又可吸水膨胀，并能被大肠中的微生物酵解的一类纤维，在胃肠道内和淀粉等碳水化合物交织在一起形成黏胶样物质，阻碍这些物质与消化液的接触，可以延缓其吸收。

（2）不可溶性膳食纤维：其最佳来源是全谷类粮食，如麦麸、麦片等。它的作用在于促进胃肠道蠕动，加快食物通过胃肠道，减少吸收，另外在大肠中它吸收水分软化大便，起到防治便秘的作用。

目前认为膳食纤维对人体有着诸多益处，特别是现代人的饮食结构日益精细化之后，其摄入量减少可加剧诸多慢性疾病（例如慢性便秘、结肠癌、肥胖、"三高"等）的发生，因此适当增加其摄入对机体有保健作用。但是要注意，过量摄入膳食纤维也是会有一些副作用，主要是胃肠道反应，如腹泻、腹胀、腹痛，甚至形成纤维粪石引起肠梗阻，同时在一定程度上影响维生素和微量元素的吸收，所以已经有肠道疾病或者营养不良者应控制膳食纤维的摄入量。我国的《中国 2 型糖尿病防治指南（2013 年版）》中在医学营养治疗中明确指出："提高纤维摄入对健康有益。建议糖尿病患者达到膳食纤维每日推荐摄入量，即 14g/1000kcal"。

86 如何计算糖尿病患者每日所需的热量？

我们日常吃的食物不仅供给机体日常活动所需的能量，此外还会满足个体特殊生理状态的需要，如儿童生长发育需要更多营养，而妊娠、哺乳的母亲需要为胎儿发育和哺乳增加能量摄入。营养治疗的核心是控制总热量的摄入，量出为入，对于体重超重和肥胖的患者，还需要通过饮食治疗和运动帮助患者减重。

目前计算成人糖尿病患者总热量是根据个体体型和每日劳动强度综合考量计算而来，确保摄入不过量。热量的计算单位是 kcal，国际单位是 J，它们的换算关系是 1kcal=4.184kJ。其实施的具体原则如下：

（1）根据标准体重计算的成人糖尿病患者每日需要的热量可参照表 2-3，其中消瘦、正常和肥胖则是根据 BMI 对个体的肥胖与否进行判断的（表 2-1），也可以简单地使用标准体重的 10% 来判断，超过 10% 为超重，超过 20% 为肥胖。

表 2-3　成人糖尿病每日热量供给*

单位：kJ（kcal）/kg

劳动强度	举例	消瘦	正常	肥胖
卧床	—	84～105 （20～25）	63～84 （15～20）	63 （15）
轻	办公室职员、教师、售货员、钟表修理工	146 （35）	105～126 （25～30）	84～105 （20～25）
中	学生、司机、电工、外科医生	167 （40）	146 （35）	126 （30）
重	农民、建筑工、搬运工、舞蹈演员	188～209 （45～50）	167 （40）	146 （35）

注：1 kcal=4.184 kJ。* 为标准体重。

如患者为男性，60 岁，身高 170cm，现体重 71kg，轻体力劳动。患者的标准体重为 170-105=65kg，目前为正常体重，轻体力劳动，参考表 2-3，每日适宜的摄入能量为 25 ～ 30kcal/kg，以 25kcal 计算，则全日总能量应该是 65×25kcal=1625kcal。

（2）合并糖尿病的孕妇每日能量计算：妊娠早期，胎儿发育尚小，其能量摄入与孕前相同，每日给予 30 kcal/ kg，妊娠中期和妊娠晚期可在上述的基础上再增加 200 kcal/d。若孕前体型肥胖，摄入的总热量可酌情减少 5%～ 10%。

（3）患糖尿病的儿童每日能量计算：总能量＝ 1000kcal ＋ 100× 年龄 × 年龄系数%（3 岁以内 100%，3 ～ 10 岁为 80%～ 90%，10 岁以上为 70%～ 80%）kcal。具体建议咨询儿科医生。

87 如何正确分配一天的饮食量？

糖尿病患者的饮食治疗不仅要计算总能量，还一定要合理分配餐次和每餐的能量，做到定时定量定餐。清晨许多升血糖的激素升高，导致早餐后血糖不易控制，所以糖尿病患者早餐的能量要少，三餐一般按 1/5、2/5、2/5 分配。从健康角度，晚餐要清淡，而且特别强调，糖尿病患者推荐一日至少三餐。

对于那些注射胰岛素、服用口服降糖药的患者，因存在低血糖的风险，可在三餐外有 1 ～ 3 次少量加餐，每日共 4 ～ 6 餐。特别强调，糖尿病患者所谓的加餐不是在定量以外的额外加餐，而是指从每餐定量中分出一小部分在加餐时间来食用，每日摄入的总能量不变。例如本来午餐的主食定量是 100g（2 两），但由于午餐后血糖有点偏高，那么可以午餐时吃 75g（1 两半）主食，等餐后 3h 左右，再吃 25g（半两）全麦面包片或者 1 小杯（130g 左右）无糖酸奶（与半两主食能量相当），补充午餐的能量欠缺，又能够避免血糖太高。

88 什么是食物的血糖指数？

食物被消化后生成葡萄糖，葡萄糖吸收后进入血液，引起血糖的升高。血糖指数（也称生糖指数）就是指某种食物摄入后生成葡萄糖并进而升高血糖的速度，简称 GI 值。食物的血糖指数听上去是个非常专业的术语，其实了解了怎么测定，也就容易理解了。掌握好这个重要概念并加以好好利用，可以帮助糖尿病患者智慧地配餐，在管理好血糖的情况下还能够满足舌尖上的欲望。

GI 的测量方法是在标准定量下（一般为 50g）进食某种食物后引起血糖上升所产生的血糖时间曲线下面积和标准物质（一般为葡萄糖）所产生的血糖时间曲线下面积之比值，再乘以 100，它反映了某种食物与葡萄糖相比升高血糖的速度和能力。根据上面的介绍，我们不难理解，葡萄糖的 GI 值是 100。一般认为：当 GI 值在 55 以下时，为低 GI 食物；当 GI 值在 55 ～ 75 时，为中等 GI 食物；当 GI 值在 75 以上时，则为高 GI 食物。高 GI 食物进入胃肠后消化快，吸收完全，葡萄糖迅速进入血液，升高血糖作用强；低 GI 食物在胃肠停留时间长，释放缓慢，葡萄糖进入血液后峰值低，下降速度慢，升高血糖作用较差。不同 GI 值的食物对血糖的影响见图 2-4。所以糖尿病患者要尽量选择 GI 值低的食物，以避免餐后高血糖。此外，低 GI 值食物因为吸收慢，饱腹感更强，有利于食量的控制。

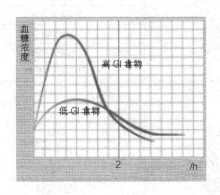

图 2-4　不同 GI 值的食物对血糖的影响

掌握食物的 GI 值，在实际生活中的意义在于：科学地选择食物，避免摄入过多高 GI 值的食物。科学地将低 GI 食物与高 GI 食物混合进餐，以降低血糖波动，既满足舌尖的快乐，也可掌控好血糖。例如，在大米中加入一半的杂豆如红小豆、绿豆、鹰嘴豆、芸豆、豌豆、蚕豆等，主食的 GI 值就会降低；此外进餐时先吃低 GI 值的蔬菜，后吃高 GI 值的主食可延缓主食的吸收速度；在餐前或进餐过程中吃富含蛋白质的奶制品和豆制品、适当吃点坚果、吃主食时适当加点醋或酸奶均可以降低餐后血糖升高的反应。当然，除了 GI 值，食物摄入的量也是非常重要的，即使是低 GI 值食品，摄入越多血糖升高越多。因此，还是强调少量多餐的重要性，这在前面的讲解中已经反复说明了。

89 各种食物的血糖指数是多少？

我们每天要进食十余种食物，每种食物的血糖指数也各不相同，了解每种食物的血糖指数的高低有助于糖尿病患者选择合适的食物。主要食物的血糖指数见表 2-4。

表 2-4　主要食物的血糖指数

食物种类		GI
谷类食物		
	荞麦面条	59.3
	荞麦面馒头	66.7
	大米饭	80.2
	白小麦面面包	105.8
	白小麦面馒头	88.1
豆类		
	扁豆	18.5
	绿豆	27.2
	冻豆腐	22.3
	豆腐干	23.7
	炖鲜豆腐	31.9
	绿豆挂面	33.4
	黄豆挂面	66.6
水果		
	樱桃	22
	李子	24
	柚子	25
	鲜桃	28
	香蕉	52
	梨	36

续表

食物种类		GI
水果		
	苹果	36
	柑	43
	葡萄	43
	猕猴桃	52
	芒果	55
	菠萝	66
	西瓜	72
糖		
	果糖	23
	乳糖	46
	蔗糖	65
	蜂蜜	73
	白糖	83.8
	葡萄糖	100

90 糖尿病患者如何选择碳水化合物类食物？

　　碳水化合物是地球上最重要的有机物之一，是直接为机体提供能量的营养物质，广泛存在于自然界的各种食物中，人们日常生活的所需要的能量中50％～60％都是由碳水化合物供给的。碳水化合物包括单糖、低聚糖和多糖。葡萄糖和果糖属于单糖，可以直接被肠道吸收并且可以直接被机体利用，是机体重要的能量物质，糖尿病患者们升高的血糖就是血中的葡萄糖。低聚糖就是2～4个单糖分子手拉手组成一条短链，是双糖、三糖、四糖的总称，机体需要通过酶的作用把它们降解成单糖才能够吸收利用，这个过程通常很快。低聚糖水溶后是甜的，我们常用的蔗糖、麦芽糖就是低聚糖。多糖则是许多单糖按照不同形式连接在一起形成的大分子，有的形成链状，有的可以形成网状结构，我们日常食用的米、面等以淀粉为主要营养成分的食物，属于多糖。根据碳水化合物分子的特点，其吸收速度不同，吸收速度由快到慢依次为：单糖＞低聚糖＞多糖。

相对于其他营养成分，碳水化合物的摄入对血糖水平的影响立竿见影，因此很多糖尿病患者都害怕进食这类食品，有的糖尿病患者为了控制血糖甚至不吃主食，这样不仅不健康，反而会导致疾病和营养不良，例如饥饿性酮症。实际上，糖尿病患者也需要碳水化合物供给机体能量，每日摄入碳水化合物提供的能量占每日总能量的45%～60%，故碳水化物不宜控制过严。

日常饮食应选择对血糖影响小的碳水化合物，少选用吸收快的单糖和低聚糖类的碳水化合物（主要指的是葡萄糖、果糖、蔗糖），如红糖、白糖、各式甜点心和甜饮料、蜂蜜、果酱等，尽量选择含多糖类（如淀粉）的碳水化合物，尤其是GI值较低的粗杂粮，如小米、玉米、薏米、燕麦、荞麦、糙米等。其中燕麦中的可溶性膳食纤维（β-葡聚糖）含量非常丰富，具有非常好的降低血糖、血脂的作用，而且对胃黏膜损害小，糖尿病患者不妨多选用。多糖的淀粉包括直链淀粉和支链淀粉两种，支链淀粉升高血糖的作用比直链淀粉强，糯米比普通粳米中含有更多的支链淀粉，故糖尿病患者需要少食糯米食物，如各色汤圆、年糕、粽子等等。有些淀粉含量比较高的蔬菜，如土豆（17.2%）、藕（16.4%）、山药（12.4%）、芋头（18.1%）、红薯（24.7%）、荸荠（14.2%）、鲜百合（38.8%）等对于糖尿病患者来说是可以选择的，但一定要当主食吃，同时需要减少相应主食量，比如说吃（2两）土豆就要减去半两主食。

此外，低血糖发作时，糖尿病患者一定记得选择高GI值的食品，主要是含葡萄糖、蔗糖高的碳水化合物，力求尽快纠正低血糖。

91 糖尿病患者如何选择蛋白质类食物？

蛋白质是构成人体的重要组成成分，每日摄取足够的蛋白质不仅可增强体质，促进儿童发育，对于老年患者也有利于提高免疫力，尤其是摄入必需氨基酸含量高的优质蛋白，对维持人体健康必不可少。

我国营养指南规定肾功能正常的糖尿病患者每日蛋白质摄入量近似正常人标准，为1g（kg·d），或占总能量的15%～20%，其中优质蛋白质，如奶类、蛋类、各种瘦肉类和大豆蛋白质至少占1/3，尤其是大豆蛋白，不仅提供蛋白质，而且可降低血脂，鼓励糖尿病患者食用。

然而，摄入过多的蛋白对人体也不利，可加重肾脏的代谢负担，当患有肾脏疾病，如有蛋白尿或者肾功能不全时，则应适当限制每日蛋白质的摄入量，每日给予0.8g/kg；若肾功能进一步恶化，则限制蛋白质应更为严格，0.4～0.6g（kg·d）。例如身高170cm的成年男性，每日蛋白质大约需要65g，包括一日主食250g（5两）可以提供约20g蛋白质、500g左右的蔬菜约5g蛋白质、250g牛奶和一个煮鸡蛋约可以提供14g蛋白质、再加上摄入100g（2两）瘦肉和50g（1两）豆腐丝约30g蛋白质。这样全天约可以获取69g蛋白质，优质蛋白质占比为63.8%，完全可以满足其每日蛋白质的生理需要量，不会造成糖尿病患者所担心的因为控制饮食而引起的营养不良。

92 糖尿病患者如何选择脂肪类食物？

糖尿病患者需要严格控制每日脂肪的摄入量，通常要求每日总脂肪供给量应限制在总热量的20%～30%。合并高脂血症者，更要减少脂肪的摄入量。

除了数量，脂肪的质量也非常重要，对于糖尿病患者，我们推荐如下选择原则：

（1）控制饱和脂肪的摄入，应小于总能量的10%：因为过多的饱和脂肪会升高血浆胆固醇和低密度脂蛋白，导致动脉粥样硬化的发生。饱和脂肪主要存在于肥肉、猪牛羊脂肪、禽类的皮下脂肪、黄油、全脂牛奶、可可油、椰子油和棕榈油中。糖尿病患者应尽量少选用上述这些含饱和脂肪的食物。

（2）可适当提高单不饱和脂肪的所占能量的比值：据目前多数研究报道，单不饱和脂肪降低血浆胆固醇和低密度脂蛋白胆固醇的作用与多不饱和脂肪相似，但没有多不饱和脂肪容易发生脂质过氧化的缺点，而且单不饱和脂肪有提高葡萄糖代谢效能的作用，可以改善胰岛素抵抗，所以单不饱和脂肪具有较好的改善糖脂代谢的作用。含单不饱和脂肪丰富的食物有橄榄油、茶油、花生油及低芥酸菜子油。糖尿病患者可以适当多选用这些食物。

（3）适当选用多不饱和脂肪：包括ω3系列和ω6系列，其中ω3系列多不饱和脂肪具有增强免疫功能、减少炎症反应、抗血栓形成、降低甘油三酯的作用，含 ω3 脂肪丰富的食物有亚麻子油、深海鱼、核桃等。

（4）控制富含胆固醇的食物：有蛋黄、各种动物内脏（如肝、肾、鱼子等）、动物脑、软体动物（如墨鱼、鱿鱼等），一个鸡蛋的胆固醇含量约 300mg，50g（1两）瘦肉类的胆固醇含量约 50mg。如果糖尿病患者血液中胆固醇在正常范围内，每日胆固醇摄入量可以在 300 ~ 500mg，相当于每日一个鸡蛋和 150g（3 两）瘦肉类食物；如果糖尿病患者血中胆固醇偏高，每日胆固醇摄入量以小于 300mg 为宜，相当于每日半个鸡蛋和 100g（2 两）瘦肉类食物。

93 糖尿病患者需要控制饮水吗？

有的糖尿病患者听说糖尿病就是多饮多尿，以为喝的越多病情越重，因此拒绝适当多喝水。岂不知这对身体非常有害。我们知道，水是生命之源，没有水，就没有生命，水是一切生命必需的物质，是饮食中的基本成分，在人类的生命活动中，水发挥着极其重要的作用，比如说参与体内的各种物质代谢；是各种营养物质的载体；体内细胞代谢所产生的各种废料均需要通过水分排出体外等。

此外，尤其是在糖尿病患者血糖控制不佳时，伴随着体内葡萄糖经肾脏尿液排出，身体丢失大量水分。此时，患者更是感到口渴思水。饮水本身是机体的自我保护。此时，医生通常鼓励患者多饮水，避免大量水分丢失导致的血液浓缩，发生生命危险。所以糖尿病患者只要心、肾功能正常的情况，就不需要限制饮水量。但是，糖尿病患者的饮水种类是有讲究的，不能够饮用含糖饮料及碳酸饮料，鼓励喝白水或者绿茶等健康饮品。

94 糖尿病患者适宜选择的健康食物有哪些？

尽管要求糖尿病患者进行饮食治疗，但是这个并不妨碍糖尿病患者有丰富多样的饮食，从健康的角度，多样化的饮食对身体是有利的，糖尿病患者在选择食物时要注意不同食物对血糖和代谢控制的影响，应合理搭配。

（1）鼓励增加粗杂粮的摄入：粗杂粮含有比较丰富的膳食纤维、矿物质、B族维生素，而且比细粮的血糖指数低，很适合糖尿病患者选用，但是不能因为粗杂粮升血糖作用较低就多吃，尤其是老年人的胃肠功能比较弱，多吃粗杂粮必然会造成膳食纤维的过多摄入，膳食纤维中的不溶性膳食纤维对胃黏膜会有机械性损害作用，而可溶性膳食纤维具有吸水膨胀的作用，多吃粗粮很容易引发胃部不适（如腹痛、腹胀），而且摄入过多的膳食纤维会影响矿物质（如钙、铁、锌）的吸收。所以，最好不要每餐只吃粗杂粮。我们还是主张粗细粮搭配，在一天的主食量中粗粮占到1/3，一定要将粗杂粮算在每天的主食定量中，如一天的主食量是200～250g（4～5两），那粗粮占150g（1两半）左右就比较合理。

（2）大豆及豆制品：大豆和豆制品含有丰富的优质蛋白质，但不含饱和脂肪和胆固醇，而且其中所含的豆固醇有降低血胆固醇的作用，所以很适合糖尿病患者选择。但对于糖尿病患者来说，豆制品一定要跟动物肉类对换，一般来说50g（1两）的豆腐丝=50g（1两）的豆腐干=100g（2两）的北豆腐=150g（3两）的南豆腐=50g（1两）瘦肉类。如一天的瘦肉类定量是150g（3两），如果今天已经吃了100g（2两）的豆腐丝，那瘦肉类就只能吃50g（1两）。

（3）蔬菜：含有丰富的膳食纤维，可以延缓餐后血糖升高。尤其是各式各样的绿叶蔬菜所含的膳食纤维最为丰富，如油菜、小白菜、大白菜、圆白菜、芹菜、芥蓝、菠菜等，建议糖尿病患者每日食用500～750g（1～1.5斤）。

（4）适量摄入坚果：见下文。

（5）深海鱼类：三文鱼、金枪鱼等深海鱼中富含ω3等多不饱和脂肪酸，有利于改善血脂谱异常。

（6）维生素及微量元素：B族维生素可改善糖尿病患者神经病变的症状，可适当补充，尤其是长期服用二甲双胍的患者，建议适当补充维生素B_{12}；锌、铬是葡萄糖代谢、胰岛素合成及发挥作用的一些酶的辅助因子，是促进代谢的重要微量元素，对改善糖尿病代谢紊乱有益，并可改善糖尿病患者的抵抗力，可适当补充。此外，糖尿病患者常伴随骨质疏松，建议适当补充钙和维生素D。特别强调，微量元素的补充要适量，不可过量，过量会中毒，产生严重的副作用。

95 糖尿病患者应尽量少吃哪些食物？

建议糖尿病患者尽量避免食用可导致血糖大幅波动的食物，此外应当避免食用导致动脉粥样硬化的食物，包括：

（1）糖制甜食：如红糖、白糖、各式各样的甜点心和甜饮料、蜂蜜、果酱等，也包括无糖糕点。这些无糖糕点尽管常常使用木糖醇等替代甜味剂代替了蔗糖，但是糕点中使用了大量的富含饱和脂肪的动植物油脂，通常不利于血糖和血脂管理。

（2）富含饱和脂肪的动物油脂：炒菜宜选用含不饱和脂肪的植物油，如花生油、橄榄油、大豆油、茶油、玉米油、葵花子油等，而且也需要将每日用量控制在 20～25g。

（3）富含胆固醇的肝、肾、脑等内脏类食物。

（4）富含反式脂肪酸的食物：例如，氢化植物油，也就是常说的富含反式脂肪酸的人造黄油，这类食物可使低密度脂蛋白胆固醇升高，导致动脉粥样硬化。

96 糖尿病患者能吃水果吗？

这是许多糖尿病患者担心的问题，的确水果的含糖量较蔬菜多，在 5%～10%，但是水果中也含有大量的维生素和膳食纤维。蔬菜中也含有大量的维生素，但是在烹饪时，加热会损耗蔬菜中的维生素，相较于蔬菜中的维生素，水果中的维生素则更容易被人体吸收利用。因此，在血糖控制良好的情况下，糖尿病患者是可以进食水果的，只是要注意应该在合适的时间食用适量的水果。

水果的含糖量大概如下：西瓜 3%～5%，苹果 12.3%，鸭梨 10%，以含果糖为主；桃的含糖量为 10.9%、柑橘为 11.5%，以含蔗糖为主；葡萄含糖 9.9%、草莓 6%，以葡萄糖和果糖为主。

对于糖尿病患者来说如果血糖控制得不太好，尤其是空腹血糖过高时（大于 13mmol/L 以上），建议暂时不吃水果为宜，而以生食含糖量低的西红柿及蔬菜来替代。对于血糖控制平稳的糖尿病患者，可以食用水果，如空腹血糖在 7mmol/L 左右，餐后 2h 血糖在 8mmol/L 左右的情况下，可在两餐之间吃水果，离正餐能达到 3h 更好，而且还要记得，吃 200g（4 两）水果要相应减去 25g（半两）主食。

97 糖尿病患者能吃坚果吗？

坚果又称壳果，有两类，一类是树坚果，如杏仁、核桃、腰果、榛子、板栗、松子等；另一类是种子，如花生、葵花子、南瓜子、西瓜子等。坚果类食物因为含有丰富的植物蛋白和脂肪，尤其是脂肪含量能达到 44%～70%，所以坚果属于一类能量密度比较高的食物，15g 坚果所提供的能量就相当于 25g 主食的能量，约 90kcal。但是也有例外，比如板栗，板栗含碳水化合物比较多，鲜板栗为 42.2%，干板栗为 78.4%。过去人们一直认为，坚果所含热量太高，不建议糖尿病患者吃。

近年来，营养学家研究发现适量吃坚果能预防糖尿病，原因是坚果含有多不饱和脂肪酸、膳食纤维和镁，它们可以改善人体中胰岛素的分泌，增强胰岛素对葡萄糖的处置能力，从而发挥控制血糖的作用。美国哈佛大学曾经对 8.4 万名年龄在 34～59 岁的妇女进行 16 年的跟踪调查发现，多食坚果或花生酱能显著降低 2 型糖尿病的发病风险。尽管调查对象均为女性，但研究人员认为，这一结论对男性同样适用。在调查开始时，他们没有糖尿病、心血管疾病和癌症等病史。在调查期间，约有 200 人患了 2 型糖尿病。调查结果显示，每周吃 5 次以上，每次吃一把坚果的妇女患 2 型糖尿病的风险，比极少或从不吃坚果的人要低 30%。每周吃 5 次以上，每周最少食用一大汤匙花生酱的妇女，2 型糖尿病的发病率比不吃或少吃花生酱者低 20%。加拿大多伦多大学营养科学系的大卫·詹金斯博士及其同事曾经对 117 名 2 型糖尿病患者展开了相关研究，发现 2 型糖尿病患者每天以 2oz（2 盎司，约合 57g）坚果取代富含碳水化合物的食物，可有效控制血糖和血脂。

综上可见，由于坚果所含的脂肪为多不饱和脂肪（特别是核桃含有丰富的 ω3 脂肪），同时含有丰富的维生素 E，对人体具有非常好的健康效益。所以糖尿病患者可以吃坚果，但一定要适量，要计算坚果的热量，记入总热量中；也可采取热量交换的方法，吃 15g 坚果（相当于 18 粒左右的花生米或 2 个核桃）要相应减去 25g（半两）主食。但如果糖尿病患者伴发了糖尿病肾病，最好还是不要进食这些含植物蛋白、磷丰富的坚果类食物。

98 糖尿病患者可以喝粥吗？

糖尿病患者中老年人居多，肠胃功能减退，牙齿松动，尤其喜欢食用软糯的米粥，但是常常听糖尿病患者相互交流，有的说一碗粥的米比 1 碗米饭的米要少一半，有利于血糖管理；有的说粥吸收得太快，糖尿病患者不宜食用。米饭和米粥都是大米制作，二者有何差别呢？概括地说，粥需要长时间的熬煮，米中的淀粉就会有一部分变成分子量小一些的更容易消化吸收的糊精，也就是说 GI 值升高了，食用后升血糖作用要快一些。

糖尿病患者能否喝粥得分具体情况，如果血糖控制得不太好的糖尿病患者建议不要喝粥，尤其是白米粥，不利于血糖控制；对于那些血糖控制得比较好的糖尿病患者，可以喝粥，但是为了降低对血糖的影响，最好搭配些低 GI 食物一起制作，如杂粮粥比较好，还有小米粥、玉米渣粥、各种杂豆粥等等，而且熬煮时间不宜太长，必须要把粥的量也算在一天的主食定量中，如：晚上主食的定量是 75g（1 两半），那可以吃 50g（1 两）大米蒸的米饭，再加 25g（半两）小米熬的粥，总量还是 75g（1 两半）的主食，此外搭配其他食物一起吃。进餐顺序尽量先吃低 GI 食物，如菜、肉等，最后再吃粥，也可降低米粥对血糖的影响。对于那些食欲不太好、只能吃半流食的糖尿病患者，可以做成瘦肉末碎菜粥同样可以降低粥对餐后血糖升高的影响。

99 无糖食品真的不含糖吗？可以随便吃吗？

无糖食品指的是没有额外添加葡萄糖、果糖、麦芽糖和蔗糖的食品，食品中添加甜味剂，如甜蜜素、安赛蜜、木糖醇、阿斯巴甜或者是糖精，这些甜味剂的特点是甜度高，但不产生热量或产热很少。

我们常见的无糖食品包括各式各样的无糖饼干和无糖点心。这些无糖饼干和无糖点心虽然没有添加糖，但是它们本身是用面粉制作的，且面粉中的淀粉含量占80%左右。淀粉本身就是一种多糖，它在体内可以完全消化成葡萄糖被人体吸收。所以，无糖食品并不是真正意义上的不含糖，而且这些无糖食品在加工过程中为了有好的口感，往往额外添加比较多的脂肪，一般这些饼干和点心的脂肪含量都在30%左右，还是比较高的，尤其是点心的脂肪含量会更高一些，所以糖尿病患者在选购无糖食品时应该看看营养成分表，尽量选择那些脂肪含量低一些的无糖饼干。

虽然糖尿病患者可以吃无糖食品，但一定要把无糖食品的量算到平时的主食量里，如一天的主食定量是250g（5两），如果今天已经吃掉了50g（1两）无糖饼干，那就只能吃200g（4两）主食。

100 什么是甜味剂？甜味剂安全吗？

甜味剂是指能赋予食品甜味、提高食品品质、满足人们对食品需求的食物添加剂。甜味剂按其来源可以分为天然甜味剂和人工合成甜味剂，天然甜味剂还可以进一步分为糖质甜味剂与非糖质甜味剂。在中国，蔗糖、果糖和淀粉糖不列为食品添加剂，而视为食品原料。

甜味剂解决了糖尿病患者不敢吃甜食但又非常想吃甜食的困境，但甜味剂的本质毕竟是一种食品添加剂，食用时应当注意不宜过量，确保安全。从安全角度，通常不建议孕妇和儿童使用甜味剂。下面列出了常用的几种甜味剂的安全性资料：

（1）糖精：一般情况下，人体每日每千克体重对糖精钠的摄入量最多不可超过2.5mg，即一个体重为60kg的成年人，每日对糖精钠的摄入量最多不可超过150mg，孕妇和儿童禁食糖精。

（2）合成的甜味剂：甜蜜素、甜味素、安赛蜜的每千克体重摄入量高限量分别为11mg、40mg及15mg。

（3）阿斯巴甜：是一种非碳水化合物类的人造甜味剂，比一般的糖甜约200倍，1g的阿斯巴甜约有4kcal的热量。由于很少量的阿斯巴甜就能产生明显的甜味，以至于可忽略其所含的热量，因此被广泛地作为蔗糖的代替品。阿斯巴甜在体内迅速代谢为天冬氨酸、苯丙氨酸和甲醇，因此苯丙酮尿症的患者不能食用。目前它的应用安全性备受争议，欧盟食品科学委员会限定阿斯巴甜日容许摄入量为 40mg 每千克体重，美国疾病控制与预防中心则限定为 50mg 每千克体重。一罐 355ml 无糖可乐约含 180mg 阿斯巴甜，对于一个体重 75kg 的成年男性而言需要饮用大约 21 罐（7.3L）无糖可乐才能达到 FDA 规定的 50mg 每千克体重的摄入上限。阿斯巴甜对酸、碱的热稳定性较差，在强酸强碱中或在高温加热时易水解，生成苦味的苯丙氨酸或二嗪呱酮，不适宜制作温度 > 150℃ 的面包、饼干、蛋糕等焙烤食品和高酸食品。

（4）木糖醇：作为一种天然植物甜味剂，具有一定的营养价值，也是人体糖类代谢的正常中间体，但摄入过多却容易伤肠胃。木糖醇本身偏凉，不容易被胃里的酶分解，一般会直接进入肠道，在肠道内的吸收率也不到 20%，易在肠壁积累，因此过量摄入木糖醇，会刺激肠胃并造成伤害，很容易引发腹部不适、胀气、肠鸣和腹泻等疾患。在欧美国家，含有木糖醇的食品，都会在标签上注明"过量摄取可能会导致腹泻"这样的消费提示。木糖醇吃得过多，还会使得血液中的甘油三酯升高，引起冠状动脉粥样硬化，所以也不宜多食。

101 是不是吃得越少，对糖尿病的控制就越有利？

食物可以供给机体生长发育及日常活动所需的各种营养物质，尽管饮食治疗是糖尿病综合治疗中的基本措施，但饮食治疗并不是吃得越少越好，而是要适量、合理。如果一味地强调吃得少，则很容易导致患者营养不良，引发抵抗力下降和生活质量的下降。

许多糖尿病患者会咨询医生，究竟每天需要进食多少才能刚好满足自身的需要，这个问题并不容易给一个明确回答，因为每个人的消化吸收情况、代谢速度和热量消耗情况都不一样，进食多少合适并没有标准答案。简单的办法就是看体重的变化，假如体重持续减轻，就说明进食量过少，应该予以纠正。如果是肥胖状态，吃得少可以减重，在能保证日常精力和体力的情况下，可以维持进食少的状态直到体重降到理想体重范围，如果已经在理想体重范围内，就应该调整进食量使体重不再减轻为好。

饮食治疗的目的是给身体生长和发育提供足够营养的基础上控制糖尿病患者保持体重在标准范围内。所以糖尿病患者一定要在专业大夫和专业营养师的指导下定时定量定餐地控制饮食。既可以满足其足够的营养需要，又可以稳定血糖，延缓其并发症的发生和发展。

102 糖尿病患者在饮食控制中感到饥饿该怎么办？

饮食控制说起来容易，但是做起来还是会遇到许多困难的。进食是一种欲望，就是所谓的食欲，控制欲望需要有决心和毅力。进食也是一种习惯，习惯的养成不是一日之功，习惯的改变也应该讲究循序渐进。

发现自己患了糖尿病后，很多患者一下子把进食量减少许多，甚至减少一半以上，这会产生很强烈的饥饿感，影响日常生活，这并不是一个好的方法。正确的策略是逐渐减少进食量，如第一个月可在原进食量的基础上减少 10%，经过 1～2 个月的适应后再减少 10%，以此类推，用半年到 1 年的时间能减到合适的进食量就已经很成功了。循序渐进的策略使得医患双方都不至于挫折感太强。

即使是循序渐进地减少进食量，仍有很多糖尿病患者会产生饥饿感，这时可通过适当多吃些低能量高容积的食品，如黄瓜、西红柿、大白菜、豆芽等含糖量比较低的蔬菜，减轻饥饿感，有助于一步步达到最终的控制目标；也可以用粗杂粮代替部分细粮，因为粗杂粮比细粮更容易产生饱腹感、在胃内停留时间长，不容易产生饥饿感。这样一来既可以解决糖尿病患者在饮食治疗中的饥饿感，又不会对血糖有太大的影响。

103 酒精会引起低血糖吗？

答案是肯定的。酒精在某些情况下确实能引起低血糖，严重者甚至出现低血糖昏迷。

90% 以上的酒精在肝脏中代谢，在酒精代谢过程中需要一种辅酶烟酰胺腺嘌吟二核苷酸（NAD）参与，饮酒量越大，消耗的 NAD 越多。NAD 同时也是肝脏葡萄糖异生所需要的辅酶，因此酒精会抑制肝脏葡萄糖异生。葡萄糖异生是指用非糖原料，如氨基酸、乳酸、脂肪等生成葡萄糖，糖异生作用可在不进食情况下与肝糖原分解共同维持血糖稳定。在空腹未进食情况下，如果糖异生受到抑制不能生成新的葡萄糖，同时肝糖原储备不足，不能通过肝糖原分解释放足够的葡萄糖维持血糖稳定，那么就可能引起低血糖。

酒精引起低血糖的情况包括：

①空腹未进食，通常在长时间空腹状态（如 48h 以上）时容易出现低血糖；

②肝脏糖原储备减少或糖原分解受到抑制，长期酗酒引起的肝脏损害或其他肝脏疾病可使肝糖原储备减少，这时再空腹饮酒容易出现低血糖；

③使用胰岛素和胰岛素促泌剂如磺脲类药物时容易引发低血糖，因为酒精本身可刺激胰岛素分泌，再加上外源性胰岛素或磺脲类药物的影响，使低血糖风险加大。

因此，糖尿病患者饮酒后是否引起低血糖取决于患者的饮酒量、是否空腹饮酒、饮酒时是否及时进食、是否长期酗酒、是否存在肝脏损害、是否使用胰岛素等降糖药，并不是糖尿病患者只要饮酒就会出现低血糖，更不能因此把酒精当成降糖药来看待。

104 糖尿病患者可以饮酒吗？

酒精对血糖有一定的影响，对于糖尿病患者应谨慎合理安排。

首先，如前所述，空腹饮酒容易引起低血糖；其次，饮酒往往会打乱糖尿病患者的正常饮食（过饱或饥饿）和用药，从而导致血糖波动和失控。例如，有的患者在饮酒同时吃进许多食物，由于每克酒精可以产生 7kcal 能量，本身就含有较高的热量，这势必造成总热量摄入过多，致使血糖升高，甚至会增加体重；此外，长期大量饮酒对肝脏的影响会导致脂类代谢障碍，升高血脂尤其是甘油三酯水平，导致脂肪肝、肝硬化；另外，糖尿病患者过量饮酒可造成酒精性酮症酸中毒，严重的甚至危及生命。

虽然不建议糖尿病患者饮酒，但这并不说明糖尿病患者就绝对不能饮酒，只要注意以下事项，糖尿病患者仍可以少量饮酒：

① 了解自己的身体状况，没有肝脏疾病，不存在营养不良。

② 饮酒量要少，少量饮酒有利于健康。

③ 避免烈性酒，最好选择低度酒如啤酒、干红、干白。

④ 避免空腹饮酒，少量进餐后的少量饮酒通常不影响血糖。

⑤ 慢慢饮用，切忌放纵豪饮，频频干杯。

⑥ 饮酒前后最好能监测血糖。

105 对于糖尿病患者，饮酒多少是适量的？

首先不推荐糖尿病患者饮酒。

如饮酒，我国糖尿病营养指南建议女性每天摄入不超过 1 个酒精单位。1 个酒精单位指 10g 纯酒精，相当于葡萄酒 80～120ml、啤酒 350ml。男性每天不超过 2 个酒精单位。最好每周饮酒不超过 2 次。

简单来说，不建议饮白酒，红酒每周不超过 500ml，啤酒每日不超过 1 听。啤酒中含糖 10% 以上，饮 1 听约 330ml 的啤酒应减去 25g（半两）主食以保证总热量不变。

106 糖尿病患者的饮食烹饪要点有哪些？

糖尿病患者烹饪时尽量以清淡少盐少油为原则：

（1）避免用大量的糖、盐、酱油调味；选择低钠盐、低钠酱油为佳。

（2）避免用大量的炒菜油。

（3）食料选材宜多选用瘦肉、鸡肉及鱼，在烹调前切除肥肉。

（4）宜采用清蒸、凉拌、煮、汆、烩、烤的烹调法，避免油炸。

（5）调味以清淡、少盐为原则，可选用香料和配料，如葱、姜、蒜、花椒、大料、香菜等来增加食物香味。

（6）甜味剂中阿斯巴甜加热后会分解，如使用，应于停止加热后再加入。

107 为什么建议糖尿病患者应少食多餐而不是多食少餐？

我们知道糖尿病患者存在胰岛素分泌缺陷或作用障碍，因此餐后不能快速释放足够用的胰岛素以降低进餐带来的血糖升高，所以糖尿病患者餐后血糖明显升高。因为服用降糖药物的原因，糖尿病患者也容易在服用降糖药之后的下一餐前出现低血糖，因此糖尿病患者很容易出现血糖的大幅波动。

少食的意思是每餐少吃点儿，这样就不至于使餐后胰岛的负担过重，餐后血糖也不至于升得太高，从而降低了餐后高血糖的峰值。多餐则是在两餐之间加一次缓冲的小加餐，这样既可以避免因为运动及药物作用出现餐前低血糖，也可避免一天饮食总量过少，影响人的体力和体质。加餐也可以用水果、鸡蛋、无糖酸奶、豆制品等对血糖影响较小的副食来代替主食。少量多餐的原则，既能避免餐后过高的血糖峰值，又可降低餐前低血糖的风险，大大改善代谢的控制水平，降低并发症风险。

有的糖尿病患者因为各种原因一天进餐次数少于3餐，饿了就大量进食一餐，导致餐后血糖快速、明显升高，而下一餐间隔时间过长，导致餐前低血糖风险大大增加，这对血糖管理非常不利，这种血糖的大幅波动更容易出现慢性并发症。

因此，糖尿病患者应该少食多餐，而不是多食少餐，对于每日习惯于2餐的糖尿病患者，一定要改变这一不良的习惯。

108 为什么糖尿病患者要少吃或不吃零食？

生活水平提高了，很多人喜欢吃一些小零食。糖尿病患者到底能不能吃零食呢？能吃什么类型的零食呢？

毫无疑问，对于喜欢吃甜食的糖尿病患者，就不要吃糕点、饼干、冰激凌，这些食品中富含脂肪、糖，热量高，缺少纤维素、维生素等重要营养成分，不利于血糖控制。有些患者喜欢吃膨化食品，或者是油炸食品，最好还是不要食用这样的零食，因为里面含有很多对身体有害的物质（如反式脂肪酸），也不能确定淀粉和糖类的含量，很容易在食用后产生不可预知的血糖波动，这对患者来说是相当危险的。也不宜饮用碳酸饮料。年轻人喜欢吃的薯片类食品也不适合糖尿病患者食用，它虽然不是甜的，但是其营养成分除了脂肪就是碳水化合物，除了热量高，没有任何可取之处。

如果患者特别喜欢吃零食，可以适当吃一些含果胶或者膳食纤维丰富的水果，如山楂、柚子、草莓以及猕猴桃等水果，适当多吃一点儿这样的水果不会出现大幅度的血糖波动。特别注意，吃了水果，主餐的量要适当减少，比如吃了1个中等大小的苹果，主食大约要减少25g（半两）。海苔这类零食热量不高，富含膳食纤维，但是加工过程中添加不少食盐，也应注意不要过量食用。此外，糖尿病患者还可以用酸奶代替零食，作为加餐食用。但是，加餐的零食也是要计入一天摄入的营养总量中。

109 1型糖尿病与2型糖尿病在饮食上有差别吗?

1型糖尿病和2型糖尿病的营养治疗的基本原则是一样的，都需要合理安排各种营养成分组成和控制每日总能量，并做到定时定量定餐，推荐选择血糖指数（GI）较低的食品，从而达到改善血糖波动，促进代谢控制，防治糖尿病相关的急性和慢性并发症的目的。与2型糖尿病比较，1型糖尿病患者胰岛功能更差，因此血糖波动更大，更容易出现餐后血糖的大幅波动和餐前的低血糖。为了使1型糖尿病患者达到血糖控制平稳，医生常常要求患者规律地分餐或加餐，一定要做到进食定时、定量。

110 食物交换份是什么?

前面已经介绍了饮食治疗中总热量设定，三大营养物质的供给量计算，每餐供应量等饮食治疗的重要原则和注意事项。看完后，大家一定感觉特别难，这么多的计算，还需要反复的称量，太麻烦了。

这里再给大家讲一个食物交换份（表2-5）的概念，方便大家配餐。食物交换份指的是：产生90kcal热量的每种食物的重量。我们每日所吃的食物主要分为五大类：谷薯类、蔬菜类、水果类、肉蛋豆制品及奶类、油脂类。给大家一些实例，告诉大家一个食物交换份大概有多少，糖尿病患者最好在开始练习时称量一下，然后用简单的方法估计一份食物的量大约是多少。这样在饮食管理中会简单方便许多。

细心的读者一定会发现下面给出的各种食物的数量都是大约的量，因为食物的产地、生长条件的变化，的确会造成食物营养成分略有差异，但是只要在上述范围内，基本上能够符合饮食治疗要求。每日上述各种食物都需要摄入，以满足人体营养的需要。同类食物可以互换，做到饮食多样化。

表2-5 食物交换份

食物种类	1 交换份食物的量	营养成分
谷薯组: 每份谷薯类供蛋白质 2g, 碳水化合物 20g		
	满 2 汤匙大米（约 25g）、小米	碳水化合物、膳食纤维
	25g 挂面	
	半个馒头 [50g（1 两一个的馒头）]	
	30g 全麦面包	
	3 块苏打饼干（6cm×6cm）	
	5 个中等大小的红枣（约 30g）	
	10cm 中等粗细的山药（约 125g）	
	1 个中等大小的马铃薯（约 110g）	
	10 个中等大小的荸荠（约 150g）	
	1 个中等大小的红薯（约 120g）	

续表

食物种类	1 交换份食物的量	营养成分
蔬菜类（包括海藻及蘑菇）：每份蔬菜类供蛋白质 5g，碳水化合物 17g		
	500g 黄瓜、番茄、卷心菜、大白菜、菠菜、芹菜	维生素、膳食纤维、无机盐
	500g 竹笋、冬瓜、豆芽	
	500g 鲜海带、鲜海藻	
	400g 香菇、平菇、杏鲍菇	
	350g 马兰头、油菜、南瓜、胡椒、萝卜、茭白、豆苗、丝瓜	
	250g 扁豆、荷兰豆、扁豆、豇豆、四季豆、西兰花	
	200g 胡萝卜、蒜苗、洋葱	
水果类：每份水果类供蛋白质 1g，碳水化合物 21g，能量 90kcal		
	1 个中等大小苹果（约 175g）	维生素、膳食纤维、无机盐
	1 个中等大小的梨（约 215g）	
	1/4 个小西瓜（约 700g）	
	一碗草莓（约 300g）	
	1 根中等大小的香蕉	
	15 个鲜枣	
	一小碗樱桃（约 200g）	
	大柚子 2 瓣（约 220g）	
肉、蛋及大豆及乳制品		
	约 50g 猪大排，约 30g 猪肋排	蛋白质、脂肪
	约 50g 鸡肉或瘦牛肉或瘦羊肉	
	1 枚鸡蛋（约 60g）	
	1 条鲫鱼（约 110g）	
	约 80g 带鱼、虾	
	约 100g 北豆腐	
	约 50g 豆腐干	
	130ml 全脂牛奶	
	130ml 全脂酸奶	
	3 片奶酪（约 30g）	
油脂及坚果类：每份油脂类供脂肪 10g，能量 90kcal		
	1 汤匙花生油（约 10g）	脂肪
	1 汤匙橄榄油（约 10g）	
	1 小汤匙沙拉酱（约 12g）	
	3 汤匙千岛酱（约 45g）	
	3 个核桃（约 30g）	
	10 颗花生米（约 20g）	
	30g 葵花子或南瓜子	

此外每类别的食物中，一个食物交换份中三大营养物质的成分各有侧重，在计算饮食时要适当考虑。大家一定看到了，肉蛋奶类食物脂肪含量相当，因此在应用食物交换份时，油脂中的烹调油部分要按脂肪营养素所需热量的50%计算，另外50%的油脂则来自肉蛋奶。同理，肉蛋奶成分中30%～50%为蛋白质，计算蛋白质需要量时则需要按大约2倍的热量计算食物换算份数，这样，总交换份数保持不变。各种食物的三大营养素含量见表2-6。

表2-6　不同组别食物中三大营养素含量

类别	每份重量 /g	能量 /kcal	蛋白质 /g	脂肪 /g	碳水化合物 /g
谷薯类	25	90	2.0	—	20.0
蔬菜类	500	90	5.0	—	17.0
水果类	200	90	1.0	—	21.0
奶类	160	90	5.0	5.0	6.0
肉蛋类	50	90	9.0	6.0	—
硬果类	15	90	4.0	7.0	2.0
油脂类	10	90	—	10.0	—

还有一个手掌法则可以让大家简单地估算一下不同种类食物的量：

① 一拳头：一拳头量的米饭或者馒头，基本相当于两个食物换算份，1个拳头的水果，约相当于一个食物交换份。

② 掌心大小：1掌心大小的蛋白质，如豆腐、瘦肉或者鱼肉，相当于一个食物交换份。

③ 拇指第一指节大小的脂肪：约相当于一个食物交换份。

111 糖尿病患者如何制订食谱？

掌握了上面的知识，就可以参考下面的步骤制作一份食谱。

步骤一、确定全日食物的总供给量。

首先根据患者的年龄、身高、体重、劳动强度、血糖控制情况、有无并发症等来确定出患者每日所需能量。例如：

老张：男，60岁，身高170cm，现体重71kg，轻体力劳动，2型糖尿病单纯饮食治疗能量计算：

标准体重：170-105=65kg（±10%）。该患者属于正常体型。
全日总能量：65×25kcal=1625kcal。

步骤二、确定不同营养素的比例。

老张没有并发症，肾功能正常，没有蛋白尿，老年人，三大营养物质的比例大致分配如下：碳水化合物占50%～60%，1g碳水化合物供热量4kcal；蛋白质按1g/（kg•d）供给，占全天总热量的15%～20%［若为儿童或乳母可增加至1.2g/（kg•d）］，其中1g蛋白质供热量4kcal；无高脂血症，正常体重，可给予0.8～1.0g/（kg•d）脂肪，占全天总热量的20%～30%，1g脂肪供热9kcal。

蛋白质：标准体重 ×1g/d×4=65kg×1g/d=65g
产生热量：65g×4kcal=260kcal
占全日热量的百分比：260÷1625=16%
脂肪：标准体重 ×0.8g/（kg•d）=65kg×0.8g/（kg•d）=52g
产生热量：52g×9kcal/g= 468kcal
占全日热量的百分比：468÷1625=29%
碳水化合物：占全日热量百分比 1-29% -16% =55%
热量 =1625 kcal×55% =893.75kcal
所需碳水化合物质的量：893.75÷4=224g

即：全日总能量6793kJ（1625kcal）、蛋白质65g、脂肪52g、碳水化合物224g。先换算食物份数是1625kcal÷90kcal=18份。其中谷薯类约893.75÷90 ≈ 10份，油脂类468÷90 ≈ 5份，因为肉蛋奶中有相当数量的油脂，烹调油仅需2～2.5份即可；肉蛋奶260÷90=2.8份，其中蛋白质含量仅占50%，所以翻倍为2.8×2=5.6 ≈ 5份，此外还有蔬菜1份。如果想吃水果，则可以将碳水化合物部分适当减少 1～2 份，变换为水果。

步骤三、按表 2-7 中各类食物能量及营养元素的含量设计食谱

表 2-7　患者全日可用食品类别及份数

食品类别	交换份数	重量 /g	蛋白质 /g	脂肪 /g	碳水化合物 /g
谷薯类	10	250	20	—	200
蔬菜类	1	500	5	–	17
奶类	1.5	250	8	8	9
肉类	2.5	125	22.5	15	—
蛋类	1	50	9	6	—
烹调油	2	20	—	20	—
总计	18	—	64.5	49	226

步骤四、将全日总能量按 1/5、2/5、2/5 的比例，分配于三餐中。

早餐 (7:30)：牛奶 250 g、煮鸡蛋 50g、全麦面包片 50g。

午餐 (12:00)：米饭（大米 50g）、窝头（玉米面 25g）、清蒸鱼 120g、香菇炒油菜 250g、烹调油 10g、紫菜汤。

加餐（15:00）：苹果 200g。

晚餐 (18:00)：馒头（面 50g）、小米粥（小米 25g）、汆丸子（瘦肉 50g）、素炒小白菜 250g、烹调油 10g。

加餐（21:00）：无糖酸奶 125g。

为了保证食谱中的食物多样化，糖尿病患者可参照"各类食品的交换表"，按照饮食习惯、经济条件、宗教信仰、食品供应、季节变换等，调配出适合自己的丰富多彩的食谱。

下面给大家列出一张表（表 2-8、表 2-9），请糖尿病患者自己填写一下。

年龄：　岁　性别：

身高：　cm　体重：　kg

标准体重计算：身高 −105=　kg

您属于：消瘦（　）、正常（　）、肥胖 / 超重（　）

是日常生活活动强度：轻（　）、中（　）、重（　）

每日总热量计算

每千克体重给热量：　kcal

每日总热量 = 标准体重 × 每千克体重热量 =（kg）× kcal/kg=　kcal

三大营养元素分配：

碳水化合物占 50 %～ 60 %，1g 碳水化合物供热量 4kcal；蛋白质 15 %～ 20 %，其中 1g 蛋白质供热量 4kcal；无高脂血症，正常体重，脂肪 20%～ 30%，1g 脂肪供热 9kcal。

蛋白质：标准体重 ×1g/（kg•d）=　g

产热：蛋白质（g）×4kcal=　kcal

占全日总热量的百分比：kcal÷ 全日总热量 =　%

脂肪：标准体重 ×0.8g/（kg•d）=　g

产热：脂肪（g）×9kcal=　kcal

占全日总热量的百分比：产热 kcal÷ 全日总热量 =　%

碳水化物：占全日总热量百分比 =1− 蛋白质 % − 脂肪 % =　%

产热 = 总热量 × 碳水化合物的产热 % =　kcal，

碳水化合物量 = 碳水化合物热量（kcal）÷4=　g

总食物交换份数 = 总热量 ÷90 ≈　份

碳水化合物 = 碳水化合物热量 ÷90 ≈　份

蛋白质 = 蛋白质热量 ÷90×2 ≈　份

脂肪 = 脂肪热量 ÷90 ≈　份

表 2-8　换算食物交换份

食品类别	交换份数 / 份	重量 /g	蛋白质 /g	脂肪 /g	碳水化合物 /g
谷薯类					
蔬菜类					

续表

食品类别	交换份数 / 份	重量 /g	蛋白质 /g	脂肪 /g	碳水化合物 /g
奶类					
肉类					
蛋类					
烹调油					
总计					

表 2-9　具体的三餐设计

		食物	数量 /g
早餐			
	主食		
	奶类		
	肉蛋类		
	合计		
加餐			
午餐			
	主食		
	肉蛋类		
	蔬菜类		
	油脂		
加餐			
晚餐			
	主食		
	肉蛋类		
	蔬菜类		
	油脂		

加餐			

112 饮食处方中的谷薯类食品的量是生食的量还是熟食的量？如何换算？

糖尿病患者的饮食控制是长期稳定血糖的基础，始终不可放松。但是有个问题长期困扰着糖尿病患者：日常饮食控制过程中的谷薯类食品的重量究竟应该是算生食重量还是算熟食重量呢？请记住，饮食处方中所指的谷薯类食物的量，比如 200g（4 两）或 250g（5 两）均指的是生米或生面的 4 两或 5 两，一定不要选用熟食量，那样会导致摄入不足，并可能出现饥饿感太强而影响血糖控制。

生的食材做熟后根据加水的比例不同需要适当的换算。通常熟食重量大约是生食重量的 1.5 倍。当然个人烹调习惯不同，也有微小差异。也可以自己精确称量。米饭的称量，可以称量好 500g 大米，煮好米饭后将其平均分成 5 份，则每份为 100g 米，然后再称重，基本上是生食重量的 1.5 倍。鲜面条同挂面不同，500g（1 斤）面粉可做鲜面条 650g（1.3 斤）左右。也可以称量 500g 面粉，做成手擀面后称重，大约 1.3 倍。或者用 500g 面粉做成 5 个馒头，蒸熟后称量熟重，通常情况下，大约是生面粉的 1.5 倍。

（李百花，王海宁，洪天配）

第三章

糖尿病的运动治疗

113 为什么糖尿病患者需要运动治疗？

现代医学有多种证据都能够证实，规律的运动可以降低心血管疾病、脑卒中（中风）、直肠癌等疾病的病死率，也能减少糖尿病发生的风险。"生命在于运动"，坚持长期的规律运动对糖尿病患者可谓好处多多。

很多糖尿病患者会觉得，患病之前做运动可以提高抵抗力，好的体质没那么容易患病，但既然已经患上糖尿病了，还何必要做运动呢？而且运动会引起血压升高，这不是不利于病情吗？而且好多患者认为，得了病就要休养，让身体自然恢复，才对疾病有好处。其实，运动不仅不会加重病情，而且会促进病情好转，但是要切记糖尿病患者的运动要建立在合理和科学的基础上。

糖尿病患者为什么要多做运动？

（1）运动能够改善胰岛素的敏感性。经常的运动可增强肌细胞的胰岛素受体功能，改善组织与胰岛素的结合能力，最终能在胰岛素浓度较低时保持较正常的血糖代谢，即增强胰岛素的敏感性。胰岛素的敏感性降低是糖尿病发病的最重要机制之一，因此，运动对糖尿病有重要的治疗价值。

（2）运动可调节脂质代谢和降低体重。运动不仅有助于预防和消除肥胖，还可提高脂蛋白脂肪酶的活性，降低低密度脂蛋白胆固醇（动脉粥样硬化危险因子），增加高密度脂蛋白胆固醇（动脉粥样硬化保护因子）。

（3）耐力运动可增加肌肉毛细血管密度，使肌细胞上胰岛素受体密度增加，提高血糖利用率。运动还可增加有氧代谢酶活性，改善糖的分解利用过程。

（4）运动可以提高糖尿病患者自身的体质、增强抵抗力、减少感染风险。

（5）运动可以直接消耗葡萄糖。持续运动时，肝脏和肌肉内储存的糖原分解成葡萄糖，为运动提供能量，葡萄糖不断消耗，血糖逐渐下降，高血糖状态得到缓解，而在运动后，肝脏和肌肉又使葡萄糖转化为糖原储存，使血糖持续下降。

（6）运动可以改善患者心、肺、肾脏功能，促进全身代谢，预防并发症的发生。

（7）运动能够提高机体的适应性。规律的运动可以使身体毛细血管与肌肉纤维的比值增加，这样机体的供血供氧能力增加，可以直接改善体力。运动可以获得心理功能的改善，增加患者对于日常活动的信心，消除平时的紧张焦虑状态，增加社会适应能力。

114 什么是糖尿病的运动治疗？

运动治疗就是借助各种形式的运动，通过一定的运动强度和运动时间完成一定的运动量，达到降低血糖、消耗能量、减轻体重、增强体质的目的。运动治疗是糖尿病综合治疗的"五驾马车"之一，是糖尿病的基础治疗措施。

糖尿病是一种由遗传因素和环境因素相互作用所致的、以持续性血糖升高为特征的代谢障碍性疾病。糖尿病是一种慢性病，病因除了与遗传有关之外，更多的是与不良生活方式有关。因此糖尿病的治疗是一个长期的综合治疗，积极坚持生活方式的干预、改善代谢障碍才能根本控制糖尿病。饮食是代谢的"入口"，运动就是代谢的"出口"。要想控制好糖尿病，减少并发症，运动治疗必不可少。许多病情较轻的患者，仅仅通过饮食控制和运动治疗就可以使病情得到有效的控制。

不同于患者的日常活动或以竞技及比赛为目的的健美健身运动，糖尿病的运动疗法大多需要专业医护人员在对患者的基本病情进行评估且进行必要的检查后，为患者制订合适的运动处方，同时在运动治疗的过程当中需要定期进行运动疗效的评估和相关检查，从而对运动方式、强度、频率等进行调整。对于那些具有较强学习能力的患者，建议进行相关知识的学习，方能够达到科学运动治疗的目的。

糖尿病运动治疗的核心内容是确定运动方式、运动强度和运动时间，据此可计算出运动量，运动量＝运动强度 × 持续时间。运动强度与运动方式有关，可通过活动过程中每分钟的心跳次数（心率）来简要估算。

115 运动疗法的目标是什么？

运动治疗的目的是降低血糖、增加胰岛素的敏感性、减轻体重、降低心血管疾病风险，增强体质提高抵抗力。对于体重正常的糖尿病患者，运动的目的是降低血糖、增加胰岛素的敏感性；对于超重和肥胖的糖尿病患者，运动的一个重要目标是减轻体重。超重或肥胖者可设定减重 7% 或达到理想体重为目标，每月减重 0.5～1kg。如 BMI ＜ 21，则不建议减重或停止减重。减重 7% 是安全可行的。研究结果表明，减重 10% 可显著降低血糖、减少心血管发病危险，但是长期维持却有困难。如果每月减重 0.5～1kg，约半年可达到目标体重。体重达标后，运动的目的就变为维持目标体重，至少要维持目标体重 3 年以上。

临床实践中我们发现，要求患者进行运动并不困难，但能达到减重目标并不容易，坚持长期运动的糖尿病患者也并不多。患者一定要重视运动在糖尿病治疗中的作用，尽量抽出时间进行锻炼，不拘泥于固定的运动方式，如果用心，随时都能挖掘出用于运动的时间，在任何时间段都能开发出力所能及的运动形式。应牢记，运动就能获益，任何年龄开始运动都不晚，战胜糖尿病离不开"运动"这个有力的武器。

116 糖尿病患者可以选择哪些适宜的运动方式？

糖尿病患者的运动形式因人而异，每个个体差异很大，应该根据患者的个人运动喜好、年龄、体质、个人生活方式及习惯、社会经济文化背景等不同的状况进行选择。建议患者和专业糖尿病治疗医师、护士以及康复治疗医师共同进行协商，制订个体化的运动治疗处方。所有的运动方式都应该是自己能够承受并且有相对兴趣能够积极参与的形式。

运动方式主要包括有氧运动和无氧运动。无氧运动的运动强度很大，并不是糖尿病患者运动治疗的合理选择。糖尿病患者应选择有氧运动。有氧运动中有一类运动方式是阻力训练，比如拉力器、哑铃等，以锻炼四肢肌肉为主，也具有改善骨骼肌胰岛素敏感性的作用，适合于不能在室外进行有氧运动的糖尿病患者。

下面列举一些适合糖尿病患者的运动方式：

老年糖尿病患者和妊娠糖尿病患者可以选择散步、平地自行车、太极拳、体操、轻微家务劳动等轻度的运动。

体型偏胖的糖尿病患者可选择平地快走、慢跑、上楼梯、坡道自行车、登山、各种球类训练、擦地板等活动。

血糖轻度升高，无明显并发症的患者可选择举重、游泳、体育比赛、重度体力劳动等。

117 什么是有氧运动？

有氧运动是指人体在氧气充分供应的情况下进行的体育锻炼。即在运动过程中，人体吸入的氧气与需求相等，达到生理上的平衡状态。简单来说，有氧运动是指任何富有韵律性的运动，其运动时间较长（约 15min 或以上），运动强度在中等或中上的程度（能耐受最大心率的 60%～80%）。有氧运动是一种恒常运动，是持续 5min 以上还有余力的运动。

判断某一项运动是不是"有氧运动"，简单的标准是数一数运动时的心率有多快。心率保持在每分钟 150 次及以下的运动可视为有氧运动，因为此时血液可以供给心肌足够的氧气；因此，它的特点是强度低、有节奏、持续时间较长。要求每次锻炼的时间不少于 30min，每周坚持 3～5 次。这种锻炼，氧气能充分氧化体内的血糖，还可消耗体内脂肪，增强和改善心肺功能，预防骨质疏松，调节心理和精神状态，是健身的主要运动方式。

规律的有氧运动作为治疗糖尿病的基本组成部分已经为广大患者和学者所接受。适合糖尿病患者的有氧运动项目有步行、慢跑、骑自行车、爬山、健身操、交谊舞、太极拳、游泳、划船等，患者可根据自身病情及爱好选择。

118 什么是无氧运动？

无氧运动是指肌肉在"缺氧"的状态下高速剧烈的运动。无氧运动大部分是负荷强度高、瞬间性强的运动，所以很难持续长时间，而且疲劳消除的时间也慢。

无氧运动是相对有氧运动而言的。在运动过程中，身体的新陈代谢是加速的，加速的代谢需要消耗更多的能量。人体的能量是通过身体内的糖、蛋白质和脂肪分解代谢得来的。在运动量不大时，比如慢跑、跳舞等情况下，机体能量的供应主要来源于脂肪的有氧代谢。以脂肪的有氧代谢为主要供应能量的运动就是我们说的有氧运动。当我们从事的运动非常剧烈，或者是急速爆发，例如举重、百米冲刺、摔跤等，此时机体在瞬间需要大量的能量，而在此种情况下，有氧代谢是不能满足身体需求的，于是糖就进行无氧代谢，以迅速产生大量能量。这种状态下的运动就是无氧运动。无氧运动可增加肌肉耐力和提高肌肉收缩速度。属于无氧运动的力量训练还能增加骨密度，能有效降低骨质疏松的风险。

　　选择有氧运动还是无氧运动，既要看自己的锻炼目的是什么，也要根据个人的实际情况来决定。有氧运动的强度相对较低，比较安全，机体各器官的负荷也相对较小，不易出现伤害事故；而无氧运动强度相对高，机体各器官所承受的负荷也相对较大，可以更好地提高机体的工作能力。对于年轻人来说，想提高自己的身体素质、提高机体承受剧烈运动的能力，应该安排一定比例的无氧运动。而年纪相对较大的人，则应该以有氧运动为主，无氧运动要适量。

　　相对来说，糖尿病患者进行运动疗法以有氧运动为主，无氧运动为辅。

119　糖尿病患者如何把握运动强度？

　　糖尿病患者应该达到一定的运动强度才能够达到改善代谢及心血管功能的目的。从专业的角度来说，建议至少达到 60% 的最大摄氧量，也就是中等强度的运动。在制订运动处方之前，应该进行相关的评估，但是这样的专业评估大多只有大医院的康复中心才能够进行，所以现在大多数使用心率作为运动强度的指标。既能够获得良好的运动效果，又能够保证患者的安全的运动心率就称为靶心率。因个人情况不同，原则应该是使用运动试验来确认靶心率，简易法是使用年龄计算来获得靶心率，靶心率 =170 － 年龄（岁）。因此，最适宜（中等和中等偏上）的运动强度是：20 ～ 30 岁，运动时心率应维持在 140 ～ 160 次 / 分；40 ～ 50 岁，运动时心率应维持在 120 ～ 135 次 / 分；60 岁以上，运动时心率应控制在 100 ～ 124 次 / 分。

　　对于基础心率比较低的患者不用强行达到某一标准，以免运动强度过大。对于难以正确确认靶心率时，也可以使用自我感觉来推测，见表 3-1。

表 3-1　运动强度与自我感觉

运动强度	最大摄氧量 /%	自我感觉	强度选择
极强	100	非常累，受不了	极限值
强	80	相当累，可坚持	中年体健者
中强	60	有运动感觉	老年体健者
轻	40	轻微运动感觉	刚开始运动
微	20	无运动感觉	不能算运动

还有一种运动强度的自我监测方法，即根据运动第二天"晨脉"来调节运动量。晨脉是指每天早晨清醒后但未起床时的脉搏数，晨脉是相对稳定的。运动后，晨脉较以前增加 5 次 / 分以上，说明前一天的活动量偏大，应减少运动量，或暂时停止运动。

运动时间也是运动量的有机组成部分，应有一定的运动时间才能达到消耗脂肪，降低体重的作用。一般每次有效运动时间（不包括准备运动和放松运动的时间）应持续 30min 以上。在运动开始后，肌肉以三磷腺苷（ATP）和磷酸肌酸提供能量；十余秒后身体以葡糖糖和肌糖原的无氧酵解和有氧氧化供能，持续约 15min；脂肪的供能系统在有氧运动后的 15 ～ 20min 才开始启动。因此有氧运动至少要持续 30min。

通常来说，长期中低强度的有氧运动是推荐的运动方式，配合饮食控制，运动减重效果最佳。

120 糖尿病患者如何把握运动量？

在实际运动中，应该根据患者的实际情况控制运动量，既要达到一定的量及目标值，又要将运动的相关风险减到最低程度。在运动中除了可以利用心率等指标进行监控外，还可以用个体感觉来把握运动量。

（1）运动量适宜：运动后略微感觉有汗，轻度的肌肉酸痛，休息后即可恢复，运动次日精力充沛，有再次运动的欲望，食欲、睡眠及精神状况良好。

（2）运动量过大：运动后面色苍白、出汗虚脱、胸闷、气喘、易激动，饮食不佳；脉搏在运动停止15min后仍未能够恢复正常；次日周身乏力、酸痛，此时应当减少运动量。

（3）运动量不足：运动后身体无发热感，无汗。脉搏无任何变化或者2min内恢复，证明运动量不足，没有明显的效果。

为保证运动疗法的顺利进行，一般应从低运动强度开始，如患者感觉良好，再逐渐增加量及强度。

121 糖尿病患者如何安排运动时间和运动频率？

一般在适宜强度的基础上，每次应该运动30～60min，每日1次或每周4～5次。但原则上单次最长运动时间不应该超过60min，以避免关节和肌肉损害。运动量由运动强度和运动时间共同决定，高强度运动则可适当缩短运动时间，低强度运动则运动时间需适当延长。高强度运动每周至少3天，每次至少30min，运动间隔期不应超过3天。运动量过少虽对心肺功能仍有益处，但减轻体重效果较差。

好的运动方案要有好的执行策略才能取得好的运动效果。运动方案的进度取决于糖尿病患者的体能、身体状态、年龄和目标，可分为3个阶段：

（1）开始阶段：开始阶段的运动强度可为最大强度的50%～60%，包括肢体伸展、体操和低强度的有氧运动。该阶段可维持3～5周，健康良好者可缩短，伴有慢性合并症或其他慢性疾病尤其是心脏病患者可延长。

（2）改善阶段：可较快进展，在2～3周内达到最大强度的50%～70%。

（3）维持阶段：维持运动负荷不变，可增加感兴趣的不同种类的运动。

要牢记的是，持之以恒的运动才能发挥良好的治疗作用。运动所产生的积极作用，包括胰岛素敏感性的增加和血脂的改善，以及由此带来的大血管疾病危险性的降低，在运动后1～2周就可以表现出来，但若停止运动，则1～2天之后，前一次运动所产生的良好效果就会消失。因此，糖尿病运动治疗"贵在坚持"。

122 为什么要重视运动前的准备活动和运动后的整理活动?

运动前的准备活动可使肌肉内的代谢过程加强,肌肉温度增高,提高肌肉的收缩和舒张速度,增强肌力;另一方面还可以增加肌肉、韧带的弹性和伸展性,减少由于肌肉剧烈收缩造成的不适或损伤。准备活动还能提高内脏器官的功能水平,因为内脏器官有一定的生理惰性,当活动开始时,虽然肌肉可能已经发挥最大功能,但内脏器官并不能立即进入最佳状态。适当的准备活动可以在一定程度上预先动员内脏器官的功能,减轻开始运动时由于内脏器官的不适应所造成的不舒服感,使整个机体能协调一致地完成运动任务。

准备活动可分为一般准备活动和专项准备活动。一般准备活动主要是一些全身性身体练习,主要包括跑步、踢腿、弯腰等。一般准备活动的作用是提高整体的代谢水平和大脑皮质的兴奋状态,减少运动损伤的发生。专项准备活动是指与所从事的体育锻炼内容相适应的运动练习,如打篮球前先投篮、运球,跑步前先慢跑等。除非进行一些专业运动和比赛,一般人体育锻炼时只需进行一般准备活动,即可进行正式的体育活动内容。

准备活动的量和时间随运动方式和运动量而定,糖尿病患者的运动都是中低强度的活动,准备活动的量相对较小,时间不宜过长,半小时的运动,10min 的准备活动已经足够。气温较低时,准备活动的时间也应适当长一些,量可大一些。气温较高时,时间可短一些,量可小一些。

除了运动前的准备活动,运动后的整理活动也很有益处。整理活动是指在一定时间的运动后,以放松身体、加速机体恢复为目的的身体练习,是一种运动与休息的适当交替。利用轻松的活动使机体氧吸收量仍保持在较高水平,以加速乳酸消除,促进体力恢复。

123 糖尿病运动疗法为何要因人而异?

运动疗法是糖尿病的基础治疗方案之一,但是因为每个患者的基础条件不同,所以运动的方式和持续时间并不一定相同，其状态要因人而异。

（1）应当选择个人喜欢的运动项目。同样的运动量，选择自己能够喜爱的运动才能够坚持，并且成为良好的习惯和生活的一个部分，然后达到一定的治疗效果，如果强行进行相关的运动，效果一般不好。

（2）每个人的年龄状态和基础的运动能力不同。一个久坐不动的老年患者和一个常年从事中等强度体力运动的中年患者，他们身体的基本运动储备能力明显不同，应该根据自身的情况进行调节。

（3）糖尿病的病情不同。良好控制的糖尿病和血糖波动较大的糖尿病患者应该选取不同的运动处方，避免出现运动后的血糖波动加大，影响病情的控制。

（4）糖尿病的并发症不同。无明显并发症患者与已经出现明显并发症患者，选取的运动方式不同。

糖尿病患者的运动处方选择，应该根据个体的不同情况，与医师及康复师进行充分的沟通，详细检查之后制订，切忌人云亦云，照猫画虎。

124 糖尿病患者运动不当会有什么风险？

不适当的运动除了可以造成常见的肌肉关节的损伤外，还可能引起糖尿病患者出现低血糖或血糖升高等不良反应甚至并发症的恶化。与健康人相比，在运动中糖尿病患者的血糖自我调节功能较差，不正常的血糖代谢机制在运动过程中可能会被放大，胰岛素水平可能过高或过低、肝脏和肌肉葡萄糖输出过多或过少，从而引起运动中或运动后出现血糖过低或过高的现象，这些反而可能对糖尿病患者造成伤害。

（1）低血糖：低血糖事件可以发生于运动中，或者出现于运动后的 $5 \sim 24h$，并且与运动前末次胰岛素注射时间和运动时间的间隔等因素相关，也与运动之前的饮食、运动种类和持续时间有关。

运动时，参与运动的肌肉的血流量增加，加快了氧的输送、二氧化碳的处理和能量物质的代谢，因此运动会消耗能量，会使血糖浓度下降。注射胰岛素的患者，由于胰岛素注射一般位于皮下，运动会加快胰岛素的吸收，并且运动能够增加胰岛素的敏感性，导致葡萄糖的摄取增加，使血糖进一步下降，这种效应会通过高胰岛素水平而得到扩大，尤其是运动停止后，容易引起血糖的降低以及夜间低血糖发作。

（2）高血糖：健康人在运动时，为了防止低血糖的发生，机体的直接反应是生理性的胰岛素分泌受抑制，但同时也会存在足够的胰岛素以便能够及时调节血糖水平以及防止血糖波动。而在糖尿病患者，如果运动开始时胰岛素水平很低则不能发挥有效的血糖调节效应，就可能出现严重的高血糖，甚至出现酮症酸中毒。另外，长时间或者高强度的运动也会由于对抗胰岛素的激素分泌明显增多而引起血糖水平迅速升高，运动中的脱水等因素也可能增加高血糖的风险。

（3）对糖尿病并发症的负面影响：对于并发症的影响，主要是病程较长的患者。

有视网膜病变的患者，剧烈运动可明显升高血压，可以引起视网膜出血，加速增殖期糖尿病视网膜病变。剧烈运动与蛋白尿患者尿蛋白排泄量增加有关。伴有自主神经病变的患者可能出现运动后心率下降、直立性低血压、出汗减少、胃肠道功能下降等。

125 哪些糖尿病患者不宜进行运动？

运动对于糖尿病患者有好处，但是并不是所有的糖尿病患者都适合进行运动治疗，不适合进行运动疗法的情况包括：

（1）急性感染：各种类型的急性感染，包括呼吸道、泌尿道、皮肤、软组织等，需要等急性感染控制之后方可进行。

（2）低血糖。

（3）糖尿病酮症酸中毒。

（4）高血糖高渗状态。

（5）重症糖尿病肾病：大量蛋白尿、水肿时。

（6）重症心脑血管疾病：心肌梗死急性期、未良好控制的心绞痛、心力衰竭急性期、脑梗死及脑出血急性期。

（7）糖尿病足溃疡。

（8）未得到控制的糖尿病增殖期视网膜病变。

（9）直立性低血压。

（10）血糖控制很差：空腹血糖＞16.8mmol/L，或者血糖波动明显者。

（11）严重肺部疾病：通气换气功能障碍的患者。

126 所有的糖尿病患者都应该进行运动治疗吗？

运动可以消耗热量、减轻体重、降低血糖并提高胰岛素的敏感性，好处多多。但并不是所有的糖尿病患者都要进行有氧运动，有些糖尿病患者应慎重选择运动疗法，也有一些糖尿病患者禁忌运动。无并发症、血糖控制良好的糖尿病患者都可以进行运动治疗，但是血糖显著升高、高龄、心肺功能不全、血糖波动大、足部感觉异常（糖尿病神经病变）、听力及视力障碍（糖尿病视网膜病变）、肢体活动障碍的糖尿病患者，应该慎重运动或暂停运动，待血糖平稳、各种并发症经治疗后获得明显改善后再进行运动治疗。轻微的糖尿病并发症如微量蛋白尿、无眼底出血的单纯性视网膜病变、无显著自主神经功能障碍的周围神经病变等患者，可以进行运动治疗，但要力所能及，同时要对运动中可能出现的问题提前做好防备预案。

老年糖尿病患者在进行运动时要从低运动量开始，稳步增加；选择快走和慢跑，这是较合适的方式；适当的运动量；稍长的运动时间，可间断或持续进行低强度活动至60min。运动前后要有一定的准备活动和放松活动。

127 患有糖尿病慢性并发症的患者运动时的注意事项有哪些？

糖尿病视网膜病变者：已知轻度的无氧运动及有氧运动对视力及非增殖期视网膜病变或黄斑水肿无特殊不良的影响。但是在存在增殖期视网膜病变时，一般禁止进行剧烈运动，因为有可能增加玻璃体积血或视网膜剥离的风险。对于进行了激光凝固治疗的患者，至少需要眼底病情稳定 3 ～ 6 个月之后再进行运动。

糖尿病伴有严重的高血糖或酮症者：应该避免运动及体力活动，直至该状态缓解。

糖尿病伴有神经病变者：其中自主神经病变可能会降低心血管对运动的反应，并且存在直立性低血压等风险，建议患者在进行比以往更高强度的运动时，先进行心脏的相关评估，接受心内科医师的运动建议；周围神经病变者，四肢的感觉常出现异常，容易增加皮肤破裂及感染等导致糖尿病足，建议的运动为非承重性运动，比如游泳、骑车或者进行上肢运动为主。

糖尿病肾脏病变者：运动会增加蛋白尿的排泄。建议糖尿病肾病的患者进行轻度到中度的运动，并且应该检测运动中的血压，使其不要过度升高。

128 糖尿病患者不宜进行的运动有哪些？

运动对于糖尿病患者有好处，其形式多种多样，但是不是所有的运动方式都适合糖尿病患者。

（1）长时间剧烈的运动：一般糖尿病患者胰岛素及血糖的调节都存在障碍，无论是 1 型糖尿病患者的胰岛素绝对缺乏，还是 2 型糖尿病患者的胰岛素抵抗及缺乏，都不能很好地应对血糖的剧烈变化。长时间的剧烈运动容易造成患者的血糖过高及过低，不适合糖尿病患者。

（2）不能按时进食的运动：如长时间不间断地旅行、登山、拉练等，这些活动使糖尿病患者容易出现低血糖或高血糖。糖尿病患者不适合参加此类活动。

（3）改变睡眠节律的运动：如主要在夜间进行的活动、频繁跨越时区的旅行等容易造成患者昼夜节律的改变，出现血糖紊乱。

（4）剧烈的对抗性运动：如拳击、自由搏击类运动。糖尿病患者很多存在神经病变、血管病变、视网膜病变、视力和听力障碍以及感知能力受损，参加此类活动更容易受到意外伤害。

129 什么样的运动项目适合自己？

不管是 1 型糖尿病还是 2 型糖尿病，患者均应以采取有氧运动方式为主。步行是最安全简便、易于坚持的一种方式，被认为是老年糖尿病患者（尤其是体质较差者）的首选运动项目，如果没有运动禁忌证，最好能快步走，这样可以增加运动量，消耗更多的热量，有利于减轻体重。健身跑属于中等强度的运动，适合于体质较好、无心血管疾病的糖尿病患者。当然，糖尿病患者也可结合自己的兴趣爱好、实际病情、体力状况、环境条件等具体情况，因地制宜地选择适合自己的运动方式，例如在高层者可进行爬楼梯运动，但应注意安全。

对于不能在室外进行有氧运动，或因天气而不能外出锻炼者，可在室内进行以活动四肢为主的运动，如瑜伽、健身操、毛巾操、拉力器等。这些运动同样具有降低血糖、改善胰岛素敏感性的作用。

糖尿病患者进行运动的形式可以多种多样，且应循序渐进，从自己的现有具体情况出发，和医师共同选择能够长期坚持并且有效的运动疗法。

130 如何选择合适的运动服装和运动鞋？

运动服的选择可以从环境、自身情况等方面来确定。首先，运动服要适合周围温度的变化。运动会产生很多热量，穿着宽松的运动服有助于散热，如果天气较冷的话，要选择有保暖功效的衣物，使人感觉柔软舒适。其次，运动服的选择也应兼顾到环境情况。很多人喜欢穿着宽松的衣服进行户外活动，容易散热，感觉比穿紧身衣更舒服一些，但在健身房中锻炼时应选择较为紧身的运动服，因为健身房空间可能并不宽敞，容易刮蹭其他器械。穿着合体的运动服可以直接感受到运动时身体的变化，比如瑜伽倒立这类的姿势，宽松的衣服很容易暴露，而且动作往往做不到位，影响到练习的效果。运动时的着装有很多选择，最重要的宗旨就是舒适、方便，可以最大化地保护我们的身体。

选购运动鞋的关键是舒适和合脚。舒适的运动鞋可减少脚下水泡的发生以及防止脚在鞋内滑动。同时要了解鞋子是否有良好的止滑功能和减震性，以尽量减少摔倒并减缓对脚踝的冲击。还要注重运动鞋的透气性，透气性强的鞋可以使脚汗迅速挥发，减少细菌和真菌感染的风险。选购运动鞋时，脚趾前端预留空间，可避免脚受擦伤。鞋带最好系在踝部，可以使脚踝获得较好的支撑。扁平足的人，应选带有坚硬后帮、支撑力较强的鞋。高足弓的人，应选择减震强的鞋。

131 如何选择合适的运动时间和地点？

一天中任何时间运动都是有益的，但从效益最大化的角度来讲，可以遵循以下原则：

（1）尽可能在饭后 1 ～ 2h 运动，尤其是早餐后，因为这可能是一天中血糖最高的时间，选择此时运动，可以降低餐后血糖，而且此时血糖较高，运动中往往无需加餐。

（2）糖尿病患者不要在胰岛素或者口服降糖药作用最强的时候运动，否则很容易发生低血糖。有些患者喜欢晨起服药或注射胰岛素后出去活动，运动之后再回家吃早餐，这样很容易造成低血糖，是应该坚决避免的。

（3）如果注射胰岛素后准备进行运动，胰岛素的注射部位尽量不要选择大腿部位，因为大腿是活动较多的部位，可引起胰岛素吸收过快而造成低血糖。

（4）习惯早餐前活动的患者，建议在运动前进行自我监测血糖。如血糖 > 8mol/L，则可进行运动；如血糖 < 6.7mmol/L，应适当进食后再活动。实际上，糖尿病患者并不太适合早餐前运动，因为清晨血糖最低，容易发生运动后低血糖，严重者可危及生命。运动锻炼的目的在于降低血糖，防止血糖显著升高，所以较晚时间尤其是餐后锻炼效果和安全性更好。

运动地点的选择（图 3-1）也是需要注意之处。运动健身的场所不宜选在人员拥挤的地方，以免造成挤伤或撞伤，但选择人员稀少之处，一旦发生意外则不容易获得帮助。因此，运动场所的选择应以保证自己安全为第一考虑。

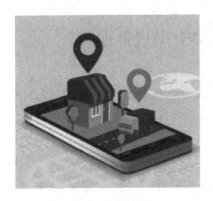

图 3-1　运动地点

适宜的气温、舒适的湿度和良好的通风都是在选择运动场所时应该考虑的。炎热的夏天、寒冷的冬天、雾霾天气或大风天气都不适合户外运动。要选择在一天中最适宜的气温下进行运动健身。

132 糖尿病患者在运动治疗前应做好哪些准备工作?

首先，运动前应该进行必要的医学检查，尤其对于年龄在 45 岁以上或者病程长于 5 年的患者。医生评估的内容一般包括：常规问诊和查体，血常规、尿常规、血糖、肝功能、肾功能等生化检查，心血管系统检查（如心电图和下肢动脉超声）、肺功能检查、糖尿病微血管病并发症的筛查（如眼底检查）。

其次，对运动中可能出现的意外应该提前做好如下预案：

（1）携带糖尿病患者信息卡，卡片上应该记载本人的姓名、年龄、家庭住址及联系人电话号码；并写明如出现意外，其他人应如何处理；目前所使用的降糖药物及其他药物的种类及剂量。卡片应该放置于容易发现的地方，外出活动前患者应告知家人活动的时间及地点。

（2）随身携带糖块或易于消化的碳水化合物，如出现低血糖症状时可及时服用。

（3）身体状况不好时应暂停运动；天气炎热时携带足够的饮用水；寒冷天气注意保温。

（4）如出现胸闷、胸痛、头晕等，应及时停止运动，原地休息；若经过休息不能够缓解应及时就医。

133 糖尿病患者如何应对运动中出现低血糖？

运动是糖尿病治疗中的重要组成部分，一般运动都会消耗血糖，有可能会出现低血糖，所以在进行运动前、运动中及运动后应该进行相应的工作避免低血糖，并且在出现低血糖后进行正确的应对。

（1）胰岛素治疗的患者，胰岛素应该注射在腹部皮下。

（2）开始运动前检测血糖：

血糖低于 4.4mmol/L，应推迟运动。

血糖低于 6.7mmol/L，在开始运动前进食 20 ～ 60g 碳水化合物。

血糖高于 8.0mmol/L，则不可预先进食直接运动。

（3）运动后 30min 应该检测血糖。

（4）超过常规运动强度的运动，运动前加用 30 ～ 60g 碳水化合物。

（5）超过 1h 的运动，运动中加用 30g 碳水化合物。

（6）患者突然感到自己心跳有力、加快，有种莫名的焦虑感，身体还有些颤抖，或者突然汗出增多，都要警惕可能出现了低血糖。应该停止运动，适量补充碳水化合物，升高血糖。此时选择的食物需要快速起效，碳水化合物不宜太多，最好是 15g，可任选以下一种饮食：①半杯果汁；②两勺葡萄干；③一杯牛奶；④ 3 片 5g 装的葡萄糖片。如果在 15min 内，上述症状未能改善，或者测血糖值仍然很低，应马上再补充"15g 碳水化合物"。

134 为什么有些糖尿病患者运动中或运动后血糖升高？

有些糖尿病患者在监测血糖之后发现，有时运动后的血糖反而比运动前的血糖升高，所以就有疑问，是否运动反而升高血糖，糖尿病患者是否不应该运动呢？

这种运动中出现血糖升高的情况分为两种。一种是进行剧烈活动时，如运动强度过大，运动时的心率明显超过靶心率，这时呼吸将变得吃力，为了满足运动对能量的需求，不得不大口喘气。这种强度的运动将激活交感神经系统，刺激肾上腺等内分泌器官分泌大量的应激激素，应激激素将促使肝脏以更快的速率输出葡萄糖，从而保证身体的能量供应。当葡萄糖输出量超过了肌肉组织吸收葡萄糖的能力时，血糖就会升高。很显然，一旦出现这种情况，患者应该立即降低运动强度。

另一种情况出现在长时间持续运动时，这时机体已经消耗了大量的葡萄糖和糖原，血糖水平将会下降，并且可能出现过一过性的低血糖。一旦出现低血糖，身体会立即启动相应的调节机制，首先是交感神经系统的兴奋，而后是其他升血糖激素的分泌增多，从而使血糖升高，这是一种低血糖后的高血糖反映。如果出现这种情况，应该缩短运动时间，避免低血糖的发生，这样就不会出现低血糖后的高血糖。

（王琛，高洪伟）

第四章

糖尿病的口服降糖药物治疗

135 糖尿病的治疗药物有哪些？各自降糖的机制是什么？

糖尿病的治疗药物依据用药方法可以分成两大类：一类是口服降糖药物；一类是注射降糖药物。

根据作用机制的不同，口服降糖药物可以分为以促进胰岛素分泌为主要作用的药物［包括磺脲类、格列奈类和二肽基肽酶-4（DPP-4）抑制药］和通过其他机制降低血糖的药物［包括双胍类、α-糖苷酶抑制药、噻唑烷二酮类（TZD）和钠-葡萄糖协同转运蛋白2（SGLT-2）抑制药］。目前常用的各类降糖药物及其主要降糖机制见表4-1。

表4-1　目前常用的各类降糖药物及其主要降糖机制

目前常用的各类降糖药物的种类		主要降糖机制
口服降糖药物	磺脲类	直接刺激胰岛 B 细胞产生胰岛素，增加体内胰岛素水平
	格列奈类	直接刺激胰岛 B 细胞产生胰岛素，增加体内胰岛素水平
	双胍类	减少肝脏葡萄糖的输出和提高胰岛素在外周组织（如肌肉）的效能
	α-糖苷酶抑制药	抑制小肠的 α-糖苷酶，延缓葡萄糖的肠道吸收
	噻唑烷二酮类	增加肝脏、肌肉和脂肪等组织细胞对胰岛素作用的敏感性
	二肽基肽酶-4 抑制药	抑制 DPP-4，减少胰高血糖素样-1（GLP-1）的降解，增加 GLP-1 浓度并进而促进胰岛 B 细胞分泌胰岛素
	钠-葡萄糖协同转运蛋白 2 抑制药	抑制 SGLT-2 的活性，阻止葡萄糖在肾脏被重吸收，增加葡萄糖经尿液排泄
注射降糖药物	胰岛素	补充外源性胰岛素
	胰高血糖素样-1（GLP-1）受体激动药	激动 GLP-1 受体，模拟 GLP-1 的效应，进而刺激胰岛 B 细胞分泌胰岛素

136 常用的磺脲类降糖药物有哪些？如何服用？

常用的磺脲类药物包括格列本脲、格列吡嗪、格列齐特、格列喹酮、格列美脲等，主要是通过刺激胰岛 B 细胞产生胰岛素，增加体内胰岛素水平而发挥降糖作用。糖尿病患者经常服用的格列本脲（优降糖）、格列喹酮（糖适平）、格列齐特（达美康）和格列美脲（亚莫利）等药物都属于这一类。

磺脲类药物的作用特点是起效慢，所以一般需要在餐前半小时提前服用。磺脲类药物各自的有效降糖剂量和降糖持续时间并不相同，所以每天的最高服药总量和服药次数也各不相同（表 4-2）。其中格列本脲、格列齐特和格列美脲是中长效药物，每天服用 1～2 次；格列吡嗪和格列喹酮是短效药物，每天需要服用 2～3 次。另外，某些磺脲类药物有缓释或控释剂型，可以每天服用 1 次即可。

表 4-2 磺脲类药物每天的剂量药围、服用次数及用药时间

名称	每天的剂量范围 /mg	每天的服用次数 / 次	用药时间
格列本脲	2.5～15	1～2	餐前半小时
格列吡嗪	2.5～30	1～3	餐前半小时
格列吡嗪控释片	5～20	1	早餐时，整片吞服
格列齐特	80～320	1～2	餐前半小时
格列齐特缓释片	30～120	1	早餐时，整片吞服
格列喹酮	30～180	1～3	餐前半小时
格列美脲	1～8	1	早餐前或餐时服

137 常用的格列奈类降糖药物有哪些？如何服用？

格列奈类药物包括瑞格列奈、那格列奈和米格列奈等，它们也主要是通过刺激胰岛 B 细胞产生胰岛素，增加体内胰岛素水平而发挥降糖作用。与磺脲类药物

相比，格列奈类药物起效快，能在进餐后更快地刺激胰岛素分泌，从而有效地控制餐后高血糖，同时因为其刺激胰岛素分泌的作用持续时间较短，因此在避免下一餐前出现低血糖的方面具有一定的优势。

由于这一类药物（表 4-3）具有起效快、作用持续时间短的降糖特点，所以在临床上主要用于餐后高血糖的控制，也被称为餐时血糖调节剂。糖尿病患者常用的瑞格列奈（诺和龙）和那格列奈（唐力）就属于这一类。

表 4-3 常用的格列奈类降糖药每天的剂量范围、服用次数及用药时间

名称	每天的剂量范围 /mg	每天的服用次数 / 次	用药时间
瑞格列奈	1 ~ 16	3	餐前 0 ~ 30min
那格列奈	120 ~ 360	3	餐前 1 ~ 30min 服药
米格列奈	30 ~ 60	3	餐前 5min 内口服

138 常用的双胍类降糖药物有哪些？如何服用？

双胍类药物包括二甲双胍和苯乙双胍。目前，二甲双胍是全世界最常用的口服降糖药，而苯乙双胍已很少使用，基本已经淘汰。糖尿病患者常用的格华止和卜可就属于这一类。

双胍类药物的作用特点是单独使用时不会引起低血糖，餐前、餐中或餐后服用均可。二甲双胍可引起胃肠道不适，随餐服用或使用肠溶片可减轻胃肠道反应。

二甲双胍有不同的剂型，包括速释片（也就是最普通的二甲双胍）、肠溶片和缓释片（表 4-4）。二甲双胍速释片可引起胃肠道不适，随餐或餐后服用可减少胃肠道反应，如果没有胃肠道不良反应，二甲双胍速释片可以餐前服用，吸收效果更好。二甲双胍肠溶片或二甲双胍缓释片的胃肠道不良反应较速释片明显减少，服用速释片有反应的糖尿病患者们可试着服用缓释片或肠溶片。

Body

Body

Body
Body

Body

表4-4　二甲双胍每天的剂量范围、服用次数及用药时间

药物名称	每天的剂量范围/mg	每天的服用次数/次	用药时间
二甲双胍	500～2000	2～3	随餐服用
二甲双胍缓释片	500～2000	1～2	每日1次时推荐随晚餐服用

139 为什么二甲双胍是最常用的降糖药物？

提起口服降糖药物，糖尿病医生和患者大都会首先想到二甲双胍。二甲双胍是糖尿病治疗的传统药物。近些年来，世界各国糖尿病专业学术机构发布的糖尿病治疗指南中，二甲双胍占有绝对重要的位置。各指南均认为，对于2型糖尿病，除非存在禁忌证，均应从开始就使用二甲双胍治疗，并且联合治疗的方案中也应始终包括二甲双胍，可见二甲双胍是糖尿病治疗的首选药物和最常用药物。除了《中国2型糖尿病防治指南（2013年版）》中对二甲双胍的推荐，中华医学会内分泌学分会也组织多位临床专家、药学专家制订并发布了《二甲双胍临床应用专家共识》，用以指导中国的临床医生和患者正确认识并合理使用二甲双胍。

二甲双胍之所以能够成为最常用的降糖药，这是因为它问世五十多年，临床使用经验丰富，临床获益证据最充分。

首先，二甲双胍具有良好的降糖作用。二甲双胍可以抑制肝脏、肾脏过度的糖原异生，可以延缓葡萄糖在胃肠道的吸收摄取，可以提高胰岛素的敏感性从而增加外周葡萄糖的利用，涉及糖尿病的多个发病机制。二甲双胍还能减轻肥胖的2型糖尿病患者的体重。二甲双胍首选用于单纯饮食控制及运动治疗效果不佳的2型糖尿病，特别是肥胖的2型糖尿病；二甲双胍与胰岛素合用可减少胰岛素用量；二甲双胍可以与磺脲类降血糖药、α-糖苷酶抑制药等合用，具有协同降糖的作用。

二甲双胍是最早被证实为有明确的心血管获益的口服降糖药物，从英国前瞻性糖尿病研究（UKPDS）开始，一个接一个的大型临床试验研究通过确凿的证据，证实了二甲双胍具有良好的降糖疗效和心血管安全性。

其次，二甲双胍具有良好的药物安全性。双胍类药物中的苯乙双胍因为容易导致乳酸性酸中毒而退市，但 UKPDS 等临床试验研究均证实了二甲双胍良好的药物安全性，目前没有确切证据表明二甲双胍的使用与乳酸性酸中毒有关。胃肠道反应是二甲双胍最常见的不良反应，包括腹泻、恶心、呕吐、胃胀、消化不良、腹部不适等，绝大多数发生于用药后的头几周，随着治疗时间的延长，多数患者会逐渐耐受或症状消失。

最后，二甲双胍价格非常便宜，性价比高，易于购买和广泛使用。

因此，二甲双胍在糖尿病治疗中的地位与日俱增，成为全世界控制糖尿病的核心药物。

140 哪些人不适合服用二甲双胍？

二甲双胍具有良好的药物安全性，是最常用的口服降糖药物。但是世界上没有十全十美的东西，药物更不例外。二甲双胍并不适合于所有 2 型糖尿病患者，存在一定的使用禁忌证，也就是说有些人不能用二甲双胍。这些人包括：

（1）对二甲双胍过敏者。任何药物都可能引发过敏反应，如果服用二甲双胍后出现过敏反应，则不能再服用。

（2）二甲双胍不耐受的患者。有些人服用二甲双胍后会出现严重的胃肠道反应，如腹痛、腹泻，个别患者服用二甲双胍后腹泻超过每日 20 次，严重影响了患者的生活，这部分患者不能再服用。

（3）存在缺血缺氧性疾病的患者，如严重的贫血、心功能不全、肺心病、慢性阻塞性肺病、哮喘等。这些患者都存在缺氧的问题，如果服用二甲双胍，引起乳酸性中毒的危险性升高，不能使用。

（4）严重肝肾功能不全患者，禁用二甲双胍。这并不是说二甲双胍会造成严重的肝肾损害，而是此时患者容易出现严重的药物不良反应。二甲双胍不经过肝脏代谢，不存在肝毒性，但对于肝功能不全患者使用二甲双胍的资料较少，通常建议在血清转氨酶超过 3 倍正常上限时避免使用二甲双胍。二甲双胍主要以原型经肾小管排泄，本身对肾功能没有影响，但因肾功能不全时容易发生乳酸蓄积，因此临床用药中需通过估算肾小球滤过率（eGFR）来调整二甲双胍剂量：eGFR

大于 60 ml/min 时，无需减量；eGFR 在 45～60 ml/min，需减量；eGFR 小于 45 ml/min 时，需停用。对于 80 岁以上高龄患者，应减少二甲双胍剂量并定期监测肾功能。

（5）应激状态时不用二甲双胍，如急性心肌梗死、严重感染和外伤、重大手术等，这时服用二甲双胍疗效非常差，也容易引发不良反应，所以有应激时要用胰岛素治疗，在应激过后仍可继续服用二甲双胍。

（6）饮酒可以产生低血糖，二甲双胍可以抑制维生素 B_{12} 的吸收，因此酗酒者、维生素 B_{12} 和叶酸缺乏未纠正者也禁止服用二甲双胍。

（7）10 岁以下儿童患者因用药经验较少，也不建议服用二甲双胍。

（8）妊娠期和哺乳期妇女：目前无药物安全性的有效证据，所以国内尚未批准。特殊情况时，个别患者在医生指导下可以酌情使用。

141 常用的 α-糖苷酶抑制药有哪些？如何服用？

α-糖苷酶抑制药：主要有阿卡波糖、伏格列波糖和米格列醇等，通过抑制小肠的 α-糖苷酶，使食物中的碳水化合物（多糖）不能在小肠中全部分解成单糖，从而起到延缓葡萄糖的肠道吸收、降低餐后高血糖的作用。糖尿病患者常用的阿卡波糖（拜唐苹、卡博平）和伏格列波糖（倍欣）就属于这一类。

由于需要与食物相互竞争 α-糖苷酶的结合位点，所以该类药物应于吃第一口饭时服用，而且需要每次就餐时都服用。目前常用的 α-糖苷酶抑制药的服用方法详见表 4-5。

表 4-5　目前常用的 α-糖苷酶抑制药的服用方法

名称	每天的剂量范围 /mg	每天的服用次数 / 次	用药时间
阿卡波糖	100～300	3	随第一口饭嚼服，小剂量开始，逐渐加量
伏格列波糖	0.2～0.9	3	餐前口服，服药后即刻进餐
米格列醇	100～300	3	在每餐开始时服用

142 常用的胰岛素增敏剂有哪些？如何服用？

噻唑烷二酮（TZD）类药物有罗格列酮和吡格列酮等，主要通过增加肝脏、肌肉和脂肪等组织细胞对胰岛素作用的敏感性，改善胰岛素抵抗而发挥降糖作用，因此又被称为胰岛素增敏剂类药物。单独使用胰岛素增敏剂不会引起低血糖，服药的时间只需要相对固定，无须考虑和进食的关系。糖尿病患者常用的罗格列酮（文迪雅、爱能）和吡格列酮（艾可拓、卡司平）就属于这一类（表4-6）。

表4-6 目前常用的胰岛素增敏剂的服用方法

名称	每天的剂量范围/mg	每天的服用次数/次	用药时间
罗格列酮	4～8	1～2	任意时间服用
吡格列酮	15～45	1	早餐前或早餐后

143 常用的DPP-4抑制药有哪些？如何服用？

二肽基肽酶-4（DPP-4）抑制药主要有西格列汀、沙格列汀、维格列汀、利格列汀、阿格列汀等，主要通过抑制体内DPP-4的活性而减少胰高血糖素样肽-1（GLP-1）的灭活，使内源性GLP-1的水平升高。GLP-1的生理作用是只在高血糖状态下才能刺激胰岛素的分泌，从而发挥降糖作用。相反地，在血糖正常时，GLP-1则不会增加胰岛素的分泌，也就不会使血糖进一步降低。因此，DPP-4抑制药的降糖作用呈现血糖依赖性的特点。常用的西格列汀（捷诺维）、沙格列汀（安立泽）和利格列汀（欧唐宁）等就属于这一类（表4-7）。

图4-7 常用的DPP-4抑制药的服用方法

名称	每天的剂量范围/mg	每天的服用次数/次	用药时间
西格列汀	100	1	

续表

名称	每天的剂量范围 /mg	每天的服用次数 / 次	用药时间
沙格列汀	5	1	
维格列汀	50 ~ 100	1 ~ 2	服药时间不受进餐影响，可在每天的任意时间服用
利格列汀	5	1	
阿格列汀	25	1	

144 钠－葡萄糖协同转运蛋白2抑制药是哪一类降糖药物？有什么特点？如何服用？

钠－葡萄糖协同转运蛋白2(SGLT-2) 抑制药是新上市的一类糖尿病治疗药物，主要有坎格列净、达格列净等。正常人血中的葡萄糖会在肾脏历经先被滤过再被重吸收的过程，最终只有不到1%的葡萄糖通过尿液排出体外，而90%在肾脏重吸收的葡萄糖是由 SGLT-2 来主导完成的。因此，这类药物（表4-8）通过抑制 SGLT-2 的活性，就能阻止葡萄糖在肾脏被重吸收，增加葡萄糖经尿液的排泄而起到降糖作用。

表4-8 SGLT-2 的服用方法

名称	每天的剂量范围 / mg	每天的服用次数 / 次	用药时间
坎格列净	100 ~ 300	1	早餐前服用
达格列净	5 ~ 10	1	早晨服用，餐前或餐后均可
恩格列净	10 ~ 25	1	早晨服用，餐前或餐后均可

145 GLP-1 受体激动药有哪些特点？如何使用？

前面已经谈到，GLP-1 能在高血糖状态下刺激胰岛素的分泌，发挥降糖作用，该作用是通过 GLP-1 的受体实现的。GLP-1 受体激动药就是通过激动 GLP-1 受体，模拟 GLP-1 的效应而发挥降糖作用。GLP-1 受体激动药以降低餐后血糖为主，很少出现低血糖反应，同时抑制食欲。因此，减肥效果很显著。现有的 GLP-1 受体激动药主要有艾塞那肽和利拉鲁肽，其中利拉鲁肽也被批准用作减肥药使用。常用的艾塞那肽（百泌达）和利拉鲁肽（诺和力）等就属于这一类。

GLP-1 受体激动药需要皮下注射，艾塞那肽每日注射 2 次，利拉鲁肽每日注射 1 次。以后还会有每周 1 次注射的 GLP-1 受体激动药上市。

146 各种降糖药物的降糖效果一样吗？

各种降糖药物的降糖效果的确不一样，有的强一些，有的温和一些，方便不同糖尿病患者进行选择。临床上我们通常是以某种降糖药物单用能使糖化血红蛋白水平下降的幅度来衡量该药的降糖效果。据此，在所有的降糖药物中，降糖作用最强的是胰岛素，磺脲类、双胍类、GLP-1 受体激动药和噻唑烷二酮类药物次之，DPP-4 抑制药、SGLT-2 抑制药和 α-糖苷酶抑制药等则稍弱。另外，即使属于同一类降糖药物，不同药物的降糖效果也存在差异。例如格列奈类药物中，瑞格列奈的降糖作用就略强于那格列奈。

其实降糖药物的降糖效能的强弱也各有利弊，关键是看用于什么样的糖尿病患者。血糖轻度升高的选择温和的降糖药物就可以，对于血糖升高明显的患者，可选择强效的降糖药物，这是合理的。另外，每种药物对空腹血糖和餐后血糖的降糖效果也各不相同，要针对糖尿病患者的血糖谱的特点进行选择。降糖药物的选择是有很多学问和技巧的，糖尿病患者通常不了解每种药物的特点，也不太知道哪些药物适合自己。因此，患者应多咨询医生，与医生一起寻找合适的降糖药物，这是明智的方法。各种降糖药物的降糖效果见表 4-9。

表 4-9　各种降糖药物的降糖效果

降糖药物	糖化血红蛋白降幅
磺脲类	1%～1.5%
双胍类	1%～1.5%
格列奈类	0.5%～1.5%

续表

降糖药物	糖化血红蛋白降幅
噻唑烷二酮类	1%～1.5%
α-糖苷酶抑制药	0.5%～1%
DPP-4 抑制药	0.5%～1%
GLP-1 受体激动药	1%～1.5%
SGLT-2 抑制药	0.5%～1%
胰岛素	1.5%～3.5%，当使用到合适的剂量时，可以将任何水平的 HbA_1c 降到或接近治疗目标

147 哪种口服降糖药物是最好的？

在临床工作中，经常遇到糖尿病患者询问哪种口服降糖药物最好，或者口服降糖药物甲是不是比口服降糖药物乙要好等问题，其实这些问题是没有答案的。

我们期望的理想口服降糖药物应该具备以下条件：①能平稳降糖；②降糖疗效好且稳定持久，不会失效；③对肝肾无毒性作用；④不增加体重，最好还能减轻超重或肥胖患者的体重；⑤能预防糖尿病的并发症；⑥不会产生低血糖，或者引发低血糖的作用很弱。但在现实中还没有这样理想的口服降糖药物。现有的口服降糖药物种类虽然很多，而且每类药物中还有多个不同的药物，但它们都不够完美，具有各自不同的优点和缺点。它们的降糖机制不同，疗效不同，服用方法不同，产生的副作用不同，对体重的影响和导致低血糖的风险也不同，因此无法评价谁比谁更好。每种药物都有自己的适合人群，别人用着效果好的药物，用在自己身上不一定就有良好的疗效。同一种药物在不同个体间疗效的差异是普遍存在的，隐藏在其中的原因非常多，但目前我们能了解的并不多。所以，对于任何一种降糖药物，千万不能人云亦云，不加思考拿来就用。最好能咨询医生，在医生的指导下试用一段时间，疗效好就继续用，疗效不好就换用其他药物。

对于任何疾病，我们都既要尊重共性，也要遵循个性化的治疗原则，糖尿病也不例外。目前全世界对于糖尿病的治疗理念都强调"以患者为中心的个体化治疗"。因此，对于每个糖尿病患者而言，从来没有最好的降糖药物，只有最合适的降糖药物，即应该根据自身病情和实际情况选择最适合自己的降糖药物。只要有充分的理由和依据，使用任何降糖药物都是正确、合理的。

148 口服降糖药物的常见副作用有哪些?

口服降糖药物的种类较多，各种药物的作用机制和化学结构不同，使得其引起的副作用也各不相同。药物副作用也称为药物不良反应，不良反应中有一类是所用药物都可能出现的，如过敏反应、转氨酶升高。有些不良反应是特异性的，也就是说某些不良反仅见于某种药物，而其他药物则无该种不良反应。下面介绍各种口服降糖药物的较特异性的主要不良反应。

磺脲类和格列奈类药物的主要副作用是低血糖。由于这两类药物都属于胰岛素促泌剂，主要通过刺激胰岛素分泌，增加体内胰岛素水平而发挥降糖作用，所以可以诱发低血糖，尤其是老年、肝功能和肾功能异常、超剂量用药、已服药却未及时进餐的患者更容易发生。

双胍类药物的副作用主要是胃肠道反应，表现为食欲下降、恶心、呕吐、口干、口苦、腹胀、腹泻等，轻度不良反应大多能耐受，用药1～2周后可完全耐受，不良反应消失。

α-糖苷酶抑制药的主要副作用也是胃肠道反应，表现为腹胀、排气增加等，通常可随着用药时间的延长，在2～3周后减轻甚至消失。

DPP-4抑制药的副作用少见，很少引起低血糖，可有轻度胃肠道反应，如恶心、呕吐、食欲减退等，多见于治疗初期。

钠-葡萄糖协同转运蛋白2抑制药的副作用主要是女性生殖器真菌感染和泌尿道感染，可能与该类药物使尿中葡萄糖浓度显著升高有关。

口服降糖药物的副作用见表4-10。

表 4-10　口服降糖药物的副作用

药物种类	副作用
磺脲类	低血糖，体重增加
双胍类	食欲下降、恶心、腹泻等胃肠道反应，乳酸性酸中毒
格列奈类	低血糖，体重增加
α-糖苷酶抑制药	腹胀、排气增加等胃肠道反应
DPP-4 抑制药	胃肠道反应，增加胰腺炎风险
钠-葡萄糖协同转运蛋白 2 抑制药	泌尿生殖系统感染，低血压，肾功能损害及过敏反应，不明原因的酮症酸中毒

149 口服降糖药物治疗中要注意什么？

（1）遵从医生指导，正确用药，遵从医嘱的用法用量，不可滥用药、随便减药或停药，注意观察治疗中是否出现一些新的不适，及时就医。

（2）必须坚持饮食和运动治疗。不能认为已经口服降糖药物了，就可以放纵自己，既不管嘴也不迈腿。这样做的后果一方面会使药物的降糖作用明显降低，导致血糖无法达到有效控制；另一方面，为了达到控制血糖的目的，需要应用更多的降糖药物，从而导致药物相关不良反应的发生风险加大。

（3）服药期间定期检测血糖和糖化血红蛋白，了解血糖控制情况。当发现血糖波动大，出现持续的高血糖或低血糖时应及时就医。

（4）配合医生定期监测肝功能及肾功能，以便医生根据情况调整降糖药物的剂量，保障用药安全。

（5）当因其他疾病需要做手术时，要提前咨询内分泌科医生，明确是否需要调整降糖治疗方案。

（6）对于那些正在服用磺脲类、格列奈类等可能诱发低血糖的药物的糖尿病患者，要注意警惕低血糖的发生，平时要常备糖果以备低血糖时使用。如果经常在每天的同一时间发生低血糖，并排除饮食和运动影响，且持续 3 天以上，应及时就医。

（7）在医生指导下观察糖尿病相关并发症的发生和发展情况，及时进行相应的处理包括降糖方案的调整。

150 2型糖尿病患者注射胰岛素后就不用服用口服药吗？

许多2型糖尿病患者在开始注射胰岛素治疗前都会提出一个问题："我既然注射胰岛素了，是不是就不用再服用口服降糖药物了？"答案是不一定，需要具体情况具体分析。

首先，要看患者的病情，主要是胰岛素抵抗的程度。胰岛素分泌减少和胰岛素抵抗是导致2型糖尿病的主要机制，所有的2型糖尿病患者在起病时都同时存在胰岛素抵抗和胰岛素分泌的减少，只是程度不同而已。有的患者胰岛素抵抗严重，胰岛素分泌缺陷较轻；有的患者胰岛素抵抗轻，而胰岛素分泌缺陷严重。随着糖尿病病程的进展，所有2型糖尿病患者的胰岛素分泌水平都会进一步降低，而胰岛素抵抗的程度却变化并不大。胰岛素治疗主要是补充适量的胰岛素，能有效解决胰岛素分泌减少的问题，却不能有效地改善胰岛素抵抗。当然我们也可以通过增加胰岛素剂量来达到克服胰岛素抵抗的目的，但由此引发的体内胰岛素水平过高会增加低血糖和体重增加的危险，从长远看对糖尿病患者不利。因此对于胰岛素抵抗很轻的患者，单纯注射胰岛素治疗就能有效地控制血糖，多数可能不需要继续应用口服降糖药物。但对于合并显著胰岛素抵抗的患者，常常需要联合口服药物以减轻胰岛素抵抗，达到既有效控糖，又能避免胰岛素剂量过大带来的潜在风险。

其次，注射胰岛素后能否停用口服药物还取决于采用的胰岛素治疗方案。如果是采用胰岛素泵或多次胰岛素注射方案（如三餐餐时胰岛素＋睡前中效或长效胰岛素），由于这些胰岛素治疗方案能达到或接近人体内胰岛素分泌和作用的模式，能提供覆盖全天（包括进餐和基础状态下）的胰岛素需求，所以就可能不需要再联合口服药物治疗。如果是采用一天1次或一天2次的胰岛素治疗方案，由于这些胰岛素治疗方案无法达到或接近人体内胰岛素分泌和作用的模式，无法有效满足全天（包括进餐和基础状态下）的胰岛素需求，所以就需要再联合口服药物，以达到良好控制全天血糖的目的。因此当糖尿病患者开始胰岛素治疗后，应该听从内分泌专科医生的意见，来决定是否需要联合口服降糖药物治疗。

151 哪些药物降空腹血糖效果好？

空腹血糖升高的主要原因是空腹时肝脏糖原输出增加，因此能够抑制该因素的药物才会有较好的降空腹血糖的效果。

二甲双胍主要的降糖作用机制是抑制肝脏过度的糖原异生，减少肝糖原的输出，从而降低空腹血糖。

长效的磺脲类药物除具有刺激胰岛素分泌、提高餐后胰岛素水平外，还能够减少肝脏内源性葡萄糖的产生、促进肌肉组织对外周葡萄糖的摄取，既能降低餐后血糖，也能较好地降低空腹血糖。餐后血糖和空腹血糖均升高者，宜选择依从性好、低血糖发生风险小的长效磺脲类促泌剂，如格列美脲、格列齐特等。

基础胰岛素制剂能够非常好地控制空腹血糖。基础胰岛素分泌是指人体内胰岛细胞 24h 持续脉冲式分泌胰岛素。正常人胰岛素的生理性分泌可分为基础胰岛素分泌和进餐后的胰岛素分泌，这两部分胰岛素分泌量大约各占 50%。基础胰岛素的分泌是空腹状态下的胰岛素分泌，不依赖于进食，可以通过抑制肝脏糖原分解及糖异生来减少葡萄糖的产生，维持周围组织器官（如大脑、肌肉等）对葡萄糖的利用，从而使空腹状态下血糖保持在正常水平。因此，糖尿病患者注射基础胰岛素能够良好地控制空腹血糖。

152 哪些药物降餐后血糖效果好？

餐后高血糖是大血管疾病的独立危险因素，控制餐后血糖具有重要意义。餐后血糖的升高受肝脏糖原输出和进食因素的影响，其形成机制较为复杂。各种降糖药物均能不同程度地降低餐后血糖，但目前降低餐后血糖效果较好的口服降糖

药物主要包括 α-糖苷酶抑制药、短效磺脲类促泌剂、格列奈类促泌剂及 DPP-4 抑制药，注射制剂包括短效胰岛素及其类似物、GLP-1 受体激动药。

α-糖苷酶抑制药对小肠壁细胞刷状缘的 α-葡萄糖苷酶的活性具有抑制作用，从而延缓了葡萄糖在肠道吸收入血的速度，直接降低餐后血糖，包括阿卡波糖、伏格列波糖和米格列醇。

短效的磺脲类药物均能够促进餐时胰岛素的分泌，增加血液中胰岛素浓度，从而降低餐后血糖，常用的短效磺脲类药物包括格列吡嗪和格列喹酮。格列奈类药物和短效磺脲类药物相似，但起效更快，改善胰岛素早相分泌更明显，包括瑞格列奈、那格列奈和米格列奈。

DPP-4 抑制药通过抑制 DPP-4 酶对 GLP-1 的降解，提高外周血 GLP-1 水平，进而促进 B 细胞分泌胰岛素、抑制胰高血糖素，降低餐后血糖，包括西格列汀、沙格列汀、维格列汀、利格列汀和阿格列汀。

GLP-1 受体激动药可刺激胰岛素分泌、抑制胰高血糖素的分泌、延缓胃排空、增加饱腹感和减少进食量而降低餐后血糖。

餐时胰岛素是餐前注射的短效胰岛素或速效胰岛素类似物，可以促进葡萄糖的摄取和增加利用，可有效降低餐后血糖。

153 最多能同时联合使用几种降糖药物？

糖尿病治疗需在饮食控制和运动治疗基础上加用降糖药物，合理的降糖药物的联合使用可以实现降糖机制的互补，避免单药用量过大，降低药物副作用，并尽快使血糖控制达标。2 种药物的联合降糖效果可能大于每种药物降糖效果的叠加，这就是药物的协同作用，可以说是 1+1 > 2，因此临床上联合应用口服降糖药物很常见。临床上使用的口服降糖药物有十余种，是不是可以无数量限制地联合应用呢？

两种口服药物联合使用是安全的，同时也是经济的，效果也很好，临床上广泛采用。也可联合使用 3 种不同作用机制的口服降糖药物，这是血糖较难控制的患者的一个不错的选择。如果 3 种口服降糖药物也不能控制好血糖，就不建议使用 4 种或 5 种降糖药物联合使用了。药物过多则安全性无法保证，从费用上看也不划算，不如使用胰岛素更经济更有效。更重要的是，如果 3 种口服药物效果不好，那么使用 4 种口服降糖药物恐怕效果也不会好。因此，无论从安全性、经济性和治疗效果上看，都不建议使用 4 种或 4 种以上的口服降糖药物。这时应该启动胰岛素的治疗，在注射胰岛素的同时，可配合使用 1 ～ 2 种口服降糖药。

154 哪些降糖药物不能联合使用？

目前临床上使用的口服降糖药物有很多种，按照降糖机制可分成不同的类别。理论上，不同类别的降糖药物都可以联合使用，可联合 2 种或 3 种降糖机制各不相同的口服降糖药物。但是，在门诊有时候能看到患者服用两种同类降糖药物，最多见的就是同时服用两种促胰岛素分泌的药物，如同时服用格列齐特与格列吡嗪，或者同时服用瑞格列奈与格列美脲。出现这种现象的原因，一方面是患者对降糖药物不了解，以为只要是药名不一样的降糖药物都可以同时服用，另一方面也可能是医生在处方降糖药物时没有仔细询问患者现在的服药史，导致处方了同类药物。解决这个问题的关键是患者在不充分了解药物的时候，一定别自作主张，必要时把正在服用的药物带给就诊医生，这样可确保安全用药。

作用机制基本相同的同类药物原则上不能联合使用，因其降糖效果没有增加，但发生副作用的风险却会大大增加。如 α - 糖苷酶抑制药类药物中的阿卡波糖和伏格列波糖，如磺脲类药物中的格列本脲、格列美脲、格列齐特、格列吡嗪、格列喹酮等，再如格列奈类药物中的瑞格列奈和那格列奈，DPP-4 抑制药中的西格列汀和利格列汀等，均不能联合使用。胰岛素促泌剂有 2 类，也不建议这 2 类同时服用，如磺脲类中的格列 ×× 就不能与格列奈类的药物联合使用，因为二者都是促进胰岛素分泌的药物。

也不建议作用机制相似且没有互补作用的药物联合使用，如 GLP-1 受体激动药和 DPP-4 抑制药。基础胰岛素和胰岛素促泌剂可联合应用，但当使用每日 2 次及 2 次以上胰岛素注射方案时，应停用胰岛素促泌剂。胰岛素和噻唑烷二酮类药物均可引起水肿的副作用，应尽量避免联合应用。

155 降糖药物对体重有影响吗？

众所周知，2 型糖尿病与肥胖往往是密切相关的。肥胖，尤其是腹部肥胖能加速糖尿病和心血管疾病进展。因此，降低体重是 2 型糖尿病患者治疗的一个重要目标，而糖尿病治疗过程中药物对体重的影响也是药物选择的一个重要参考指标。

胰岛素可以增加体重，其作用机制复杂，与其促进葡萄糖摄取利用、调控脂肪生成和分解、低血糖后补偿性增加饮食等因素有关。

磺脲类药物促进胰岛素分泌，也可以增加体重，其机制与胰岛素增加体重的机制类似。

噻唑烷二酮类药物增加体重，主要是调控脂肪分化，能增加体脂，还能改变脂肪分布，从内脏移向皮下，但是却能改善肝脏和外周组织对胰岛素的敏感性。此外，噻唑烷二酮类药物还能增加血容量。

传统降糖药物中，二甲双胍不增加糖尿病患者的体重，甚至能降低肥胖糖尿病患者的体重；α - 糖苷酶抑制药能延缓胃排空，延缓葡萄糖吸收，可能轻度降低体重。中国的 MARCH 研究表明，新诊断的 2 型糖尿病患者采用阿卡波糖 300mg/d 治疗，除降低 HbA_1c 外还可以降低体重。

新型降糖药物 GLP-1 受体激动药能够葡萄糖依赖性地促胰岛素分泌，因此低血糖风险小；并且能够减少肝糖原生成，抑制胃排空；作用于下丘脑产生饱腹感，从而降低血糖、减轻体重。增加内源性 GLP-1 作用的降糖药物 DPP-4 抑制药没有减轻体重的作用。钠 - 葡萄糖协同转运蛋白 2（SGLT-2）抑制药减少肾对葡萄糖的重吸收，通过增加尿糖来降低血糖，并具有降低体重的作用。

156 服用降糖药物会产生依赖性吗？

药物依赖性又称药物成瘾性，是指药物长期与机体相互作用，使机体在生理功能、生化过程和（或）形态学发生特异性、代偿性和适应性改变的特性，停止用药可导致机体的不适和（或）心理上的渴求。除了生活方式治疗之外，糖尿病的治疗还需要使用降血糖药物。服用降糖药物不会造成机体生理功能、生化过程和（或）形态学上的明显改变，不会出现停药后机体的不适和（或）心理上的渴求，因此从科学的定义上讲降糖药物不会产生依赖性。

糖尿病患者所说的口服降糖药物的依赖性是指服用降糖药物之后不能停药，这并非医学上药物依赖性，而是由病情所决定的。糖尿病因其可以发生大小血管病变的并发症，是一个需要终身药物治疗的疾病，降糖药物可以良好地控制血糖，减少并发症的发生和致死致残。即使血糖控制良好，降糖药物也是不能随便停用的，因为停药之后，可能会引起血糖的反跳性升高，甚至出现严重并发症，危及生命安全。目前尚没有根治糖尿病的方法，因此需要长期药物治疗。

157 长期服用降糖药会"耐药"吗？如果"耐药"了怎么办？

经常有 2 型糖尿病患者反应，开始服用降糖药物的效果挺好，但过一段时间后却发现血糖控制得没有原来那么好了。这是为什么？是因为患者对降糖药物"耐药"了吗？

首先我们来了解一下 2 型糖尿病自身的发展过程。2 型糖尿病本身是一种进展性疾病。在它的自然病程中，胰岛 B 细胞功能随着病程的延长而逐渐下降，胰岛素分泌量日益减少，因而对降糖药物的需求和依赖程度会逐渐增大。正因为如此，多数患者在采用单一的口服降糖药物治疗一段时间后都会出现治疗效果的下降，这就是患者感受的降糖药物"耐药"。所以说，所谓的"耐药"其实是病情进展了，胰岛功能逐渐降低了。

当然，除了因糖尿病病情进展导致的降糖药物疗效降低外，糖尿病患者还要警惕是否存在以下可以促进血糖升高的因素：

① 一些糖尿病患者在血糖控制良好后，就放松了饮食控制，也不再坚持体育锻炼。

② 一些患者在血糖控制良好后就不再坚持规律用药，经常漏服或干脆自行减药。

③ 合并其他疾病，上呼吸道感染（感冒）、尿路感染、甲状腺功能亢进症（甲亢）等疾病。

④ 其他药物的影响，开始服用一些特殊药物，如糖皮质激素等。

当发现降糖药物疗效变差时，如果患者自查没有发现存在饮食、运动、药物的漏服或减量等方面的因素，就应该及时就医，听从医生的意见，寻找血糖升高的病因并加以纠正。对于病因无法消除，或是因糖尿病病情进展所致者，则需要积极调整原有的降糖方案，加用另外的口服降糖药物联合治疗。如果口服降糖药物联合治疗仍不能有效地控制血糖，就应开始胰岛素的治疗。

158 口服降糖药物，尤其是二甲双胍会伤肝伤肾吗？

首先，糖尿病患者要知道，所有的口服降糖药物都是先要经过严格的临床试验，确认了它们的有效性和安全性才得以应用于临床，随后还要在临床实践中接受全世界众多糖尿病患者的检验以进一步观察其疗效和是否安全。如果发现某种药物引发严重副作用的风险很高，就会遭遇退市，不会继续应用于临床。当年的曲格列酮就是因为发现其可以导致严重的肝脏损伤而很快退市的。现有的多数口服降糖药物已在临床使用多年，迄今为止，无论是前期的临床试验还是来自更广泛的临床实践的数据，都没发现目前正在使用的各种口服降糖药物可以引发明显的肝脏和肾脏损害，甚至瑞格列奈在肾脏病晚期和透析患者中使用也是安全的，所以广大糖尿病患者不用过分担心口服降糖药物对肝肾功能的影响。

对于糖尿病患者特别关心，也是经常会问医生有关二甲双胍是否伤肝伤肾的问题，在这里需要澄清一下，还二甲双胍一个清白。

二甲双胍不经过肝脏代谢，也不影响肝脏中与药物代谢相关酶类的活性，不存在肝毒性。只是由于目前肝功能明显异常的患者使用二甲双胍的研究资料较少，那些患有肝炎或其他肝病伴有肝功明显异常的糖尿病患者使用二甲双胍时要特别谨慎，应密切监测肝功能。这样做的原因是担心肝脏本身的疾病会影响正常的乳酸清除能力，使得二甲双胍降糖过程中产生的乳酸积聚的风险增加，而不是因为二甲双胍有肝毒性。此外二甲双胍主要以原型经肾脏排泄，口服后 24h 内经肾脏排泄 90％，本身对肾功能并没有影响。有些患者一看到尿蛋白升高就不敢继续使用二甲双胍的做法是没有根据的。当然在二甲双胍的使用中也需要定期监测肾功能，这是因为，当其他原因如糖尿病肾病等引发肾功能严重受损时，会使得二甲双胍的排泄明显减少，导致二甲双胍的副作用发生风险增加，而不是因为二甲双胍有肾毒性。

最后特别提醒广大的糖尿病患者，虽然口服降糖药物并不会引起明显的肝功能和肾功能受损，但在服药期间仍应定期监测肝功能和肾功能，避免肝脏和肾脏疾病导致降糖药物的代谢和清除障碍，降低治疗的安全性。

159 糖尿病孕妇能服用口服降糖药物吗？

目前有关糖尿病孕妇使用口服降糖药物的研究资料较少，已有一些科学研究显示某些口服降糖药物如二甲双胍等并不会增加胎儿畸形和新生儿并发症的风险，在控制孕妇体重和改善胰岛素抵抗等方面具有优势，但是更多的口服降糖药物并没有足够的证据显示其在糖尿病孕妇中使用的安全性。目前我国食品药品监督管理局并没有批准任何一个口服降糖药物可以在糖尿病孕妇中使用，所以对于糖尿病孕妇，还是应该使用胰岛素治疗，避免使用口服降糖药物。

160 糖尿病儿童能用口服降糖药物吗？

关于糖尿病儿童能否服用口服降糖药物的问题，需要视具体情况而定。

目前大部分糖尿病患儿都是 1 型糖尿病，必须依赖胰岛素治疗，他们的高血糖不可能通过口服降糖药物得到有效控制。随着肥胖儿童的增加，儿童中 2 型糖尿病的发病率也有逐渐增高的趋势。对于 2 型糖尿病的患儿，在饮食和运动治疗的基础上，如果血糖未能达标，就应该使用降糖药物治疗以保证儿童的正常生长发育。但是迄今为止，口服降糖药物在糖尿病患儿中的疗效和安全性并没有得到全面，充分的评估，目前只有二甲双胍被批准用于 10 岁以上的儿童患者。因此，对于大多数糖尿病患儿，胰岛素仍然是主要或唯一的治疗选择。

161 如何治疗儿童和青少年 2 型糖尿病？

治疗方法包括改变不良饮食习惯、增加体育锻炼和药物治疗。

改变不良饮食习惯和适当控制热量摄入能使肥胖患儿的体重降低2%～3%，有利于血糖控制。饮食控制是儿童和青少年糖尿病治疗中最棘手的部分，因为过度的饮食控制不利于青少年的健康成长。因此，提倡膳食平衡较强调饮食控制更恰当。成功的膳食计划是提供灵活、饱腹感、满意的饮食，最好能去咨询糖尿病专科医生和营养师，协助医生根据临床资料、饮食习惯、体重、活动量等情况制订个体化的平衡膳食食谱。

体育锻炼对血糖的短期控制是有益的，要尽量鼓励或陪伴糖尿病儿童进行定期运动，使运动成为家庭生活的一部分，让糖尿病儿童和青少年从运动或玩耍中找到各种乐趣。

唯一批准使用的口服降糖药物是二甲双胍，但单用二甲双胍并不能使多数患者血糖控制达标，需要配合运动和平衡膳食，如仍不达标，需及时开始胰岛素治疗，以防止血糖长期控制不良。理论上，使用胰岛素治疗能使血糖控制在正常范围内，但这个目标很难达到。

血糖控制目标为：糖化血红蛋白≤7.5%，空腹血糖≤7.2mmol/L，如果能做到尽量少发生低血糖，最理想的血糖控制目标是 HbA1c ≤ 7.0%，空腹血糖≤ 7.0mmol/L。制订血糖控制目标时要考虑糖尿病病程、生长发育问题、活动量的多少、儿童性格、家长对低血糖和糖尿病并发症知识是否充分了解、学校的支持程度等。

162 儿童和青少年 2 型糖尿病的治疗效果如何？

儿童和青少年 2 型糖尿病的病理生理特点和疾病的发展规律与成人 2 型糖尿

病显著不同，表现为其胰岛细胞功能受损的速度快于成人、微量蛋白尿出现得较早、高血压病和高脂血症等伴随疾病较常见、血糖获得理想控制的比例较低，甚至低于 1 型糖尿病患者。

血糖控制欠佳的原因包括：①目前被批准用于治疗青少年 2 型糖尿病的治疗药物仅有二甲双胍和胰岛素。二甲双胍单药治疗仅能使不到一半的青少年 2 型糖尿病患者血糖达标；其他种类的口服降糖药物均未被批准用于治疗青少年糖尿病患者；②胰岛细胞功能下降过快；③儿童和青少年糖尿病患者大多较肥胖，往往都有不良饮食习惯并且少运动，这既是糖尿病的发病因素之一，同时也是血糖较难控制的重要原因之一；④儿童和青少年的自我约束能力、对疾病的正确认识能力较差，常常导致治疗不规律；⑤患者的心理因素、家庭经济因素以及家长对疾病的认识和理解方面存在局限性等。

如果血糖不能获得良好控制，儿童和青少年 2 型糖尿病患者在成年早期即可出现糖尿病的微血管并发症，心脑血管疾病的风险也显著升高。

163 黄连素能降低血糖吗？

黄连素是一种生物碱，可从植物如黄连、黄柏等提取，也可人工合成，临床中一直作为治疗腹泻的常用药物，甚至可作为非处方药使用。药理学研究发现黄连素还具有一定的抗心力衰竭、抗心律失常、降低胆固醇、抑制血管平滑肌增殖、抗血小板、抗炎等作用，对于糖尿病患者来说，黄连素还具有改善胰岛素抵抗的效能，因此也有降血糖的作用。临床研究也证实，黄连素确实有显著的降低血糖的作用，同时对糖尿病患者伴有的合并症如高血压病、血栓形成等有良好的防治功效。目前临床中有个别糖尿病患者在服用黄连素进行降血糖治疗，也有一定的效果。

黄连素降血糖的机制还不完全清楚，可能的原因包括黄连素可改善胰岛素敏感性、抑制小肠中双糖向单糖转化，即具有抑制 α - 糖苷酶活性的作用、改变肠道菌群。口服黄连素后几乎不被吸收，仅在肠道局部发挥作用。因此，全身不良反应很少，主要是肠道不良反应，如便秘等，长期大量应用也有可能引起肠道菌群失调。黄连素的降血糖作用与剂量明显相关，也就是说，剂量越大降糖作用越强。因此，往往需要较大剂量的黄连素才能发挥明显的降血糖作用。

糖尿病是一种慢性疾病，需长期用药。如果用黄连素来降低血糖，需要长期服用，容易产生不良反应。目前缺乏相关大规模临床研究来明确黄连素长期应用的安全剂量、可能发生的不良反应等。因此，目前临床上并不推荐其用于糖尿病患者的常规降糖治疗。如果其他口服降糖药物效果较差，又不愿意使用胰岛素，也可选择试用黄连素，但一定有医生指导，不可盲目使用。

164 这么多种的降糖药物，如何选择呢?

随着人类对于糖尿病的认识逐渐加深，会有更多种类的降糖药物进行研发和进入商品化，为患者控制糖尿病提供越来越有效的"武器"。

那么患者可能会问，了解了降糖药物不同的种类和不同特点，我还是不懂得怎么选择降糖药物? 实际上，介绍这些不同种类的药物分类以及信息，是为了让患者对疾病及治疗有更多的认识，而不是让患者主动地去选择药物。这就像是乘坐飞机的乘客，可以了解飞机是如何驾驶的，但是不需要也不可能进行飞机的驾驶，因为这需要长期专业的培训。选择降糖药物，除了考虑药物作用机制之外，还要考虑药物的副作用，个体年龄、体重、既往伴随的疾病及使用的药品、肝肾功能、药物的相互作用等方方面面的因素，所以降糖药物更多的是需要专业技术人员，也就是医生进行选择和调节。

患者需要切记的原则就是：降糖药物各有优缺点，降糖药物没有最好只有最适合。

使用降糖药物要注意几个问题：

① 一定要在医生指导下用药，患者自己不可以随意选用。

② 糖尿病患者用药后不可无故中断，否则会使接近稳定的病情恶化。

③ 服药期间，如因为其他疾病使用其他药品应咨询医师，是否需要调节降糖药物的种类及剂量。

④ 要遵医嘱的用法用量，不可擅自加量或减量，否则会因用量不当而影响疗效。

⑤ 从正规的医疗机构获得降糖药物，切勿相信江湖游医。

⑥ 注意使用降糖药物的时间和方式，以确保疗效和避免副作用。

165 得了糖尿病就必须用药治疗吗？

不一定，如果非药物治疗方法能很好地控制血糖，就不必使用降糖药物。

糖尿病是一种慢性疾病，现有的医学手段无法根治，所以对糖尿病患者而言，需要终身坚持治疗。糖尿病的治疗并不是单指药物治疗，而是包括营养治疗、运动锻炼、降糖药物、糖尿病知识的教育和血糖监测等在内的综合性管理。其中以合理的饮食及运动为核心的生活方式干预是每一个糖尿病患者控制血糖的基础治疗措施。如果糖尿病患者经过积极的生活方式干预就能有效地控制血糖，则无需应用药物治疗。反之，如果单纯的生活方式干预不能使患者的血糖控制达标，就应该开始降糖药物治疗。当然对于那些不能配合进行饮食控制和合理体育锻炼的糖尿病患者而言，为了控制高血糖，就必须用药物治疗。

值得一提的是，由于人们日益重视糖尿病，许多糖尿病高危的人会积极进行糖尿病的筛查和血糖的监测，以期更早地发现糖尿病。此时他们的血糖常常不是很高，很多经过饮食及运动治疗就能很好地控制血糖，不需要药物治疗。另外，大多数妊娠糖尿病患者的高血糖相对较轻，进行科学的饮食调整和运动就能良好地控制血糖，只有少数患者需要药物治疗。

特别要提醒广大糖尿病患者的是，如果被确诊为 1 型糖尿病，则在诊断之后必须立即开始胰岛素治疗并维持终生。因为 1 型糖尿病患者体内的胰岛素近乎完全缺失，必须依赖外源性胰岛素的补充才能有效地维持血糖平稳，避免发生危及生命的糖尿病急性并发症——糖尿病酮症酸中毒。此外，患有 2 型糖尿病的患者应该知道，2 型糖尿病是一种进展性疾病，随着病程的进展，血糖有逐渐升高的趋势。因此，2 型糖尿病的治疗方案不是一成不变的，治疗的强度会随血糖的升高而加强。那些起先可能通过单纯的生活方式干预就能有效地控制高血糖的患者，后来会需要联合药物治疗。

166 如果血糖控制好了，能减药或停药吗？

关于糖尿病患者经过降糖药物治疗使血糖改善后能否减药和停药的问题，需要根据患者的病情，具体情况具体分析。

对于 1 型糖尿病患者，必须终生应用胰岛素治疗，不可能停用胰岛素。这是因为他们体内的胰岛素近乎完全缺失，必须依赖外源性胰岛素的补充才能有效地维持血糖平稳，避免发生危及生命的糖尿病急性并发症。当然，1 型糖尿病在初始胰岛素治疗后，有一段时间内胰岛素的剂量可以大幅度减少甚至停用胰岛素，但这一阶段不是每个 1 型糖尿病患者都会出现，即使出现了，维持的时间也较短，希望完全停用胰岛素并不现实。

2 型糖尿病患者在血糖获得良好控制后能否停药的问题就更加复杂。已有的一些医学研究发现，部分新诊断的 2 型糖尿病经过短期的药物强化血糖控制后，在随后的一段时间内仅依靠良好的饮食及运动治疗就能够使血糖控制达标而不需要借助药物治疗。这与患者的胰岛功能、胰岛素抵抗状态的显著改善有密切关系。但由于 2 型糖尿病呈现进展性的特点，随着病程的进展，胰岛素分泌功能会逐渐降低，血糖随之出现逐渐升高的趋势，对降糖药物治疗的需求性加大。所以长期而言，除了生活方式治疗之外，糖尿病的治疗还是需要使用降糖药物治疗并且需要坚持药物治疗的。那些糖尿病病程长，应用降糖药物尤其是多种药物联合治疗才能控制血糖达标的患者通常不可能停用降糖药物。至于那些应用降糖药物治疗后血糖都没有控制达标的患者就更谈不上减药或停药了。

总之，当血糖长期稳定，并且有良好的生活方式干预，极少数 2 型糖尿病患者是可以在一段时间内停药的，但停药期间需要密切观察血糖情况。对于大多数 2 型糖尿病患者并不建议完全停药，因为轻率地停药可能会引起血糖的反跳性升高，甚至出现严重并发症。正如打仗获得短期的胜利后，解散军队、销毁武器是很不安全。因此，往往只可裁军（减少药物），不可取消军队（完全停药）。

提醒广大糖尿病患者注意，在降糖治疗中千万不要自行减药或停药，如果想了解自己能否减药或停药，一定要事先咨询内分泌科医生。即使经过内分泌医生的评估能减药或停药，也要继续保持良好的生活方式，并密切观察减药或停药后的血糖变化。如果出现血糖明显升高，就需及时就医，继续增加药物治疗或药物剂量。

167 如果忘记了服用口服降糖药物，该怎么办?

对于糖尿病患者来说，按时按量服用降糖药物十分重要。然而，有时候患者很难做到准时服用，尤其是老年患者更易发生漏服。但漏服后，患者千万不能把漏服的药物与下一次用药一起服用，以免出现严重低血糖反应。一般而言，及早发现，及时补服是最明智的做法。

在漏服药物时，科学的补药方法应该要依据当时的血糖水平来准确判断。但在没有条件检测血糖的时候，可以按照每天服药的次数和发现漏服的时间点来决定是否补服（表4-11）。简单地讲，若饭前漏服双胍类药物可在饭中或饭后补服；若漏服胰岛素增敏剂类药物和DPP-4抑制药，因为这两类药物每日1次服用，与进食无关，可以补服，但不建议下次用药时加量服用；如果是饭后2h之内发现漏服促胰岛素分泌剂类药物，建议半量补服；若漏服 α-糖苷酶抑制药类药物，则不建议补服，因为此药是通过和食物中的糖分竞争小肠 α-糖苷酶的结合位点而发挥降糖作用的；一旦漏服，食物中的糖分已经先行和 α-糖苷酶结合，此时再补服也不能起到降糖作用。

如果患者漏服的次数较多，就应该及时就医。

表4-11　日常服药次数、补服及不补服

日常服药次数	补服	不补服
3次/日	2h以内	2h以上
2次/日	4h以内	4h以上
1次/日	12h以内	12h以上

168 如何保存口服降糖药物？

糖尿病药物的保存应遵循保持原包装、避光、防潮、注意有效期的原则。

药品最好保留原包装，这样便于识别，便于掌握用法、用量。如果不方便使用原包装，如外出旅游、就餐等活动，最好选用清洁、干燥的小瓶盛装，将药物的名称、服用方法、剂量等清楚地写在胶布上，然后贴在包装瓶上。对于治疗调整后不再服用的药品，应在丢弃前把药物从包装中倒出，毁形（可以水泡和碾碎），最终丢弃在下水道中，用水冲走，防止他人误食误用。糖尿病药物大部分是化学制剂，而阳光能加速药物的变质或变色，导致药效降低。因此，储存降糖药物要注意避光。同时有些降糖药物易吸收空气中的水分，从而水解失效。因此应放在干燥的地方保存。

糖尿病患者应该注意经常查看储存的降糖药品是否超过有效期或变质。如果发现储存的药品出现以下这些情况，就千万不要再服用了：①片剂出现松散、变色；②胶囊粘连、开裂；③丸剂出现粘连、霉变或虫蛀；④散剂严重吸潮、结块或发霉。

（杨进，谢超，高洪伟）

第五章

糖尿病的胰岛素治疗及其他治疗

169 健康人的胰岛素分泌模式什么样?

图 5-1 所示为健康人全天中的胰岛素和血糖变化曲线,深灰色部分代表基础胰岛素或基础血糖,基础血糖主要指未进食情况下的空腹血糖,同时也是餐后血糖的组成部分,基础胰岛素就是维持基础血糖稳定所分泌的胰岛素。浅灰色部分代表的是进餐后分泌的餐时胰岛素或餐后血糖,进餐后血糖快速上升,这时需要胰岛素的快速分泌来使餐后血糖不至于升得过高。因此,全天胰岛素分泌曲线为全天的基础胰岛素和三餐餐时胰岛素。

基础胰岛素分泌不足会导致空腹血糖升高,相应的餐后血糖也会升高,就是所谓的水涨船高。餐时胰岛素分泌不足将会引起餐后血糖升高。对于需要胰岛素治疗的糖尿病患者,首要的问题是明确是基础胰岛素分泌不足还是餐时胰岛素分泌不足,或者二者都不足。单纯基础胰岛素分泌不足只需要用睡前补充中长效胰岛素就可以了,单纯餐时胰岛素分泌不足用餐前短效或超短效胰岛素治疗即可。基础胰岛素和餐时胰岛素均不足就需要同时补充,通常的办法是三餐前短效或超短效胰岛素加上睡前的中长效胰岛素,也就是每日 4 次胰岛素注射,部分患者是用 2 次预混胰岛素(短效和中效胰岛素混合在一起)也可以达到 4 次胰岛素注射的相似效果。

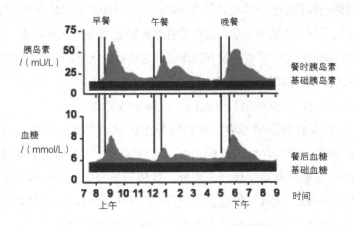

图 5-1 健康人全天中的胰岛素和血糖变化曲线示意

170 什么样的糖尿病患者需要胰岛素治疗？

1 型糖尿病患者因自身胰岛素分泌很少，按目前的医学水平还没有方法能使其胰岛素分泌功能恢复，因此 1 型糖尿病患者从开始确诊就需要补充足够的胰岛素进行替代治疗，并且需要长期使用，不能中断。如果他们停用胰岛素治疗或自行减少胰岛素用量，就容易发生糖尿病酮症甚至糖尿病酮症酸中毒等急性并发症，病情严重时可能危及生命。除 1 型糖尿病患者外，其他糖尿病患者出现以下情况时也需要使用胰岛素治疗：

（1）不能耐受口服降糖药物或有使用口服降糖药物禁忌证或应用口服降糖药物后血糖仍控制不佳的患者，如有的 2 型糖尿病患者已经患糖尿病十几年甚至几十年了，同时服用 2 ～ 3 种口服降糖药物并且每种药物的剂量都很大，但是血糖仍然控制不理想，那么就应该加用胰岛素治疗以达到血糖的良好控制。还有的 2 型糖尿病患者对多种口服药物过敏、或者服药后出现了无法耐受的副作用等，此时患者只能采用胰岛素治疗。

（2）出现糖尿病急性并发症的患者。

（3）出现严重的糖尿病慢性并发症或合并严重的心肝肾疾病的糖尿病患者。

（4）处于妊娠期和哺乳期的糖尿病女性患者。

（5）合并严重感染、创伤的糖尿病患者，这时常需要短期使用胰岛素治疗，因为一方面严重感染和创伤会导致血糖显著升高，另一方面高血糖状态下又容易加重或滋生感染，并且不利于创伤的愈合，这种恶性循环常会引发严重的后果。而胰岛素以其快速、强效的降糖能力，可以尽快有效地打破这种恶性循环，有助于病情的控制。

（6）要进行手术的糖尿病患者。

（7）部分新确诊、血糖明显升高的 2 型糖尿病患者。

（8）某些继发性糖尿病患者，如因胰腺疾病行手术部分切除或得过严重坏死性胰腺炎的患者，胰岛功能因此受损而引起糖尿病，这种情况多需要胰岛素治疗。另外一些患者如合并系统性红斑狼疮、肾病等需服用泼尼松等糖皮质激素治疗时血糖可明显升高，此时一般也需要使用胰岛素控制血糖，但是随着糖皮质激素的用量减少或停用，血糖也会随之改善，胰岛素也可以停用。

（9）儿童糖尿病患者。

171 为什么妊娠期和哺乳期的糖尿病妇女需要胰岛素治疗？

处于妊娠期的糖尿病患者，无论是在妊娠前就患有糖尿病还是妊娠后才诊断为糖尿病，若生活方式不能使血糖良好控制，都需要用胰岛素治疗。这是因为胰岛素不通过胎盘，只降低母亲的血糖，不会进入胎儿体内影响胎儿的血糖。而大部分口服降糖药物都可以通过胎盘，可能对胎儿产生不利的影响，并且多数口服降糖药物在妊娠期间的安全性方面目前也缺乏足够的证据，因此妊娠期间糖尿病患者应该使用胰岛素控制血糖。

对于哺乳期的糖尿病妇女，口服降糖药物可通过乳汁，而且也缺乏口服降糖药物能在哺乳期安全使用的研究证据，因此哺乳期的糖尿病患者若需要药物控制血糖也应采用胰岛素治疗。即使是乳汁中含少量胰岛素，也会被宝宝的胃液破坏掉，因而不会对宝宝产生什么不利影响。

172 为什么有严重并发症的患者需要胰岛素治疗？

如果糖尿病患者长期血糖控制不佳出现了糖尿病慢性并发症，如糖尿病肾病、糖尿病视网膜病变等；或者有的糖尿病患者同时伴有其他慢性疾病，如肝硬化、肾功能不全等，遇到这些情况也需要胰岛素治疗，原因在于多数口服降糖药物都是通过肝脏代谢或肾脏排泄，此时如果继续服用口服药物的话会一方面会加重肝脏或肾脏的负担，另一方面因为药物的代谢和排泄受阻会使药物在体内蓄积，低血糖和药物相关副作用的发生风险增加。

173 为什么糖尿病患者在手术前后要使用胰岛素治疗？

大部分要进行手术的糖尿病患者在手术前后都需要采用胰岛素控制血糖，这是因为一方面胰岛素治疗可以更快更好地控制血糖，为顺利手术创造良好的基础，也能有效降低术后感染的风险，促进伤口愈合。另一方面，对于接受腹部手术或者其他手术后短期内不能正常进餐的糖尿病患者，需要在短期内进行静脉胰岛素治疗，等患者恢复正常饮食后还需要一段时间的皮下注射胰岛素治疗。

因手术而使用胰岛素的患者在术后多可以停用胰岛素。

174 为什么有的新确诊的 2 型糖尿病患者就使用胰岛素？

部分新确诊、血糖明显升高的 2 型糖尿病患者在确诊糖尿病时，就被医生建议采用胰岛素治疗。这使很多患者不理解，为什么刚刚诊断糖尿病就要开始采用胰岛素治疗？这样做的理由是新确诊、血糖很高的 2 型糖尿病患者其胰岛素分泌能力往往被高血糖抑制了，如果采用短期胰岛素治疗可显著改善高血糖导致的胰岛素分泌功能下降，这可以理解为在注射外源性胰岛素治疗后患者自身的胰岛素分泌功能有了部分恢复的机会。

这些患者在高血糖得到控制和症状缓解后，可根据各自的病情调整后续的治疗方案，部分患者可脱离药物仅需饮食调节和运动治疗，部分患者可改用口服降糖药物治疗。

175 胰岛素比口服降糖药物好，是吗？

不是的。许多糖尿病患者会错误地认为胰岛素比口服降糖药物好，所以不听从医生的意见，不愿意或干脆拒绝使用口服降糖药物，而一味地选择胰岛素治疗，殊不知胰岛素治疗同样也存在着缺陷和不足。出现这一错误认识的根源在于患者存在以下的误区：

（1）错误地认为口服降糖药物会伤肝伤肾，不安全。这一观念的错误性在前面章节中已充分讲述。现有的多数口服降糖药物已在临床使用多年，甚至一些药物已经应用长达半个世纪以上。迄今为止，临床试验和临床实践的数据都没发现口服降糖药物可以引发明显的肝脏和肾脏损害，如瑞格列奈甚至在肾脏病晚期和透析患者中也可以安全使用，所以广大糖尿病患者不用过分担心口服降糖药物对肝肾功能的影响。极个别患者服用降糖药物后出现转氨酶（代表肝脏功能）升高的情况，这种情况是所有药物都可能出现，这种反应不可预测，通常也不严重，在服用过程中不定期检查肝功能，如发现肝功异常停药即可，没有必要因噎废食。

（2）错误地认为胰岛素没有任何副作用。许多糖尿病患者会认为注射的外源性胰岛素既然和人体内正常存在的内源性胰岛素在化学结构和生理作用等方面都一样，就不会产生任何副作用，其实不然。首先胰岛素制剂除了含有胰岛素外还有辅料，这些辅料会引发过敏反应，包括皮肤瘙痒、皮疹、脂肪萎缩或增生等。其次，作为药物的外源性胰岛素并不会像体内的内源性胰岛素一样，作用受到机体的调控，而且不会每时每刻完全满足人体所需，达到与血糖完美的契合，所以常会导致高胰岛素血症，有时会引发低血糖，甚至是严重的低血糖昏迷。实际上，糖尿病患者发生低血糖的首要原因就是胰岛素治疗。胰岛素治疗引发的低血糖不但常见，而且远远高于任何一种口服降糖药物，包括胰岛素促泌剂。另外，胰岛素治疗对体重的影响也比口服降糖药物更明显，常带来体重明显增加。许多糖尿病患者的体重本来就超重甚至是明显肥胖，减重本身就是他们的核心治疗目标之一。而体重增加将会使高血糖的控制难度加大，也会增加未来肥胖相关疾病及心血管疾病的风险，因此从对体重影响的角度看，胰岛素并不比口服降糖药物更好。

总之，胰岛素和口服降糖药物具有各自的优势和缺点，不能简单地说胰岛素比口服降糖药物好，希望广大糖尿病患者走出误区，一定听从医生的建议，结合自身的病情选择适合自己的降糖药物。

176 一旦用了胰岛素就必须一直使用吗？

很多患者非常关心一个问题，开始使用胰岛素是不是就要一辈子都用胰岛素？这种说法是片面的。与任何药物一样，也是需要使用时才用胰岛素，不需要时就可以停用。比如那些需要手术、处于妊娠期和哺乳期、合并严重感染、创伤或并发糖尿病酮症酸中毒等急性并发症，血糖明显升高的新确诊的 2 型糖尿病患者以及临床暂时难以分型的糖尿病患者等通常都需要在短期内应用胰岛素治疗，一般在手术结束伤口愈合后，妊娠期和哺乳期结束后，感染等病情控制后以及糖尿病类型明确为 2 型糖尿病后就可以停用，完全没有不能停用的问题。

可能大家关心的是口服降糖药物后血糖仍然长期控制不良时，如果用了胰岛素就可能不能停用了。这种现象确实很常见，但这种现象发生的根本原因是口服降糖药物的疗效欠佳而不得不选择胰岛素治疗，一旦停用胰岛素，血糖仍会再升高。病史超过 10 年的部分糖尿病患者就可能出现类似情况，病史超过 20 年的患者多数可能出现类似情况。这是由于病程越长，胰岛功能下降得越明显，胰岛素分泌量会越来越少，最后变成和 1 型糖尿病差不多，就必须长期采用胰岛素治疗。因此，长期使用胰岛素不是胰岛素的错，而是自身胰岛素分泌功能变差，要想使血糖控制好就要使用胰岛素，如果不在乎血糖高低就可停用胰岛素，但是这要冒风险，需要慎重对待。

177 为什么糖尿病患者不应该害怕使用胰岛素？

在临床上，很多 2 型糖尿病患者都非常害怕使用胰岛素，有的患者甚至说"宁死也不用胰岛素，用了胰岛素就像吸毒一样，天天自己'打针'"。糖尿病患者害怕使用胰岛素，不外乎有以下原因：不愿意"打针"，嫌麻烦，"因为要'打针'，吃饭不能按时""外出及旅游不方便"；认为用了胰岛素会产生依赖性，"一旦用了胰岛素就离不开了，要用一辈子"；注射胰岛素就像吸毒，会上瘾；对注射本身的恐惧，认为"打针痛""会流血"。这些顾虑看似有道理，实则经不起推敲。

2 型糖尿病患者在降糖过程中需要使用胰岛素的情况通常有 2 种：第一种情况是应激情况下血糖明显升高，口服降糖药物效果很差，这时必须使用胰岛素降低血糖，在应激因素消失后，可停用胰岛素，也就是说这种情况下使用胰岛素是暂时的，不是永久的，目的是控制血糖，预防糖尿病急性并发症，也有助于其他疾病的恢复；第二种情况是最常见的，也是糖尿病患者最不愿意面对的，那就是多种口服降糖药物用到最大剂量也不能良好地控制血糖，多见于糖尿病病程长的患者。这时使用胰岛素可以说是无奈之举，因为已经没有其他办法来降低血糖了，非用胰岛素不可，而且常常不能停用胰岛素，因为停用胰岛素血糖还是要再次升高。其实在这种情况下，患者的选择也比较简单，要么使用胰岛素，血糖可以获得良好控制，要么不用胰岛素，血糖高就让它高吧，随他去吧！后一种选择的结果只能是出现糖尿病急性或慢性并发症。眼前的省事换来的是以后长久的麻烦。

胰岛素作为降糖药，挽救了无数 1 型糖尿病患者和 2 型糖尿病患者的生命。我们应该感谢胰岛素。胰岛素是机体自身拥有的，也可以说是上天赐予我们的最有效的降血糖"武器"。糖尿病患者要把胰岛素当成最值得信赖的朋友，可以在最关键时刻给予我们帮助。胰岛素不同于一般意义上的药物，因为胰岛素是机体中本来就存在的，只要合理使用，应该说不会产生除低血糖之外的严重不良反应。我们也可以从另一个角度去思考，胰岛素与口服降糖药一样，都是用来降血糖的，只是给药的方式不同而已。口服也好，皮下注射也好，仅仅是用药方式的不同罢了。注射胰岛素虽然麻烦一些，但能延长糖尿病患者的生命，能提高生活质量，在这个巨大获益面前，注射胰岛素带来的一点点麻烦是不是微不足道呢？因害怕胰岛素而放弃胰岛素治疗，是典型的"丢了西瓜捡芝麻"。

目前，胰岛素注射装置越来越方便，笔芯置入方便、视窗大、刻度调节简便；剂型也越来越多样，短效、中效、超短效、长效、不同比例预混剂型等可适合不同患者需要；针头越来越细，注射时几乎无疼痛感觉。技术的进步给糖尿病患者注射胰岛素带来了方便。因此，不论从哪个方面看，糖尿病都不应该害怕胰岛素甚至拒绝胰岛素，"该出手时就出手"，需要胰岛素时就要毫不犹豫地使用。

178 胰岛素制剂的种类有哪些?

胰岛素的种类繁多，加上相同的胰岛素因为生产厂家不同而冠以不同的名称，所以常令广大糖尿病患者眼花缭乱，一头雾水。下面就介绍一下胰岛素制剂的种类。

首先，如果按照出现的先后顺序、来源和化学结构的不同，可将胰岛素分为：第一代胰岛素，即动物胰岛素，如猪胰岛素和牛胰岛素，这一类胰岛素现在基本上已经很少使用了；第二代胰岛素，即基因工程合成的人胰岛素，如生物合成人胰岛素、精蛋白锌重组人胰岛素等；第三代胰岛素，即胰岛素类似物，如门冬胰岛素（诺和锐）、赖脯胰岛素（优泌乐）、地特胰岛素（诺和平）、甘精胰岛素（来得时）等，见表5-1。现在临床上广泛使用的是第二代和第三代胰岛素，即人胰岛素和胰岛素类似物。

另外，如果按照作用时间的长短不同，可将胰岛素分为超短效胰岛素、短效胰岛素、中效胰岛素、长效胰岛素或长效胰岛素类似物及预混胰岛素，见表5-2。

① 超短效胰岛素，如门冬胰岛素（诺和锐）、赖脯胰岛素（优泌乐）。

② 短效胰岛素，如动物胰岛素中的普通胰岛素和人胰岛素中的诺和灵R、优泌林R。

③ 中效胰岛素，包括动物胰岛素中的的低精蛋白胰岛素和人胰岛素中的诺和灵N、优泌林N。

④ 长效胰岛素或长效胰岛素类似物，长效胰岛素包括动物胰岛素中的精蛋白锌胰岛素，长效胰岛素类似物包括地特胰岛素(诺和平)、甘精胰岛素(来得时)。

⑤ 预混胰岛素，是将两种胰岛素成分按照一定比例混合而成，如人胰岛素中的诺和灵30R（含30%的诺和灵R和70%的诺和灵N）、优泌林70/30（含30%的优泌林R和70%的优泌林N）等，预混胰岛素类似物包括诺和锐30（含30%的门冬胰岛素和70%的精蛋白门冬胰岛素）、诺和锐50（含50%的门冬胰岛素和精蛋白门冬胰岛素）、优泌乐25（含25%的赖脯胰岛素和75%的精蛋白赖脯胰岛素）、优泌乐50（含50%的赖脯胰岛素和50%的精蛋白赖脯胰岛素）等。

表5-1　按照胰岛素来源分类

分类	来源	名称	特点
第一代胰岛素	牛或猪	猪、牛胰岛素	效果相对较差，变态反应（过敏反应）等副作用较多
第二代胰岛素	基因工程合成	生物合成人胰岛素、精蛋白锌重组人胰岛素	与人胰岛素结构相同，效果较好，副作用较少
第三代胰岛素	基因工程合成	门冬胰岛素（诺和锐）、地特胰岛素（诺和平）、赖脯胰岛素（优泌乐）、甘精胰岛素（来得时）	通过对人胰岛素肽链修饰后合成，作用更符合生理性胰岛素分泌，副作用更少

表 5-2　按照胰岛素作用时间分类

分类	名称	作用特点
超短效胰岛素	门冬胰岛素（诺和锐）、赖脯胰岛素（优泌乐）	主要控制餐后血糖，餐前即刻注射
短效胰岛素	诺和灵 R、优泌林 R、动物短效胰岛素	主要控制餐后血糖，餐前 30min 注射
中效胰岛素	诺和灵 N、优泌林 N	主要控制夜间和空腹血糖，睡前注射
长效胰岛素	动物长效胰岛素、地特胰岛素（诺和平）、甘精胰岛素（来得时）	可以控制全天基础血糖，动物长效胰岛素多于睡前注射，长效胰岛素类似物可于全天任一固定时间注射
预混胰岛素	诺和灵 30R、优泌林 70/30、诺和锐 30、优泌乐 25 等	可控制空腹和餐后血糖，预混胰岛素餐前 30min 注射，预混胰岛素类似物于餐前即刻注射

179　不同种类胰岛素在组成上有什么不同吗？

（1）第一代动物胰岛素：是从动物如猪或牛的胰腺中提取而来，这样得到的胰岛素并不是纯胰岛素。提取物中除含胰岛素外，还含有其他成分，如胰高糖素、胰多肽、胰岛素原及其裂解产物等。此外，动物胰岛素与人体自身生产的胰岛素在结构上也有不同程度的差别。因此动物胰岛素会带来疗效不稳定、过敏反应等问题。

（2）第二代人胰岛素：是通过基因工程生产，与人体自身分泌的胰岛素结构完全一致，所得到的胰岛素是纯胰岛素。

（3）第三代胰岛素类似物：是对人胰岛素肽链进行修饰后得到的，也就是使用特殊技术将人胰岛素的结构进行了改动，例如将人胰岛素 B 链 28 位的氨基酸脯氨酸和 B 链 29 位的赖氨酸互换，就形成了速效胰岛素类似物中的赖脯胰岛素；将人胰岛素 B 链 28 位的脯氨酸替换为门冬氨酸，就形成了速效胰岛素类似物中的门冬胰岛素；去除人胰岛素 B 链 30 位的苏氨酸，将 14 碳的脂肪酸连接到人胰岛素 B 链 29 位的赖氨酸残基上，就形成了长效胰岛素类似物中的地特胰岛素；将人胰岛素的 A 链 21 位门冬氨酸换成甘氨酸，在 B 链末端加 2 个精氨酸，就形成了长效胰岛素类似物中的甘精胰岛素。

短效人胰岛素制剂呈现为可溶性、清亮的溶液，pH 值与人体血液 pH 值相近。中效人胰岛素是将弱酸性的人胰岛素分子与等量的碱性鱼精蛋白及少量的锌离子结合而形成，呈现为不溶性的混悬溶液。

180 动物胰岛素制剂的不良反应有哪些？

动物胰岛素之所以现在很少用的重要原因之一就是因为其不良反应比较多，这与其纯度不够高、含有杂质较多以及结构与人胰岛素存在差异有关。动物胰岛素引起的常见不良反应包括：

（1）可出现全身发痒、皮疹等变态反应，极少数患者变态反应较严重，出现发热，甚至血压下降、休克等。这与动物胰岛素的纯度较低、具有一定的致敏性有关。

（2）注射后体内易产生胰岛素抗体。这是由于动物胰岛素与人体自身生产的胰岛素在结构上有不同程度的差别，因而当注射动物胰岛素进人体后，人体的免疫系统会发生排斥反应，产生胰岛素抗体。该抗体可以和注射进体内的动物胰岛素结合，会导致动物胰岛素不能有效地发挥降低血糖的功效，从而影响患者的血糖控制。长时间应用后还会导致一些患者的胰岛素用量逐渐增多，而降糖疗效却逐渐降低。

（3）部分患者注射动物胰岛素后可能出现注射部位瘙痒和脂肪萎缩等局部不良反应。

（4）低血糖，常与胰岛素剂量过大，或患者饮食不规律有关。

（5）如果糖尿病患者不注意坚持饮食及运动治疗，胰岛素治疗后可以出现体重的显著增加。

181 人胰岛素制剂有哪些优缺点？

由于动物胰岛素存在着许多不足，随着科技的进步，人们利用基因工程技术合成了人胰岛素，从而取代动物胰岛素应用于糖尿病的治疗。人工合成的胰岛素其分子结构与人胰岛素完全一样，而且纯度很高。与动物胰岛素相比，人胰岛素具有很多优势，比如人胰岛素很少引起变态反应（过敏反应），也极少出现注射部位的脂肪萎缩等不良反应。另外人胰岛素治疗中产生胰岛素抗体的概率比动物胰岛素的明显低，因此注射剂量比动物胰岛素少，但降糖疗效更稳定。

不过人胰岛素也有不足之处，那就是无法模拟正常人体内的胰岛素分泌模式并达到相似的降糖效能。以短效人胰岛素为例，尽管人胰岛素与人体自身胰岛素结构完全一样，但因为是从皮下注射，需要经历从体外六聚体的形式解体后缓慢吸收入血的过程，入血后还需要到达相应的组织才能发挥作用。这就使得短效人胰岛素不能很快发挥降糖作用，加上其降糖作用达峰慢，容易导致餐后血糖控制不佳。同时由于短效胰岛素作用时间并不很短，所以还可能引发下一餐前的低血糖。也正是由于短效人胰岛素起效慢的作用特点，使得在治疗中需要在进餐前半小时注射，否则会影响降糖效果，这种提前注射的模式也常令患者感到非常不方便。

此外，人胰岛素还具备所有胰岛素共有的不足之处，即患者注射胰岛素后若没有控制好饮食和规律地锻炼身体，那么体重会显著增加；另外低血糖的风险仍然较高。

182 什么是理想的胰岛素制剂？

不论是医生、糖尿病患者还是制药公司都一直在寻求更加符合生理分泌模式的理想胰岛素制剂，那么理想的胰岛素制剂应该具备什么特点呢？我们先了解下生理状态时胰岛素的分泌模式：在不进餐时人体的胰岛仍会分泌少量胰岛素来控制肝脏葡萄糖的输出，以维持血糖在正常水平；而在每次进餐的时候，胰岛会分泌适量的胰岛素形成与血糖高峰相匹配的胰岛素高峰来控制餐后血糖。

理想的胰岛素制剂应该与人生理状态下胰岛素的分泌模式相似，最好能口服给药。如果是注射用药，注射的方式应该方便灵活，例如用于控制餐后血糖的胰岛素制剂应该起效快、注射胰岛素后可以马上进餐、药效达峰和持续时间能与餐后血糖波峰相匹配，这样既能有效控制高血糖又能减少低血糖风险。而理想的基础胰岛素应具备以下条件：作用时间能维持长达 24h、制剂为澄清的溶液状态、注射前无须重新混匀、药动学曲线平缓、皮下注射后吸收稳定、无明显的吸收和作用峰值。

现在用于临床的胰岛素制剂中，超短效和长效胰岛素类似物更接近于理想的胰岛素制剂。

183 胰岛素类似物有哪些剂型？

根据作用时间不同将胰岛素类似物分为速效或超短效胰岛素类似物和长效胰岛素类似物两类，各制药公司的同类产品作用相似，疗效并无显著区别。

超短效或速效胰岛素类似物包括门冬胰岛素（诺和锐）、赖脯胰岛素（优泌乐）和谷赖胰岛素（艾倍得）等。长效胰岛素类似物包括地特胰岛素（诺和平）和甘精胰岛素（来得时）等。速效胰岛素类似物与精蛋白按不同比例混合可组成各种预混胰岛素类似物，包括诺和锐 30（含 30％的门冬胰岛素和 70％的精蛋白门冬胰岛素）、诺和锐 50（含 50％的门冬胰岛素和精蛋白门冬胰岛素）、优泌乐 25（含 25％的赖脯胰岛素和 75％精蛋白赖脯胰岛素）、优泌乐 50（含 50％的赖脯胰岛素和 50％的精蛋白赖脯胰岛素）等。

184 什么是速效胰岛素类似物？

速效胰岛素类似物又称超短效胰岛素类似物，如门冬胰岛素（诺和锐）、赖脯胰岛素（优泌乐）和谷赖胰岛素（艾倍得）。它们都是在人胰岛素的分子结构基础上，对肽链的氨基酸序列进行修饰而成。门冬胰岛素是将人胰岛素 B 链 28 位的脯氨酸替换为门冬氨酸；赖脯胰岛素则是将人胰岛素 B 链 28 位的脯氨酸和 B 链 29 位的赖氨酸互换；谷赖胰岛素是将人胰岛素 B 链 3 位的门冬氨酸替换为赖氨酸，同时将 B 链 29 位的赖氨酸用谷氨酸替代。这些结构的改变降低了胰岛素分子形成六聚体的趋势，使胰岛素分子能在皮下以单体形式存在，很快能吸收入血，因此能迅速起效，故得名速效胰岛素类似物。

速效胰岛素类似物在皮下注射后 10 ～ 15min 起效，作用高峰 1 ～ 2h，作用可持续 3 ～ 4h。速效胰岛素类似物主要用于控制糖尿病患者的餐后高血糖，一般每日注射 3 次，通常在进餐前即刻注射。另外已有医学研究显示，如果患者在餐前忘记注射速效胰岛素类似物，在餐中或餐后即刻注射对餐后的血糖控制效果没有明显影响，也不增加低血糖发生率。这种胰岛素也可在胰岛素泵中使用。

185 什么是短效胰岛素？

短效胰岛素又称正规胰岛素，包括动物胰岛素中的普通胰岛素、人胰岛素中的诺和灵 R 和优泌林 R 等。短效胰岛素制剂性状为可溶性、清亮的溶液，皮下注射后约 30min 起效，作用高峰 2 ～ 4h，降糖作用可持续 6 ～ 8h。

短效胰岛素在临床上主要用于控制糖尿病患者的餐后血糖，一般每日注射三餐。短效胰岛素可用以静脉输注，用于快速降低血糖，如糖尿病疾病并发症的抢救时。皮下注射短效胰岛素起效慢，因此糖尿病患者需要在进餐前 30min 注射，才能有效地控制餐后血糖。

186 什么是中效胰岛素？

中效胰岛素又称为低精蛋白锌胰岛素或 NPH 胰岛素，包括动物胰岛素中的低精蛋白锌胰岛素和人胰岛素中的诺和灵 N、优泌林 N。这种胰岛素是将弱酸性的人胰岛素分子与等量的碱性鱼精蛋白及少量的锌离子结合而形成,性状为乳白色、不溶性的混悬液体。皮下注射中效胰岛素制剂后，其中的胰岛素能缓慢地释放出来并逐渐被人体吸收，从而能维持较长的作用时间。

通常中效胰岛素制剂的起效时间为 1 ～ 3h，作用高峰为 6 ～ 12h，作用时间可达 18 ～ 26h。中效胰岛素多在睡前注射用于控制夜间血糖和空腹血糖。由于其呈现为不溶性混悬溶液，为保证药物的降糖效果，在皮下注射前需要充分摇匀。

187 什么是长效胰岛素和长效胰岛素类似物？

　　长效胰岛素包括动物胰岛素中的精蛋白锌胰岛素（PZI）和特慢胰岛素锌悬液（Ultralente 胰岛素）两种。精蛋白锌胰岛素是将胰岛素与大量的鱼精蛋白及少量锌离子结合而形成，外观呈乳白色，为不溶性混悬液体。皮下注射后，3～4h起效，作用高峰为 14～20h，作用时间可达 24～36h。Ultralente 胰岛素是仅将胰岛素与高浓度的锌离子结合而形成，皮下注射后，5～7h 起效，作用高峰为 16～18h，作用时间可达 30～36h。

　　长效胰岛素类似物包括地特胰岛素（诺和平）和甘精胰岛素（来得时）等，它们都是对人胰岛素的分子结构进行特殊的修饰后而形成的。前者是去除人胰岛素 B 链 30 位的苏氨酸，将 14 碳的脂肪酸（肉豆蔻酸）连接到人胰岛素 B 链 29位的赖氨酸残基上而形成的；后者则是将人胰岛素的 A 链 21 位门冬氨酸换成甘氨酸，又同时在 B 链末端加 2 个精氨酸而形成的。皮下注射长效胰岛素类似物后，2～3h 起效，作用无明显高峰，作用时间可达 24h。

　　长效胰岛素和长效胰岛素类似物多用于控制全天血糖，尤以控制空腹血糖效果最佳。长效胰岛素一般在睡前注射，一天一次；而长效胰岛素类似物可在一天中的任何固定时间注射，更方便灵活，并且更少出现低血糖。长效胰岛素性状为乳白色不溶性液体，充分摇匀后方可皮下注射，长效胰岛素类似物的性状则为无色透明澄清的液体，注射前无需摇匀。

188 什么是预混胰岛素？

　　预混胰岛素是指将两种不同作用时间的胰岛素混合到一起的胰岛素，如将短效胰岛素和中效胰岛素按照一定比例混合而成，人胰岛素中的诺和灵 30R、诺和灵 50R 和优泌林 70/30 等就是这样的胰岛素。其中诺和灵 30R 包含 30% 的诺和灵 R 和 70% 的诺和灵 N，诺和灵 50R 含 50% 的诺和灵 R 和 50% 的诺和灵 N，优泌林 70/30 含 30% 的优泌林 R 和 70% 的优泌林 N。预混胰岛素静置后可分层，上层透明下层乳白色，注射前需混合均匀。皮下注射预混胰岛素后，约 30min 起效，作用高峰为 2～8h，作用时间可达 24h。预混胰岛素用于控制空腹血糖和餐后血糖，可于早餐及晚餐前 30min 注射，因为是每日早餐和晚餐前两次注射，基本不影响患者白天工作。

预混胰岛素的优点是短效胰岛素和中效胰岛素混合，每日 2 次注射，使用方便，减少了注射次数。缺点是比例固定，缺乏灵活性，有些患者使用后血糖不能获得良好控制。因此，并不是所用患者都适合使用预混胰岛素。

189 什么是预混胰岛素类似物？

预混胰岛素类似物是将超短效的胰岛素类似物和精蛋白超短效胰岛素类似物按照一定比例混合后的胰岛素，常见的包括诺和锐 30（含 30％的门冬胰岛素和 70％的精蛋白门冬胰岛素）、诺和锐 50（含 50％的门冬胰岛素和精蛋白门冬胰岛素）、优泌乐 25（含 25％的赖脯胰岛素和 75％精蛋白赖脯胰岛素）、优泌乐 50（含 50％的赖脯胰岛素和 50％的精蛋白赖脯胰岛素）等。

预混胰岛素类似物静置后也会分层，上层透明下层呈乳白色，注射前需混合均匀。与预混胰岛素类似，预混胰岛素类似物也用于控制餐后血糖和空腹血糖，也是每日早餐和晚餐前两次注射，基本不影响患者白天工作。但与预混胰岛素不同的是，预混胰岛素类似物不用提前 30min 注射，而是在餐前即刻注射即可。在特殊患者甚至可以餐后注射，以避免注射胰岛素后因没有进餐而发生严重低血糖。

190 速效胰岛素类似物与短效胰岛素比较有哪些优势？

速效胰岛素类似物是在短效胰岛素基础上发展而来，是将人胰岛素的分子结构进行了修饰加工，使得其在皮下注射后其中的胰岛素分子能在皮下以单体形式存在，因而能更快地吸收入血，得以更快地发挥降糖作用。同时也能快速达到作用峰值，并且作用持续时间不会很长，能更好地模拟生理状态下餐时胰岛素分泌的模式。

与短效胰岛素相比，速效胰岛素类似物具有两方面的优势，一方面速效胰岛素类似物的使用方法更方便灵活，无须在餐前 30min 注射，在进餐前注射即可，甚至餐中或餐后注射也基本不影响治疗效果和安全性，这样的注射方式使得糖尿病患者能有更灵活的生活方式，从而有更好的治疗依从性；另一方面，速效胰岛素类似物快速起效、快速达峰及快速代谢恢复到基础状态的作用特点，使糖尿病患者的餐后血糖控制得更好，而低血糖的风险降低。有研究显示使用速效胰岛素类似物的低血糖风险较短效胰岛素减少 50%。

191 速效胰岛素类似物适合哪些特殊人群应用？

由于速效胰岛素在皮下注射后吸收快，作用维持时间相对较短，因此凡是适合使用短效胰岛素的糖尿病患者都可以使用速效胰岛素。速效胰岛素类似物主要适用于餐后血糖升高的患者，对以下糖尿病患者，速效胰岛素的优势更明显：

（1）注射短效胰岛素后经常在下一次餐前出现低血糖的患者，改用速效胰岛素类似物可明显减少低血糖的发生，这样就增加了治疗的安全性。

（2）不习惯在注射胰岛素后需要等待 30min 才能进餐的患者，也适合改用胰岛素类似物，注射后不需要等待，可注射后即刻进食，方便了患者的生活。

（3）因为工作特殊，三餐不规律，这种情况下使用速效胰岛素类似物也比较合适。

（4）其他疾病影响了规律进餐，进餐失去了计划性，也不清楚能进食多少食物，可在患者进食后根据进食量的多少适当调节胰岛素类似物的注射剂量，可减少低血糖风险。

192 长效胰岛素类似物与中效胰岛素比较有哪些区别？

在长效胰岛素类似物应用于临床之前，许多糖尿病患者都是使用中效胰岛素来控制夜间血糖和空腹血糖，但在长效胰岛素类似物出现后，长效胰岛素类似物就逐渐取代了中效胰岛素的位置，这是因为与中效胰岛素比较，长效胰岛素类似物有许多优势。

首先睡前注射中效胰岛素控制夜间血糖和空腹血糖虽然有一定效果，但出现夜间低血糖的风险较高。这是因为中效胰岛素皮下注射后 5～7h 会出现作用高峰，如果剂量过多就会导致夜间 1～3 时出现低血糖。而长效胰岛素类似物是对人胰岛素的分子结构进行特殊的修饰后而形成的胰岛素制剂，皮下注射后不会形成明显的作用高峰，因此引发低血糖的风险就降低了很多，相比中效胰岛素其安全性增加了。

其次，中效胰岛素的平均作用持续时间约 13h，一天注射 1 次远远不能满足机体对基础胰岛素的需求。与中效胰岛素相比，长效胰岛素类似物可持续作用 24h，除可控制夜间血糖和空腹血糖外，对于白天的血糖都有一定的控制效果，降糖更平稳，理论上可在一天中的任何固定时间注射，更方便灵活。

再次，中效胰岛素是通过在可溶性胰岛素溶液中加入鱼精蛋白制成混悬液，从而延迟其作用时间，因此糖尿病患者在注射该胰岛素前，需将其重新摇混，如果没有重新摇混或摇混不完全，则容易造成胰岛素浓度不稳定，导致吸收不恒定。而长效胰岛素类似物的性状则为无色透明澄清的液体，注射前无须摇匀，这样就使患者注射胰岛素变得更简单，而且也避免了因胰岛素浓度差异而导致降糖作用不理想。

最后，中效胰岛素可出现较大的个体内及个体间变异，注射后峰值出现的时间和峰值浓度有时难以精确预测，从而给血糖控制带来一定困难，并会增加低血糖风险。而长效胰岛素类似物的个体内变异较小，皮下注射后吸收稳定，控制血糖更平稳，低血糖反应更少。

193 每日 1 次注射长效胰岛素也能使餐后血糖控制良好吗？

许多应用多次胰岛素注射的糖尿病患者会询问医生，"现在有一种胰岛素，'打一针'就能管一天，我也想用"。毫无疑问，这种胰岛素指的是长效胰岛素类似物，目前临床上许多糖尿病患者在用。每日 1 次注射长效胰岛素类似物仅适合于部分患者，也就是那些主要以空腹血糖升高为主，通过长效胰岛素类似物控制空腹血糖，再配合口服降糖药物来控制餐后血糖，这种治疗方案确实能使一部分糖尿病患者的血糖获得良好控制，但是对于每日 2 次以上胰岛素注射的患者来说，改为每日一次长效胰岛素注射，是否能获得血糖理想控制就有很大的疑问。

血糖包括基础血糖和餐后血糖。基础血糖包括我们常说的晨起空腹血糖、餐前血糖和夜间血糖；餐后血糖指一日三餐后和加餐、进食含糖饮料、水果、零食等后的血糖。在正常人，进餐后 0.5 ～ 1h 血糖达峰，< 7.8mmol/L，2 ～ 3h 后恢复至餐前水平。糖尿病患者由于胰岛素绝对缺乏（1 型糖尿病）和（或）胰岛素抵抗（2 型糖尿病），进餐后血糖较正常人群升高明显，极少数患者餐前餐后血糖相差 10mmol/L。

每天注射一次长效胰岛素类似物，主要提供基础胰岛素的补充，经过适当的剂量调整，可以良好地控制基础血糖。对于病程比较短，胰岛功能保存较多的部分 2 型糖尿病患者，其餐前餐后血糖相差不显著（2mmol/L 左右），每日一次长效胰岛素注射能够良好地控制餐前血糖，达到"水落船低"的作用，使餐后血糖也随之下降。而对于病程较长的 2 型糖尿病及 1 型糖尿病患者来说，进餐引起的餐后血糖升高更加明显，即使空腹血糖控制达标，餐后血糖往往也仍然较高。这时如果仅使用长效胰岛素，虽然可以控制空腹血糖，但是餐后血糖并不能很好地达标，因为餐后血糖的升高需要额外胰岛素的提供才能得到控制，这就需要给予短效或速效胰岛素。

因此，每日一次长效胰岛素注射可以控制好空腹血糖，但要控制好餐后血糖还需要配合短效胰岛素或口服降糖药。多次胰岛素注射的患者，往往并不能仅用一次长效胰岛素来使全天血糖获得理想控制。

194 预混胰岛素在糖尿病治疗中有哪些优缺点？

因为预混胰岛素同时含有短效胰岛素和中效胰岛素，因此其优点是操作方便，注射次数少。每日 2 次注射即可同时控制空腹血糖和三餐后血糖，而且早餐和晚餐前注射基本不影响患者的白天工作，患者的依从性好。尽管如此，预混胰岛素也存在一些明显的缺点。

首先，由于预混胰岛素每天只是在早餐和晚餐前注射，当早餐后和晚餐后血糖控制良好时，经常容易在午餐前、晚餐前或者睡前及夜间出现低血糖。为了防范低血糖又要保证餐后血糖能有效控制，有时就需要患者分餐或加餐来解决低血糖的问题。同时还需要患者平素按时及规律进食，不能漏餐。这样又会给患者日常生活带来不便。

其次，由于预混胰岛素每天只是在早餐和晚餐前注射，午餐时的血糖是依赖早餐前注射的预混胰岛素中的中效胰岛素来控制，但中效胰岛素很难有效控制午餐后的血糖高峰，此时就常需要借助口服降糖药来达成控制午餐后血糖的目的。

最后，由于预混胰岛素中的短效胰岛素和中效胰岛素的比例是固定配比，针对每个不同患者，不能够灵活地个体化地调整胰岛素比例，因此对于某些患者而言，预混胰岛素并不能有效地控制其血糖，即使是借助饮食的调整或联合口服降糖药物也不能达到控制目标。

195 预混胰岛素类似物在糖尿病治疗中的优势有哪些?

预混胰岛素类似物的临床应用越来越广泛，预混胰岛素类似物和预混胰岛素控制血糖的效果差不多。与预混胰岛素类似，预混胰岛素类似物的优点之一是操作方便，注射次数少。每日 2 次注射即可同时控制空腹血糖和餐后血糖，早餐和晚餐注射基本不影响白天工作，患者的依从性好。

另外，因为预混胰岛素类似物中的成分之一是速效胰岛素类似物，因此与预混胰岛素相比，预混胰岛素类似物的低血糖风险较低，并且无需餐前 30min 注射，在进餐前即刻注射即可，注射方式比较方便灵活。部分每日注射 2 次预混胰岛素类似物但血糖控制不佳的患者，改为每日 3 次可能使血糖得到明显改善。

196 如何选择和使用胰岛素制剂?

如何选择胰岛素制剂是一个非常复杂的问题，取决于患者的病情、病程、血糖水平、是否伴有急性慢性并发症、是否合并其他严重的伴发疾病、个人喜好和经济状况等多种因素，在这里只能大体介绍一下。

首先胰岛素的选择与患者的病情密切相关。如患者是 1 型糖尿病，多选用每日 4 次注射胰岛素，如三餐前注射短效胰岛素或超短效胰岛素类似物，睡前注射中效胰岛素或者长效胰岛素类似物；血糖明显升高的新诊断的 2 型糖尿病患者进行强化治疗和妊娠糖尿病治疗也多采用每日 4 次的注射方式；病程较长的口服降糖药物控制不佳的 2 型糖尿病患者可采用每日注射 2 次预混胰岛素或预混胰岛素类似物的注射方式，优点是比较方便，但血糖容易波动且低血糖风险较大，有的患者在这样的注射方式基础上还需要联合口服降糖药物控制血糖；如果 2 型糖尿病的空腹血糖控制不佳，可采用每日睡前注射中效胰岛素或长效胰岛素类似物结合白天口服降糖药物的方式。

另外，因为多数患者需要长期注射胰岛素，所以除考虑患者的病情外，还应考虑尽量减少注射次数考虑注射的方便、灵活性，以提高患者的依从性，并要结合患者自身的生活环境和个人的喜好，另外也应该考虑到长期治疗的费用问题以及当地能获得的胰岛素制剂的种类。

上面只是选择胰岛素的一些要点，临床工作中如何选择胰岛素剂型并没有固定的模式，最重要的是由有经验的内分泌专科医生根据每个糖尿病患者的具体情况灵活掌握。糖尿病患者应该到正规医院，在内分泌科专科医生的指导下，选择适合自己的胰岛素治疗方案。不要随意更改自己使用的胰岛素剂型或剂量，也不要看到其他患者使用某种胰岛素控制血糖效果较好就认为自己也应该换用他人的胰岛素，因为每个患者的病情不同，大多数患者之间使用胰岛素的剂型和剂量是没有可比性的。

197 糖尿病患者在应用胰岛素治疗中应该注意什么?

与口服降糖药物相比，因为胰岛素治疗需要注射，对糖尿病患者而言治疗的难度加大，所以糖尿病患者在应用胰岛素治疗过程中需要掌握更多的自我管理技能，更需要加强与医务人员的沟通合作。那么糖尿病患者在应用胰岛素治疗中应该注意哪些事宜呢?

（1）患者应该学会正确规范的自我注射胰岛素技术。因为只有在患者正确规范注射胰岛素的前提下，才能保证胰岛素发挥真正的治疗作用，才能有效地规避一些和胰岛素注射相关的不良反应。如果患者因为视力或其他的原因无法自行注射胰岛素，需要家人协助注射胰岛素时，患者家属必须也掌握正确规范的胰岛素注射技术。

（2）患者和家属应该学会正确保存胰岛素，防止因保存不当导致胰岛素失活或变质而引起不良后果。

（3）患者仍需牢记合理饮食和科学的锻炼身体是控制血糖的基础，切不可因为已经接受胰岛素治疗就放松饮食治疗和运动治疗，这样做的后果会导致胰岛素降糖作用变差，并会显著增加体重。最终的结果是胰岛素越打剂量越大，但患者越来越胖，血糖却越来越不好控制。

（4）因为胰岛素治疗的主要副作用是低血糖，胰岛素治疗导致低血糖的风险显著高于各种口服降糖药物。因此接受胰岛素治疗的糖尿病患者应该在专业医务人员的指导下，根据自己的胰岛素治疗方案，进行必要且合理的血糖监测。同时还要掌握一定的根据血糖测定结果来适当调节胰岛素剂量的技能，以及识别和处理低血糖的方法。

（5）在胰岛素治疗过程中，糖尿病患者应该注意观察与注射胰岛素治疗相关的副作用，如低血糖、注射局部的皮疹、是否出现注射局部的脂肪萎缩、体重快速增加等，并注意及时和专业的医务人员沟通，以便得到及时的医疗帮助。

（6）在胰岛素治疗过程中，糖尿病患者千万不要随意更改自己使用的胰岛素剂型或剂量，也不要和其他患者攀比，认为自己注射的胰岛素剂量比别人大，或者别人的胰岛素比自己的好等。因为每个糖尿病患者的病情不同，生活方式不同，经济状况不同，大多数患者之间使用胰岛素的剂型和剂量是没有可比性的。广大糖尿病患者一定要遵从医嘱正确应用胰岛素，包括剂型、剂量和注射的时间等。如果在治疗过程中患者希望调整胰岛素治疗方案，可以及时和专科医生沟通，明确自己的想法是否可行。

198 忘记注射胰岛素怎么办?

就像很多患者偶尔忘记服药一样，忘记注射胰岛素这一现象也不少见，所以常有糖尿病患者要问"忘记注射胰岛素怎么办？"

回答这个问题之前还是要先明确使用的胰岛素剂型是什么、剂量是多少、啥时候想起来忘记"打针"了，然后才能知道怎么办，要具体情况具体分析。实际上，这不是个简答回答就能搞定的问题，最好的办法是检测末梢血糖后咨询医生。

如果使用餐时胰岛素，例如超短效胰岛素类似物或短效胰岛素，如果在餐时或餐后马上发现忘记"打针"了，则可以立即按照原剂量注射即可。因为此类胰岛素起效很快，注射后立即发挥其降糖作用，对于刚吃上饭或者刚吃完饭的患者可以立刻补用。但是如果已经吃完饭超过半小时以上才发现忘记注射胰岛素，就需要根据胰岛素剂量多少和患者即时血糖水平来决定是否补充胰岛素和补充多少剂量。如果胰岛素剂量较少，比如 10U 以下，不补充胰岛素也可以。如果血糖升高明显，可酌情补充注射原剂量的一半。

忘记注射基础胰岛素，如睡前的中效胰岛素或长效胰岛素类似物，这类胰岛素通常睡前注射，忘记了就没有办法了，第二天晨起后想起来忘记"打针"了，就要根据血糖监测的情况再决定如果处理，可酌情补充短效或速效胰岛素，或者适当增加早餐前的短效胰岛素的剂量。

忘记注射每日 2 次的预混胰岛素，若是早餐前忘记的，也可以在餐后立刻补充注射。若是中午左右才想起来，可酌情补充短效或速效胰岛素；或者就算了，等到晚餐前再在继续原剂量注射胰岛素。

实际上，这个问题也就仅仅回答了一小部分，因为胰岛素治疗的方案是多种多样的，还涉及不同的胰岛素剂量、不同的注射时间，患者对相关问题的应对经验等。可以说，这个问题是回答不完的。关键是尽量不要忘记注射胰岛素，当知道自己忘记注射胰岛素时一定要即刻检测血糖，这样可为下一步的处理提供参考，必要时咨询医生或到医院就诊。

199 胰岛素过敏怎么办？

胰岛素过敏即患者在接受胰岛素制剂治疗后，出现了针对胰岛素分子和（或）其制剂中添加成分的过敏反应。胰岛素过敏反应包括局部过敏反应和全身过敏反应。胰岛素过敏反应多属于局部过敏反应，人胰岛素发生全身反应如寒战、高热、呼吸困难、休克甚至死亡等很罕见，但猪胰岛素有时可引发全身过敏反应。局部过敏反应表现为胰岛素注射部位局部皮肤的风团、水泡、脂肪萎缩、皮下硬结、皮疹及瘙痒等。注射胰岛素后如果出现注射部位的反应，首先要明确是否是胰岛素过敏。应检查注射方法是否正确，明确是否是对酒精过敏，如果对酒精过敏，应更换消毒液。有些患者反复使用胰岛素注射针头，针尖已钝，这种情况应注意针头一次性使用原则，及时更换针头。也有些患者未注意注射部位更换原则，这种情况应注意注射部位的轮换。

胰岛素注射时出现的注射部位轻微发红的情况，通常可不必停用胰岛素，可继续观察数日，部分患者症状可以渐渐消失。观察期间应注意胰岛素注射剂量不宜上调，待过敏反应消失后再上调。对动物胰岛素过敏的患者，可考虑更换为人胰岛素或试用胰岛素类似物；对人胰岛素预混制剂过敏的患者，需确定对何种胰岛素过敏。因为通常是对中效胰岛素中的精蛋白过敏，所以与短效胰岛素和中效胰岛素相比，短效胰岛素致敏性更低，应优先试用。仍有过敏者，可换胰岛素类似物试用，且仍建议从单用类似物开始，如不过敏再使用类似物预混胰岛素。以上换用注射剂型的情况，均建议由小剂量起始，并注意观察局部反应。也可适当应用抗过敏药物进行对症治疗。

如果胰岛素过敏持续存在，有条件者可住院治疗，在医生观察指导下进行治疗，其中有些患者可能需要进行胰岛素脱敏治疗。胰岛素脱敏治疗很复杂，需住院在医生的严格监控下进行。极少数患者注射胰岛素后引起全身反应，应及时就医，有时需要进行抢救。当然，也可以评估是否必须胰岛素治疗，如果不是必须，可以尝试改用口服降糖药物。另外，有的胰岛素过敏患者，在皮下注射胰岛素时即出现过敏反应，但在使用胰岛素泵时则过敏反应消失，可能与胰岛素泵时皮下注射胰岛素的剂量较小并且避免了反复注射的针刺反应有关。

200 注射胰岛素出现皮下结节怎么办？

胰岛素对控制血糖有良好的疗效，但长期注射部分患者可出现皮下组织增生、肥厚、皮下硬结等，给患者带来不适，并且影响药物的吸收和疗效。在胰岛素注射治疗的患者中，有相当一部分患者出现胰岛素注射部位的皮下硬结。硬结的形成是由于局部较高浓度的胰岛素刺激脂肪增生所致，也可能与局部过敏反应有关。再出现皮下硬结时应考虑：

（1）有些患者反复使用胰岛素注射针头，且针尖已钝，这种情况应注意针头一次性使用原则，及时更换针头。

（2）有些患者未注意注射部位更换原则，这种情况应注意注射部位的轮换。同一部位重复注射胰岛素容易产生皮下硬结。

（3）部分局部硬结是由局部过敏反应引起，可更换胰岛素剂型（参照上一个问题"胰岛素过敏怎么办"）。

对于胰岛素注射部位皮下硬结，可试用33％硫酸镁、芒硝等局部外敷对症治疗，单纯热敷也有一定疗效。采用以上处理方法均无显著效果时，应及时就医。

201 注射胰岛素发生皮下脂肪萎缩怎么办?

有的患者会发现注射胰岛素的部位出现稍微凹陷的情况，如在腹部或者腿部等注射部位，这种情况一般在注射胰岛素数个月时出现，而停止注射胰岛素数个月或数年后可自行消失，这种情况现象是局部脂肪萎缩，脂肪萎缩不会给身体带来特别的危害，所以不需要特别担心。

出现脂肪萎缩多数是在注射动物胰岛素时，与动物胰岛素纯度不高或者注射后产生的免疫反应有关，注射高纯度的人胰岛素和胰岛素类似物较少发生脂肪萎缩，所以出现局部脂肪萎缩后，最好换用人胰岛素或胰岛素类似物继续治疗，如果需要继续注射动物胰岛素那么最好经常更换注射部位。如果注射人胰岛素仍然出现皮下脂肪萎缩，可以试用胰岛素泵，有的患者可不再出现皮下脂肪萎缩。

202 产生胰岛素抗体怎么办?

接受胰岛素治疗的糖尿病患者有时会发现，开始胰岛素注射时将胰岛素加量2～4个单位，降糖效果就明显增强，而到后来随着胰岛素使用量的增加而降糖效果越来越差，即使一次加量更多个单位的胰岛素，降糖效果也不像以前那么明显，这说明糖尿病患者血液中可能有胰岛素抗体存在了，这种抗体能结合胰岛素形成复合物，使胰岛素失去活性，也就是患者看到的胰岛素加量后进一步的降糖效果不明显了。

　　产生胰岛素抗体的原因多数与使用动物胰岛素有关，动物胰岛素由猪或牛的胰腺中提取而来，这样得到的胰岛素并不是纯胰岛素，提取物中除含胰岛素外，还含有其他成分，如胰高糖素、胰多肽、胰岛素原等，因此会引起免疫反应而产生抗体。

　　产生抗体该怎么办呢？产生抗体后最好换用人胰岛素或胰岛素类似物，换用人胰岛素或胰岛素类似物后抗体滴度会逐渐下降，胰岛素的降糖效果会逐渐恢复，必要时可以加用口服降糖药物或使用糖皮质激素治疗。

203　如何皮下注射胰岛素？

　　胰岛素注射可以通过静脉注射、肌内注射和皮下注射三种方式完成。这三种注射方式，胰岛素吸收的速度不一样，吸收速度由快到慢依次为静脉注射、肌内注射和皮下注射。静脉注射常是在糖尿病患者出现急性高血糖状态时使用，此时患者是急性状态，高血糖对身体危害大，所以要快速使用胰岛素降低血糖。由于静脉注射胰岛素的技术性强、方便性差，一般情况下患者不能自行完成，往往都是在医院完成。皮下注射就是将胰岛素注射到皮下脂肪层中，皮下脂肪层位于表皮的下方，方便注射（图5-2）。而肌肉层位于脂肪层的下方，需要较长的注射针头进行注射。长针头不仅造成糖尿病患者的焦虑和紧张，而且注射方便性也差，所以胰岛素注射到皮下脂肪层是目前患者自行注射的最佳方式。

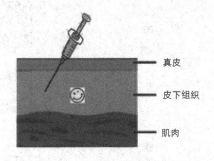

真皮

皮下组织

肌肉

图5-2　皮下注射

　　人体皮下脂肪层足够厚，方便自行注射的常用注射部位是腹部、上臂外侧、臀部、大腿部四个部位。四个部位中胰岛素吸收速度最快的部位是腹部，最慢的部位是臀部。如果是在运动状态下，上臂和大腿部对胰岛素的吸收较快。因此，为了充分发挥不同类型胰岛素的作用，建议速效胰岛素注射在腹部，而长效的胰岛素注射在臀部和静止状态下的大腿部。不同体型的糖尿病患者，在注射胰岛素时，为了保证胰岛素注射到皮下脂肪层，需要依照注射针头的不同型号和自身皮下脂肪层的厚度来选择注射时捏起皮肤的方法（图5-3），特别是消瘦的糖尿病患者更加要学会捏起皮肤的方法。不同人群的糖尿病患者，选择什么型号的注射针头和注射手法，请参考表5-3。

表5-3 不同人群的糖尿病患者，针头长度、是否捏皮、进针角度的选择

人群	针头长度/mm	是否捏皮	进针角度	注射图（参考）	
成人	4、5	否	90°		无需捏皮垂直进针
	6、8、12.7	消瘦－是	90°		6mm，消瘦成人需要捏皮垂直进针
		正常及肥胖－否	90°		6mm，肥胖成人无需捏皮垂直进针
儿童	4	否	90°		4mm，儿童无需捏皮垂直进针
	5	否	90°		5mm，儿童无需捏皮垂直进针
		消瘦－是	90°		6mm，消瘦儿童需捏皮垂直进针
	6	是	90°		6mm，需捏皮垂直进针
	8、12.7	是	45°		

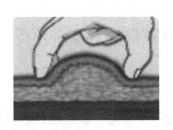

图 5-3 捏起皮肤的方法示意

204 如何进行胰岛素注射部位的选择?

皮下注射胰岛素时还应该注意注射部位的评估,正确的注射不仅保证注射到皮下脂肪层,还应该避开大腿内侧和上臂内侧的血管丰富的地方和关节处,避免注射到以脐部为中心的直径 5cm 以内的血管丰富的地方,避免注射部位有皮疹、瘢痕等,避免注射在系腰带的地方。

由于腹部的皮下组织较厚,吸收胰岛素速度最快,并且患者在自己进行胰岛素注射时该处的皮肤最容易捏起,而且也不担心会注射到肌肉层,因此成为胰岛素自我注射优先选择的部位。

臀部皮下层最厚,无须捏起皮肤也不会注射到肌肉层,适合注射中长效胰岛素,但方便性较差,自我注射时常需要转动上半身方可完成。有时由于转动的角度不够,自我注射时不能垂直进针和拔针,导致疼痛。

在大腿部位注射胰岛素时应避开大腿内侧,以及邻近关节处。由于大腿的皮下层较薄,用普通的笔用针头注射时一定要捏起皮肤注射,但如果使用 4mm/5mm 超细超短型的笔用针头注射时可不用捏起皮肤。

在进行自我注射时,手臂的方便性较差,因为手臂皮下组织较薄,易注射至肌肉层,所以在手臂处进行胰岛素注射时必须捏起皮肤,既要捏起皮肤又要注射,自我注射是非常困难的,通常需要他人协助来完成注射。

对于大部分糖尿病患者来讲,都要长期注射胰岛素。长时间注射在同一部位,会导致皮下脂肪萎缩或增生,从而导致胰岛素吸收障碍,所以每次注射胰岛素时,都应该轮换注射部位,而不应该在一个注射部位反复注射。

205 如何轮换胰岛素注射部位？

需要轮换注射部位，注射时的部位轮换（图5-4）有两种方法可供采用：

第一种方法是按照左边一周右边一周的方法进行注射部位的左右对称轮换，同样大腿、臀部和上臂处也都可以这样进行轮换。

第二种方法是采取左边一次右边一次的方法进行同一注射部位的左右对称轮换，每次注射点之间相距1.0cm。每次注射后，最好能在一幅人体示意图上记录下所注射的部位、日期。

应避免在1个月内重复使用同一注射点，这样就可以大大降低注射部位出现问题的机会，并确保胰岛素能有效发挥稳定的降糖效果。

特别提醒，孕妇在24周以上，进行腹部注射时，应选择在侧腹部捏皮注射。

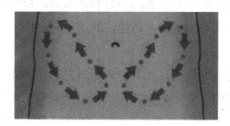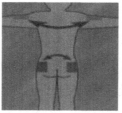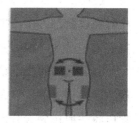

图5-4 胰岛素注射部位轮换

206 怎么保存胰岛素？

胰岛素是一种小分子的蛋白质，所以胰岛素的保存有一定的要求。

未启封的胰岛素，应该放置在2～8℃的环境中冷藏保存，千万不能冷冻，直至药品说明书上的有效期。

启封的瓶装胰岛素，注射针头已经刺穿橡胶塞，应放在2～8℃的冰箱中或在室温不超过25℃的环境中，保存时间不超过1个月。如果胰岛素是放在冰箱2～8℃中保存的话，应在注射前1h进行回温，也就是说，要在注射前1h将胰岛素从冰箱中取出，静置在室温下，使胰岛素的温度回升，这样可避免造成温差，即胰岛素和人体体温的温度差异过大导致注射部位疼痛。

　　已安装在胰岛素注射笔中的胰岛素笔芯，应放在25℃左右的室温环境下、避免太阳照射、阴凉干燥的地方，最长可保存1个月。千万不要使用可疑变质的胰岛素，例如已超出标签上有效期的胰岛素，看到药瓶中的胰岛素贴在瓶壁上、胰岛素结成块状或药液的颜色改变等征象、曾经暴露在极限温度下（低于0℃或高于30℃）的胰岛素等。

207　如何用注射器注射胰岛素？

　　首先要准备好注射用的相关物品，包括胰岛素注射器、胰岛素、棉签、75%的酒精，检查胰岛素是否合格（包装是否有破损、外观是否有异常、是否还在有效期等）。放在冰箱中的胰岛素应提前1h取出，以防止注射时因温差过大引起疼痛。其次，根据胰岛素的剂型做好摇匀药液的工作，即以肘关节为中心上下摆动约10次，直至胰岛素混匀（图5-5）。所有混合药液的胰岛素均需摇匀，具体剂型有预混胰岛素（诺和灵30R、诺和灵50R、优泌林70/30等）、预混胰岛素类似物（诺和锐30、优泌乐25等）、中效胰岛素（诺和灵N、优泌林N、鱼精蛋白锌胰岛素）等。

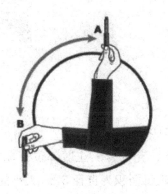

图5-5　胰岛素摇匀方法示意

　　具体的操作过程如下：

　　（1）抽取胰岛素：洗手（图5-6）→取出胰岛素专用注射器→拉动针栓，使针栓的活动流畅→抽取等剂量胰岛素的空气（图5-7）→将胰岛素瓶上下颠倒10次，摇匀药液（使用短效胰岛素、速效胰岛素类似物和长效胰岛素类似物时可以省略此步骤）→垂直进针，刺入所要注射的胰岛素瓶内，将空气注入胰岛素瓶内（图5-8）→顺势将胰岛素瓶翻转→抽出所需要的胰岛素，但要保证注射器内的胰岛素无气泡，如有气泡可以反复推拉针栓，手指轻弹注射器，直至气泡推出（图5-9）。

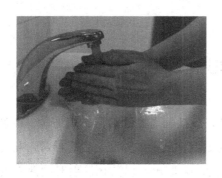 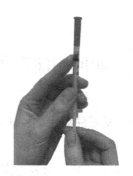

图 5-6　洗手　　　　　　　　图 5-7　抽取等剂量胰岛素的空气

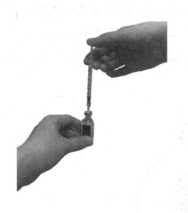 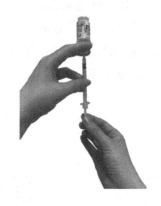

图 5-8　注入胰岛素瓶内　　　　图 5-9　轻弹注射器

　　（2）正确注射胰岛素：充分暴露注射部位→取出已经抽吸好的胰岛素注射器→用酒精消毒皮肤，消毒面积为直径5cm 大小的区域→手持注射器，45°角进针1/3至1/2（图5-10）→推动针栓将药物全部注入皮下，然后停留至少10s，以避免药液未吸收，在拔针时随针头带出→用棉签压住针眼快速拔针→最后将注射器放入带有盖子的瓶中（图5-11），在下次复诊时带到医院，按照医疗垃圾回收处理；胰岛素和酒精、棉签等物品放在阴凉通风的地方→洗手。

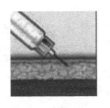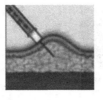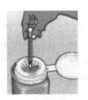

（a）　　　　　　　　　（b）

图 5-10　45°注射　　　　　图 5-11　将注射器放入带有盖子的瓶中

208 如何用胰岛素注射笔注射胰岛素？

每种注射笔操作步骤略有不同，初次使用前应该详细阅读说明书。

具体的操作过程大致如下：

（1）安装胰岛素：清洁双手→拔下笔帽（图 5-12）→顺时针旋转，将笔芯架与笔杆分开（图 5-13）→将回弹装置顺时针旋转直至活塞杆完全退入为止（优伴笔可以省略此步）→将新的胰岛素装入笔芯架内（图 5-14）→再将笔芯架与笔杆拧紧，装上针头（注意无菌操作，避免污染）→调节剂量调节栓，为 2U，推动注射键，看到针尖处有一滴胰岛素出现，如针头上没有胰岛素药液滴出，可以反复操作此步骤，直至看到胰岛素滴出为止（图 5-15、图 5-16）。

（2）正确地注射胰岛素：充分暴露注射部位→取舒适的体位→取出胰岛素笔→上下颠倒 10 次摇匀药液（注射短效胰岛素或长效胰岛素类似物时，可以省略此步骤）→拔下笔帽，调节剂量调节栓至所需要的刻度单位（图 5-17）→用酒精消毒皮肤→直握诺和笔或优伴笔，垂直进针（图 5-18）→推动注射键将药物注入→停留 10s（图 5-19），以免药液未吸收，在拔针时随针头带出→用棉签压住针眼，快速拔针→盖好笔帽存放在阴凉通风处。

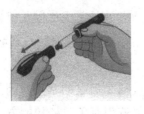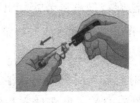

图 5-12　拔下笔帽　　　　图 5-13　顺时针旋转，将笔芯架与笔杆分开

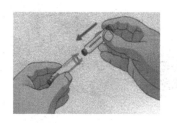

图 5-14　将新的胰岛素装入笔芯架内

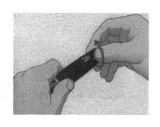

图 5-15　调节剂量选择环

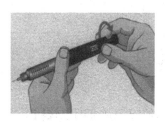

图 5-16　推动注射键

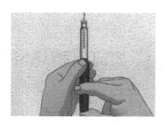

图 5-17　拔下笔帽，调节剂量选
择环至所需的刻度单位

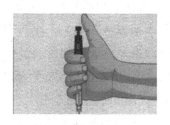

图 5-18　垂直进针

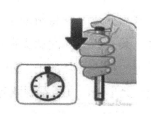

图 5-19　停留 10s

209　使用胰岛素笔的常见问题有哪些？如何处理？

（1）无法旋转剂量调节栓：出现这个问题的最常见原因是笔内剩余的胰岛素剂量不足（图 5-20）本次注射用量。处理方法是检查剩余胰岛素剂量是否足够，及时更换一个新的胰岛素笔芯即可。

（2）注射前排气时无胰岛素溢出：出现这个问题的常见原因是胰岛素笔的针头堵塞（图 5-21），针头堵塞与针头反复使用有关。处理的方法是更换一个新的针头重试。有时候即使使用的是新针头也有可能在排气时无胰岛素溢出，这时就要检查在安装胰岛素笔的针头时是否垂直刺入胰岛素笔芯的橡皮塞中。

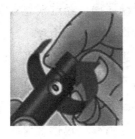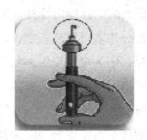

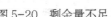

图 5-20　剩余量不足　　　　图 5-21　针头堵塞

（3）调节剂量时有胰岛素溢出：发生这一问题的原因在于操作者一边旋转剂量调节栓一边按压注射按钮。解决的办法是注意操作时只能单纯转动剂量调节栓，不能一边转一边按。

（4）注射完毕后，有药液从针尖流出：出现该现象的原因是患者在使用胰岛素笔将胰岛素注射入皮下后，过快地拔出，以致停留时间不够，药液未被皮下脂肪层充分吸收，所以在拔针时胰岛素随针头带出。解决的方法是，在注射结束后应至少应该停留 10s 以后方可拔针，但是对于注射胰岛素剂量较大（即 20U 以上）的患者，则需要停留更长的时间，可以停留 20s 以上。因此建议注射时可以根据自己注射的剂量大小和自身皮下脂肪的张力大小来选择停留的时间。通常是注射多少单位，就停留多长时间（以秒为单位）。

210 不需要使用胰岛素治疗是不是表明糖尿病病情好转了？

大部分胰岛素治疗的糖尿病患者需长期使用胰岛素，但有的情况只需要短期使用胰岛素。

对于糖尿病合并妊娠或妊娠糖尿病患者、哺乳期糖尿病患者、合并严重感染创伤和需要接受手术的糖尿病患者，可于妊娠、哺乳、感染控制、创伤愈合或手术结束后停用，这些情况下使用胰岛素治疗的原因更多的是基于当时对降糖药物有效性和安全性的顾虑，而停用胰岛素也不是因为患者的糖尿病好转了，而是可以有更多的治疗选择包括口服降糖药物。

对于部分新诊断的血糖明显升高的 2 型糖尿病，经过胰岛素强化治疗使血糖明显改善后，部分患者可脱离药物仅需饮食调节和运动治疗，部分患者可改用口服降糖药物治疗，因为短期应用胰岛素后，患者自身的胰岛素分泌功能得到了部分恢复，这样的情况我们可以认为糖尿病病情好转了。

广大糖尿病患者应该知道，即使根据自己的病情，在征得了专科医生的允许下停用胰岛素治疗，后续也需要继续坚持降糖治疗，包括合理饮食和体育锻炼以及服用必要的口服降糖药物，并要注意监测血糖。发现血糖不能良好地控制时，应该及时就医，调整治疗方案。

211 什么是胰岛素泵?

当患者看到有的患者使用胰岛素泵时，会好奇什么是胰岛素泵，自己可不可以使用。下面我们就简单介绍下胰岛素泵。

胰岛素泵是采用人工智能控制的胰岛素输入装置，通过持续皮下输注胰岛素的方式，模拟胰岛素的生理性分泌模式来控制高血糖的一种胰岛素治疗方法。与传统的多次注射胰岛素治疗的方式相比，胰岛素泵可以显著减少胰岛素注射次数，能给糖尿病患者提供更灵活方便的生活，使患者的生活质量显著提高。同时胰岛素泵治疗还可以更有效地控制患者的血糖，并有效降低低血糖发生的风险，是目前最佳的胰岛素治疗方法（尤其是 1 型糖尿病）。

胰岛素泵是一个外观类似 BP 机大的小仪器，由输注导管连接胰岛素泵和患者皮下，输注导管的一头有一个很小的针头固定在患者皮下，就像注射胰岛素的针头差不多，但是不再需要每天多次注射胰岛素了。虽然目前临床应用的胰岛素泵的种类有很多，但它们的构成基本上相似，都是由微型计算机控制的电子信息板、微型马达驱动的推杆、胰岛素储药器、输注导管和电池等组成。

胰岛素泵需要随身佩戴，比如挂在腰带上面，这样就不会妨碍患者的日常活动。胰岛素泵内装有一个可以放短效胰岛素（如诺和灵 R 或优泌林 R）或速效胰岛素（诺和锐或优泌乐）的储药器，也就是常用的 300U 剂量的胰岛素笔芯，通过设置泵的程序，驱动马达缓慢地推动胰岛素从储药器经输注导管进入皮下，可提供基础胰岛素需要量和餐前的大剂量胰岛素。

胰岛素泵的使用虽然避免了每日多次注射的麻烦，但一般也需要每3天更换一次输注管路和输注部位。目前的胰岛素泵的设计非常人性化，胰岛素泵体积很小方便佩戴，并且可以通过快速分离器在任何时候将胰岛素泵暂时断开，不影响洗澡或游泳等活动。同时胰岛素泵的操作也越来越简单，新型的胰岛素泵还有遥控功能。

胰岛素泵不但给患者带来了方便提高了生活质量，而且与每日多次胰岛素注射的模式相比，多数使用胰岛素泵的患者血糖和糖化血红蛋白的控制效果更好，日内和日间的血糖波动减小，血糖控制更平稳，低血糖发生风险也明显降低，同时体重增加较少，甚至可以更好地延缓糖尿病并发症的发生、发展。

212 什么样的患者适合使用胰岛素泵？

在临床工作中，常会遇到正在使用胰岛素治疗的糖尿病患者询问自己是不是适合胰岛素泵治疗。作为一种可以持续皮下输注胰岛素的治疗方法，胰岛素泵原则上适用于所有需要应用胰岛素治疗的糖尿病患者，只是有的情况下适合短期使用胰岛素泵，而有的情况下则需要长期使用胰岛素泵。

（1）以下情况适合短期应用胰岛素泵：

① 1型糖尿病患者和需要长期强化胰岛素治疗的2型糖尿病患者，在住院期间可通过胰岛素泵治疗，稳定控制血糖、缩短住院天数，而且可以为优化多次胰岛素注射的方案提供参考数据。

② 妊娠糖尿病患者或糖尿病合并妊娠的患者。

③ 合并外伤或需要手术的糖尿病患者。

④ 需要胰岛素短期强化治疗的新诊断的血糖明显升高的2型糖尿病患者，这些患者在住院期间进行数天的胰岛素泵治疗会有很好的治疗效果。

（2）需要长期胰岛素治疗的糖尿病患者均可以应用胰岛素泵治疗，如1型糖尿病患者。需要长期胰岛素治疗的 2 型糖尿病患者，如果出现以下情况之一，在不考虑经济条件的情况下也可选择胰岛素泵治疗：

① 血糖波动大，虽采用胰岛素多次皮下注射方案，血糖仍无法得到平稳控制的患者。

② 病程长或者合并神经病变，导致对低血糖的感知能力显著降低的患者。

③ 频繁出现低血糖的患者。

④ 经常在黎明时出现血糖升高导致血糖总体控制不佳的患者。

⑤ 作息时间不规律、不能按时就餐、或者进餐时间长的患者，或者对生活质量要求高的患者。

213 有什么新型的胰岛素制剂？

虽然我们目前已经拥有多种注射用胰岛素剂型，如中效人胰岛素、长效胰岛素、长效人胰岛素类似物、短效人胰岛素、速效人胰岛素类似物、不同比例的预混人胰岛素和预混人胰岛素类似物，但仍然与理想的胰岛素制剂间存在着一定的距离。因此，研发新型胰岛素制剂的脚步从未停止。近些年陆续出现了几种新型胰岛素制剂，下面简要介绍一下：

德谷胰岛素是一种新型的超长效基础胰岛素类似物，是将人胰岛素 B 链 30 位的苏氨酸去掉，在 B 链 29 位的赖氨酸上增加了 16 碳的脂肪二酸侧链而成。皮下注射后可形成独特的多六聚体长链，这种长链无法透过毛细血管壁，使德谷胰岛素在注射部位形成胰岛素储库，大大延缓了其吸收入血的速度。随着锌离子的释放，德谷胰岛素多六聚体长链解离，缓慢而持续地释放出德谷胰岛素单体。德谷胰岛素单体可穿过毛细血管壁进入血液循环；在血液循环中，德谷胰岛素单体可以与白蛋白可逆性结合，起到缓冲作用，进一步延缓德谷胰岛素到达靶组织的时间。因此德谷胰岛素的作用时间更长，可持续 42h 以上，每日只需注射 1 次。甚至可每周注射 3 次，降糖作用更平稳，低血糖风险更低。

虽然与过去的胰岛素注射器相比，通过革新胰岛素注射装置如改良注射针头、笔式注射器、无针头注射器等已经使注射带来的疼痛等不适得到了显著改善，但现有注射给药的方式仍然给患者的治疗带来不便，并极大地影响患者对胰岛素治疗的接受程度和坚持胰岛素治疗的依从性。为提高患者的生活质量和用药顺应性，胰岛素的非注射新型给药方法在近几年得到了广泛研究，包括口服、经鼻、经肺、经皮肤给药等方式。

目前已有多个制药公司研发的多个产品正在进行Ⅰ～Ⅲ期的临床试验，但非注射给药的新型胰岛素目前只有Mannkind公司研发的Afrezza获得了美国的批准，并已经应用于临床治疗糖尿病。Afrezza是一种吸入性人胰岛素粉末制剂，能够快速从肺组织被吸收入血，从患者开始吸入胰岛素到胰岛素达到峰值，需要15～20min。

Afrezza属于速效胰岛素制剂，起效很快，可于餐前或者进食不久后使用，用于改善1型或2型糖尿病患者的餐后血糖控制，但不能取代长效胰岛素注射剂型。由于Afrezza是经肺吸入给药，所以其最常见的副作用是咳嗽、咽痛或者喉部刺激症状，同样也可以引起低血糖。使用Afrezza时要警惕急性支气管痉挛的发生，因而不推荐用于哮喘、慢性阻塞性肺疾病或吸烟的糖尿病患者以及糖尿病酮症酸中毒的患者。

尽管目前胰岛素非注射给药大多还存在一些难以克服的问题，但随着新型制药技术和材料科学的发展，相信在不久的将来一定会有更多的胰岛素新剂型陆续出现，并能安全有效地用于临床，给糖尿病治疗带来更多的选择，使胰岛素治疗变得更方便，给糖尿病患者带来新的希望。

214 为什么不能服用成分不明的所谓"自制降糖药"或保健药？

现在市面上或网络上常看到所谓的"自制降糖药""民间偏方"或"保健药"，说是可以治疗糖尿病，有的会告诉患者不需要控制饮食，甚至说可以根治糖尿病。笔者必须忠告所有的糖尿病患者，千万不要被虚假的宣传忽悠了！

举一个真实的例子，一位女性糖尿病患者在我们医院就诊，用了两种口服降糖药，控制效果不是很好，她经朋友介绍用了一种苗药，说是苗族民间的验方，治疗糖尿病非常有效，她把所谓的做成胶囊的苗药拿给我看，我告诉她里面有可能加了西药成分。她果然把这种苗药送到一家专业的检测机构检测，结果发现里面加了四种西药成分！

那么为什么不能服用成分不明的所谓"自制降糖药"或"保健药"呢？因为糖尿病属于慢性疾病，目前并没有根治的方法，大多数患者需要长期服药治疗，所以经常会有别有用心的人利用糖尿病患者想脱离药物的心态，把西药成分加进了所谓的"自制降糖药""民间偏方"或"保健药"，欺骗患者可以不控制饮食甚至根治糖尿病。服用这种药物是有风险的，甚至给糖尿病患者带来严重的伤害，因为正规医院的医生和使用这些所谓药物的患者本人并不知道其中加了西药成分的种类和剂量，所以不可能了解其疗效和可能产生的副作用；而且其中加的药物成分也可能与患者正在使用的药物会产生冲突，甚至存在药物搭配禁忌或某种药物超过常规使用剂量，那么就可能给患者带来危害。

治疗糖尿病的药物很多，一定是从正规医院处方得到的药物才是正规的降糖药物，千万不能服用成分不明的"自制降糖药"或"保健药"。

215 什么是腹型肥胖？有什么危害？

肥胖就是身体的脂肪增多，有的胖子是皮下脂肪多，看上去全身到处都胖，也就是均匀性肥胖；有的胖子则是内脏脂肪多，皮下脂肪增多不明显，这就是腹型肥胖，所谓的苹果型肥胖。我们看到周围的胖子越来越多了，而且中国人的肥胖有一个特点，就是腹型肥胖者居多，这与西方人的肥胖不同。

腹型肥胖，也称为内脏型肥胖，就是肥胖以腹部为主，类似于常说的啤酒肚或将军肚，特点就是肚子大。如果要确认为腹型肥胖，就需要测量腰围。男性超过90cm、女性超过85cm就算是腹型肥胖。

腹型肥胖者腹腔内胃肠和肝脏周围的脂肪显著增多，而内脏脂肪的危害相比皮下脂肪的危害要大很多。腹型肥胖的人患高血压病、糖尿病、高脂血症、高尿酸血症、心脏疾病、脑血管疾病的风险大大增加，而那些体重处在正常范围内，但其腰围已经超过正常临界点者，他们的高血压病、糖尿病等疾病的风险依旧很高；腹部脂肪过多还会压迫肺，从而导致肥胖者呼吸急促，呼吸越困难。肥胖还会增加脊柱、关节的负重，容易导致腰椎、膝关节损伤，使患者活动受限，严重影响患者的生活质量。

216　什么是减肥手术？

顾名思义，减肥手术就是通过限制胃容积或改变胃肠道结构等手术方法来达到减肥的目的，因此减肥手术与吸脂术不能相提并论。

绝大多数减肥手术都可以在腹腔镜下完成，是一种微创手术，手术风险较低。目前常见的手术方式有以下几种：可调节胃束带术（限制摄入）、胃旁路术（限制摄入和减少吸收）、垂直绑带式胃减容手术（限制摄入）、袖状胃切除术（限制摄入）和胆胰旷置 - 十二指肠转位术（主要是减少吸收）。

减肥手术最早是针对严重肥胖的患者而设计的手术方式，减肥的效果非常好。在长期的观察过程中，渐渐发现减肥手术在有效减轻患者体重的同时，意想不到的是还同时有效改善了大部分患者并存的血糖代谢紊乱，一些肥胖患者术前所并存的糖尿病在接受外科手术后得到缓解。减肥手术治疗糖尿病就这样横空出世，为肥胖糖尿病患者的治疗带来了希望。

217　减肥手术能治愈糖尿病吗？

糖尿病通常与肥胖并存，多数 2 型糖尿病患者伴有肥胖或体重超重，控制体重在糖尿病的治疗中占有重要地位，但的确有的患者经过饮食控制、加强运动、甚至加用药物，但是体重仍不能有效控制，在这种情况下，减肥手术被认为是肥胖的 2 型糖尿病患者传统内科治疗效果不理想时的一种有效的治疗方法。

近年来越来越多的肥胖患者接受了减肥外科手术，并取得了良好的减重效果。关于减肥手术治疗 2 型糖尿病有很多报道，2009 年就有国外的学者报道，在接受减肥手术后患者血胰岛素水平、糖化血红蛋白及空腹血糖水平均较术前有明显下降，并且超过 70% 患者的糖尿病得到完全缓解。2010 年针对华人 2 型糖尿病患者进行了同样的研究，结果证实减肥手术治疗华人 2 型糖尿病患者也可取得满意的效果，对肥胖相关的疾病如代谢综合征、睡眠呼吸暂停综合征等均有明显改善。

减肥手术能缓解糖尿病是肯定的，手术后血糖可明显降低，并接近正常水平。但是否能治愈糖尿病呢？答案是否定的，尚不能说减肥手术彻底治好了糖尿病，因为即使糖尿病获得缓解，但经过一段时间后血糖仍可再次升高，也就是说仍然存在糖尿病。减肥手术治疗糖尿病仅仅是缓解而不是治愈。

虽然手术治疗糖尿病比较安全，但也是存在一定风险的，毕竟是有创性外科手术。尽管手术的并发症发生率不高，但仍不可避免，如肠梗阻、吻合口瘘、肺栓塞、胆石症等。减肥术后需要长期随访，以防出现术后营养失衡，同时也要避免减肥成功后再次出现肥胖。

218 哪些糖尿病患者适合做减肥手术？

虽然减肥手术对于糖尿病的治疗效果很好，但并不是没个糖尿病患者都适合做减肥手术治疗。中国肥胖和 2 型糖尿病外科治疗指南（2014）中指出，以下情况适合进行减肥手术：

① 2 型糖尿病病程≤ 15 年，且胰岛仍存有一定的胰岛素分泌功能，空腹血清 C 肽≥正常值下限的 1/2。

② 建议年龄为 16 ~ 65 岁。

③ BMI 在 32.5 以上的 2 型糖尿病患者。

④ BMI 在 27.5 ~ 32.5，生活方式调整和药物治疗不能控制血糖的 2 型糖尿病患者，且存在以下至少 2 个额外的代谢综合征组分（IDF 定义）包括：高三酰甘油（空腹 TG ≥ 1.70mmol/L），低高密度脂蛋白胆固醇（男性空腹 < 1.03mmol/L，女性空腹 < 1.29mmol/L），高血压（动脉收缩压 ≥ 130mmHg 或动脉舒张压 ≥ 85mmHg，1mmHg=0.133kPa)；或存在合并症，包括阻塞性睡眠呼吸暂停综合征(OSAS)、非酒精性脂肪性肝炎（NASH）、内分泌功能异常、高尿酸血症、男性性功能异常、多囊卵巢综合征、变形性关节炎、肾功能异常等，尤其是具有心血管风险因素

或 2 型糖尿病慢性并发症。

⑤ BMI 在 25.0 ～ 27.9 的 2 型糖尿病患者应慎重考虑手术治疗糖尿病。

⑥ 男性腰围 ≥ 90cm，女性腰围 ≥ 85cm 时，可酌情提高手术推荐等级。

219 哪些患者不适合做减肥手术？

有些糖尿病患者是不能选择手术治疗糖尿病的，如有滥用药物或酒精成瘾或伴有精神疾病的患者、1 型糖尿病患者、2 型糖尿病病程很长同时使用多种降糖药物仍不能控制血糖的患者、BMI 在 27.5kg/㎡以下而血糖控制理想的 2 型糖尿病患者、妊娠糖尿病等。

另外，减肥术后如果不能彻底改变原来的不良生活方式，体重仍然会增加，甚至能恢复到手术前的状态。因此，减肥手术对患者的自我管理能力要求很高，从这个意义上说，自制力差的患者也不适合选择减肥手术。

糖尿病患者切记，减肥手术不是灵丹妙药，大部分糖尿病患者是不适合做减肥手术的。具体个人是否适合减肥手术，一定要咨询内分泌科和外科医生。不该手术而做了手术的糖尿病患者比比皆是，最后吃亏的是患者自己，花钱受罪还达不到想要的效果。这种迷信减肥手术的不良后果，希望广大糖尿病患者能引以为戒。

220 什么是糖尿病的个体化治疗？

糖尿病患者的个体化治疗是指根据患者的实际情况，包括年龄、身高、体重、生化检查、胰岛功能、临床并发症和合并症的有无及严重程度等特点，由医生为患者量身定制一个适合的诊疗方案。相对于传统的"一刀切"治疗方案（指不管什么样的患者，以降糖为主要目的而实施的诊疗），个体化诊疗正成为临床治疗糖尿病的发展趋势。根据现有循证医学证据与指南要求，制订个体化的治疗方案是糖尿病治疗的核心策略。换句话说，就是量体裁衣、看人下菜碟。每个患者高矮胖瘦、生活习惯各不相同，自身的临床表现和特点差别很大，在制订治疗方案时需要兼顾各方面的因素，根据患者个体情况量身制订特别的诊疗方案。个体化治疗包括治疗目标、诊疗方案、饮食以及运动、血糖监测等多项内容。

不同年龄段的降糖目标不同。比如成年人和儿童之间的降糖标准就不能一刀切，儿童患者降糖需要考虑到是否处于成长期，营养的供给是否能满足发育的需要等；而成年人需要考虑是否存在并发症、低血糖风险、预计生存期等因素。错误的降糖方式不利于患者健康、甚至有害。

糖尿病患者的饮食需要个体化，运动也需要个体化。比如一些患者患有眼底出血，不适当的运动可能会加重出血；患有糖尿病足的患者过量运动后也可能会造成损伤。对不同的患者应当采取不同的运动方式，包括对运动强度、时间进行规定，运动前还要注重血糖监测，加强饮食配合，根据患者的胖瘦、体力活动的强度、是否合并高脂血症、高尿酸血症等制订不同的食谱，以最大限度保障患者获益。

每个患者都是独一无二的，每个患者的问题都是不同的，因为每个患者及其所处的环境都不一样，同一种疾病在不同患者身上就会有不同的反应和意义，因此，对每个患者的照顾应当完全个体化。

221 糖尿病患者应该积极主动参与治疗方案的制订吗?

毫无疑问，回答当然是肯定的。患者主动参与糖尿病的治疗，是真正治疗的开始，也是成功的关键。

针对不同患者需要实施不同治疗方案，也就是前面讲过的糖尿病个体化治疗。在个体化治疗实施过程中，糖尿病患者是否能主动参与治疗方案的制订和实施，常是决定治疗成败的关键因素之一。糖尿病患者在生活中有很多注意需要注意的事项，真正了解的人并不是很多。医生的责任是提高患者的自然痊愈能力和排除妨碍痊愈的因素，医生会告知哪些事情需要特别注意，如果不注意会产生哪些后果，同时也会提出多种治疗方案供患者选择。糖尿病患者在获得这些信息后，要结合自己的实际情况进行判断，哪些方案可行，哪些方案不可行，在与医生的沟通中寻找可行的最佳方案。患者在解决自身健康问题的过程中充当参与者甚至是决策者，了解自身的健康问题，选择最佳治疗方案，确定最佳健康目标，承担适当的责任，充分发挥自己的主观能动性，提高治疗的顺应性。毫无疑问，与患者只被动接受治疗相比，患者主动参与的治疗其效果一定是较好的。

患者具有主观能动性，而在传统观念中常忽略了患者在治疗和康复过程中的作用，患者往往扮演被动接受者的角色，但事实是不加理解盲目地执行医嘱往往会降低治疗效果。其实，患者自己有很大的康复潜力，只有充分调动自己的主观能动性，让自己积极参与治疗方案的制订，才更有助于疾病的康复。因此，患者应当通过医生的教育、解答和帮助，发挥自己的主观能动性，使自己成为能有效解决自身问题的人。

222 家属在糖尿病患者的治疗中能发挥什么作用？

作为医生，我们都目睹过很多糖尿病患者家属对患者关怀备至，这些患者虽然历经 10 年、20 年或者更久的病程，但都能得到良好控制；相反地，也有部分家属对患者不理不睬、缺乏同情心，致使患者的情绪低落，失去战胜疾病的信心，病情江河日下，严重者甚至抑郁而终。所以，在防治糖尿病的道路上，家属的作用是非常关键的。

当自己的亲人被确诊患了糖尿病时，作为休戚相关、朝夕相伴的家属，如果能正确理解支持，耐心细致地关怀体贴患者，会显著减轻患者的思想负担，并使治疗效果大幅提高。所以说，糖尿病患者的病情变化，很大一部分取决于家属的言行。那么家属需要如何配合糖尿病患者战胜糖尿病呢？

首先必须调整心态，正确面对疾病。一旦患上糖尿病，患者心理情绪上的波动在所难免，表现也有所不同，有的患者麻痹大意，认为"无所谓"，有的则焦虑紧张，甚至惶惶不可终日。此时，家属务必与患者一道加强学习，尽快正确地了解糖尿病基本知识，密切与医生合作，安慰患者、开导患者。帮助患者培养客观愉快的心境和战胜疾病的信心，这方面家属有独到的无法替代的作用。

其次，配合患者调理饮食。糖尿病患者的饮食需要控制，但许多患者易入误区。有些人谨小慎微，谈"糖"色变，抠得太细；也有一些患者我行我素，来者不拒。作为家属应多向医生请教，掌握糖尿病饮食原则和食谱运用，规劝患者有计划地摄入平衡膳食、严格戒烟限酒。并根据患者的血糖、血脂、体重劳动强度等调整食品种类和数量。

另外，合理安排作息并进行督促和鼓励。患者要起居规律、运动锻炼不懒散、注意个人卫生、注意保暖、睡眠充足。运动锻炼需请医生指导，量力而行，循序渐进。家属可协助患者制订生活作息时间表，随时做相应的督导，使其养成习惯，持之以恒。少数自理能力差的患者，家属还需多多陪伴，并适当代劳。

最后，糖尿病患者的家属应尽可能多地了解一些糖尿病的知识，多给患者一些温暖、帮助和鼓励。学会识别和处理低血糖反应，经常提醒患者及时就餐或加餐。督促患者按时服药或皮下注射，尤其是要提醒或监督那些尚缺乏自制力的年轻的1型糖尿病患者，按时注射胰岛素。发现病情变化，及时送患者去医院。对患者关心和爱护要适当，否则患者就有"自己是病人，成了家人的包袱"的沉重心理负担，对糖尿病控制非常不利。

（杨进，刘国强，王群，谢超，洪天配）

第六章

认识糖尿病
急性并发症

223 什么是糖尿病并发症？

并发症就是指人体在患有一个疾病之后，又出现了另外一种或者几种疾病，后出现的病是由先出现的疾病引起的，或者至少是与先出现的疾病有关，我们就把后出现的疾病称为先出现的疾病的并发症。

糖尿病的并发症可以分为急性并发症和慢性并发症两大类。急性并发症来势汹汹，如果患者本身没有意识到，没有及时就医可能会危及生命，所以才称为急性并发症。但是如果能够及时诊治，一般都不会留下"后遗症"。而慢性并发症往往发生得比较隐匿，在不知不觉中发生，当患者意识到时，已深受其害，且已不可逆转，成为导致患者残疾和早亡的主要原因。

医学研究结果表明，糖尿病是一种可累及全身大血管和微血管的慢性疾病。对于糖尿病患者，尤其是 2 型糖尿病患者，慢性并发症是引起生活质量下降、劳动力丧失甚至危及生命的最重要原因。

224 糖尿病有哪些急性并发症？

糖尿病急性并发症是临床上很常见的急性病，包括糖尿病酮症酸中毒、糖尿病高血糖高渗状态、低血糖昏迷以及感染（图 6-1）。这些问题往往都是在长期血糖控制不良的情况下发生的，经常有一些诱发因素，例如饮食不当、感染、创伤、手术等，自己随意大幅度调整药物剂量甚至修改治疗方案也可能造成急性并发症的发生。

糖尿病急性并发症来势汹汹，如果不能及时救治可以直接危及生命，但是只要能够保持警惕，尽快到医院找医生治疗，一般不会留下长期危害。但是如果不吸取教训，反反复复地发生，也可能遗留下一些终身损伤，比如反复严重低血糖后出现的智力下降等神经系统损害。

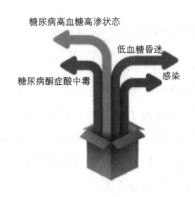

图 6-1　糖尿病急性并发症

225 什么是低血糖？低血糖症状有哪些？

　　血糖低于正常血糖水平下限即为低血糖，常伴有低血糖症状。低血糖是糖尿病患者几乎无法避免的问题，因此糖尿病患者一定要对低血糖有充分的认知，了解低血糖症状和自救方法，发生低血糖后如果能正确判断低血糖的发生并及时采取处理，低血糖也就不可怕了。

　　低血糖的症状与血糖水平以及血糖的下降速度有关，主要包括两组表现：一组表现为面色苍白、出冷汗、头晕、乏力、心慌、饥饿感、颤抖、焦虑等，这是机体的一种神经反应，由交感神经兴奋引起，机体通过这种方式一方面动员体内升糖激素释放，从而升高血糖，另一方面起到预警的作用，提醒进食以补充糖分，升高并维持血糖。但是，当这种预警能力丧失，或者患者没有及时摄入糖分时，血糖进一步下降，这时候就会出现以脑功能障碍为特征的另一组表现：轻者表现为紧张、烦躁、精神不集中、思维和语言迟钝、昏昏欲睡、行为怪异等，严重者出现神志不清、抽搐、昏迷，最终死亡。

　　低血糖症状的出现其实是机体的一种自我保护机制，用这些强烈的不舒服感觉提示低血糖的发生，以便患者及时警觉并主动进食，从而避免持续恶化到意识丧失甚至死亡。

226 低血糖的诊断标准是什么？

对于不同的人群，低血糖的诊断标准并不相同。对于没有糖尿病的人群，低血糖的诊断标准是血糖小于 2.8mmol/L；对于糖尿病患者，低血糖的诊断标准是血糖≤3.9mmol/L（图 6-2）；而对于妊娠糖尿病的患者，也就是妊娠前血糖正常，在妊娠 24～28 周进行口服葡萄糖耐量试验筛查的时候才发现血糖升高的孕妇，低血糖的诊断标准是血糖小于 3.3mmol/L。

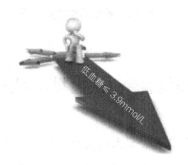

图 6-2　糖尿病患者，低血糖的诊断标准

为什么糖尿病患者的低血糖诊断标准放宽松了呢？这是因为长期的高血糖会对神经系统和微血管产生持续的损害，导致糖尿病患者常伴有自主神经功能的障碍，使得机体对低血糖的感知能力以及反馈调节能力减弱，增加了发生严重低血糖（不能自我救治的低血糖）的风险。同时，糖尿病患者往往已存在大血管和微血管的病变，在这一基础上发生的低血糖，可能诱发患者急性心脑血管意外的发生以及加重微血管和自主神经功能的障碍，最终造成严重后果甚至影响生命。因此，低血糖标准的放宽可更合理地制订血糖控制目标，有效减少低血糖反应，尽量避免严重低血糖。

227 引起低血糖的原因有哪些？

低血糖发生的根本原因有两个，一个是血糖供应的减少，一个是胰岛素供给的增加，凡是出现上述两种情况之一者，就可能出现低血糖。对糖尿病患者而言，可能出现低血糖的情况包括：

① 进食量过少；

② 运动量过大；

③ 服用降糖药后未及时进食；

④ 使用过量的降糖药（主要是磺脲类降糖药和胰岛素）；

⑤ 空腹饮酒；

⑥ 使用胰岛素的患者产生胰岛素抗体，有时会引起低血糖；

⑦ 糖尿病前期或轻度糖尿病患者如果摄入过多的碳水化合物，刺激胰岛素过渡分泌，也可能在进食2～3h后引发低血糖。

228 什么是低血糖未感知?

低血糖未感知又称为无感知低血糖，是指糖尿病患者的血糖虽然明显低于3.9mmol/L，但却没有出现心慌、出汗、饥饿感及手颤抖等典型低血糖症状的情况。在糖尿病人群中无感知性低血糖并不少见，尤其是那些病史较长、控制不佳者以及老年患者。

当糖尿病患者因为长期血糖控制不佳而损害到神经系统，出现糖尿病自主神经病变，这时交感神经可能受损，机体对低血糖的预警能力下降，在低血糖时不会出现心慌等交感神经兴奋的表现，也就是无感知低血糖。简单说，糖尿病损害交感神经，在低血糖时不出现交感神经兴奋症状，糖尿病患者感知不到低血糖的发生。另外反复的低血糖发作也可以直接使神经系统迟钝，对低血糖的反应能力下降，感知阈值下调，以致此后只有血糖降到更低水平时才会出现报警。此外，老年糖尿病患者的各种反应能力下降，也容易发生无感知低血糖。

低血糖未感知是一种较为严重的状态，如果出现，一定要到医院就诊，听取医生的建议。

229 低血糖会有什么危害？

低血糖反应是糖尿病患者躲不开的麻烦，即使健康人偶尔也会有低血糖反应，因此必须正确认识并及时处理。偶尔的轻度低血糖并不可怕，及时进食能很快缓解。严重低血糖时，患者可能已经无能力主动获得食物或进食，需要他人帮助，否则血糖进一步降低直至意识丧失（低血糖昏迷）。

虽然低血糖症状大多不严重，更不致命，但是对于已经患有心脑血管疾病或很可能出现心脑血管疾病的人，一次严重的低血糖就可能诱发急性心脑血管意外，导致突然死亡或者影响此后的生活质量，另外，长期或者反复的低血糖会严重影响大脑功能，甚至导致痴呆。因此有一种观点认为"一次严重的低血糖或由此诱发的心脑血管事件，可能会抵消一生维持血糖在正常范围所带来的益处"。所以，当出现类似反应都应怀疑是否出现了低血糖而及时测定血糖并及时处理，以避免危及生命的严重危害的发生。而无感知低血糖极易进展为严重低血糖，引发更严重的临床后果，所以对于之前已出过这种问题的人应加强监测血糖，警惕严重低血糖就更为重要了。

230 糖尿病患者怎么避免发生低血糖？

有因才有果，低血糖发生一般是有原因的，只有明确了原因，我们才可能有效地预防低血糖的发生。针对低血糖发生的不同原因，可以采取不同的预防对策：

（1）治疗方案不合适：例如可以引起低血糖的降糖药物（主要是胰岛素以及胰岛素促泌剂）用量过大，对于这一点，往往患者本人很难判断，需有临床医生进行专业的判断和指导。所以在低血糖原因不明或出现严重低血糖以及低血糖持续、反复出现时，应立即就诊。

（2）进食不规律：大部分降糖治疗方案需要患者定时定量的规律进食，在进食量少或者未按时进食的情况下，就可能出现低血糖。所以在预计可能出现不能及时进食或者胃口不好的情况下，应提前做好准备和安排，适当加餐或者相应减少降糖药物的剂量或暂停服用降糖药物。

（3）运动量增加：运动是十分有效的降糖手段，但是对于不同的糖尿病患者，运动的降糖效果并不相同。在尚没有摸清楚不同运动量或不同运动项目对自己血糖的影响程度时，应首先监测运动前后的血糖变化，如果运动后血糖偏低，则有出现运动后及运动中低血糖的风险，应在运动前适当增加含淀粉以及含糖食物的摄入，或者减少运动前降糖药物的剂量，但具体的加餐量或者应减少的剂量则需根据每个糖尿病患者自身的血糖监测情况进行个体化的安排。

（4）饮酒：酒精能够直接导致低血糖，所以应避免酗酒以及空腹饮酒，至少在饮酒前应适当进食。

此外，糖尿病患者需牢记一点，在服用降糖药物治疗的期间应随身携带含糖或淀粉的食物，一旦发生低血糖应立即食用。

231 糖尿病患者如何自我救治低血糖？

低血糖是糖尿病患者在接受降糖药治疗过程中要尽量避免发生的不良反应，但有时候却是难以避免的，甚至是随时随地可能发生的。因此，对于可能发生的低血糖要有所准备，也就是说，糖尿病患者在药物治疗过程中，要随身携带一些食物，万一发生低血糖，能及时进食。

当出现类似低血糖反应的现象时，有条件者可先用血糖仪检测血糖，做到心中有数，并立即采取升高血糖的应对措施。如果仅有出汗、心慌、乏力、饥饿等感觉，神志清楚，可进食一定量的含糖食物，选择含葡萄糖饮料 50～100ml、蜂蜜 1 勺、糖果 2～3 块、饼干 2～3 块、馒头 25～50g（0.5～1 两）之一。若无条件测血糖，也可以先照此处理。总之，在可疑低血糖发生时可进食任何唾手可得的含糖食物、糖果或饮料。

需要引起注意的是，对于服用以"阿卡波糖"为代表的 α-糖苷酶抑制药的患者，尽量直接补充葡萄糖，进食其他食物纠正低血糖的效果较差。对于已经意识丧失的严重低血糖患者，发现者一定要保持冷静，立即联系医务人员进行急救处理。

低血糖纠正后并不是万事大吉，应该自己分析、寻找原因，最好寻求专业医生的帮助，调整生活方式以及治疗方案，并加强自我血糖监测，以便尽量避免再次出现低血糖。

232 发生了低血糖还能继续降糖治疗吗？

这点是肯定的。尽管低血糖是有一定危害的，也会给人们留下一定的不舒服感受，但是千万不要恐慌到因噎废食，从此再也不敢应用口服降糖药或者注射胰岛素进行治疗，这样会因为长期血糖控制差而出现不可挽回的机体损伤。因此，只有积极寻找到低血糖的原因才能有效避免低血糖的再次甚至反复发生。

引起低血糖的主要原因包括治疗方案不合适、进食不规律、运动量增加以及饮酒等诸多因素，当然降糖药物的使用是引发低血糖的最常见原因。容易引起低血糖的药物主要是增加体内胰岛素水平的，例如胰岛素、磺脲类和非磺脲类（格列奈类）胰岛素促泌剂。而其他一些降糖药如大家熟悉的二甲双胍、α-糖苷酶抑制药在单独使用时一般并不会导致低血糖。所以了解医生给自己使用的是什么类型的药物就十分必要了。

既然发生低血糖的原因并不仅限于降糖药物，那么发生低血糖的患者要做的是自己好好找找低血糖的原因，吸取教训。这样才能真正预防今后低血糖的发生。如果高度怀疑是降糖药物不合适，也要及时找专科医生就诊，把自己的怀疑告诉医生，共同商讨治疗方案。

233 出现了低血糖反应就预示着糖尿病吗？

不一定。

正常人血糖由中枢神经系统、内分泌系统、消化系统、肝脏、肾脏以及营养因素共同维持和调节，保持人体内的糖分供给和利用处于平衡状态，所以血糖能持续保持稳定在一个较小的范围内。各种原因导致糖的供给不足和（或）糖的利用过多都可以引起低血糖。能引起低血糖的病因有很多，包括先天性疾病如果糖不耐受、糖原贮积症等糖类代谢酶的先天性缺乏等，后天性疾病如胰高糖素或生长激素或皮质醇等升糖激素减少（或缺乏）和胰岛细胞瘤、终末期肝病等重症疾病，以及某些药物和毒物如胰岛素和磺脲类等降糖药、某些抗生素和一些抗精神病药物等。其实在健康人中，偶尔发生低血糖反应也很常见，并不代表就一定有糖尿病倾向。但是如果经常发生低血糖，那还是应该查清原因，是否存在某种疾病。

在临床上有时可以看到，一些 2 型糖尿病患者在疾病早期会出现进餐后低血糖的情况，常因此到医院就诊，通过检查低血糖的原因而得以发现糖尿病。对于这些患者而言，低血糖的确是糖尿病的先兆。这些患者体型多超重或肥胖，由于患者的胰岛 B 细胞对进餐刺激的胰岛素释放反应延迟，导致餐后早期高血糖；而血糖明显升高又刺激胰岛素过量释放，引起后续的高胰岛素血症，最终因为餐后胰岛素水平与血糖水平不平行而引发低血糖，多见于进食后 3～5h。

因此，对于那些存在糖尿病高危因素的人，如果反复出现餐后低血糖症状，应该警惕糖尿病的存在，需及时到医院就医，进行相关检查以明确。

234 什么是糖尿病酮症酸中毒？有哪些表现？

糖尿病酮症酸中毒是指在各种诱因存在的情况下，由于胰岛素严重缺乏，引起脂肪代谢紊乱，使脂肪分解增加，进而产生了大量的酮体，这时我们称其为糖尿病酮症。

酮体是脂肪分解产生的三种代谢产物的统称，其中 2 种都为酸性物质，当酮体的产生超过机体消灭酮体的能力时，患者的血液就会变为酸性，这时就发生了糖尿病酮症酸中毒。

糖尿病酮症酸中毒时首先出现的是多饮、多尿、乏力、体重下降等糖尿病症状的加重；之后会出现胃肠道症状，比如食欲缺乏、恶心、呕吐、腹痛等；也可能出现呼吸的改变，表现为呼吸加深，频率加快，呼气中可闻到有烂苹果味；一些严重的患者可出现神经精神症状，如头晕、头痛、烦躁、嗜睡甚至昏迷。查体可发现脱水的表现，如皮肤弹性减退、黏膜干燥、眼球下陷、尿量减少、心率增快、血压下降、四肢发凉、体温下降等。对于糖尿病患者，当出现上述症状时，应怀疑糖尿病酮症酸中毒的发生，需及时到医院就诊，进一步明确病情并进行相应的治疗。

199

235 出现了糖尿病酮症酸中毒怎么办？

糖尿病患者应牢记，当怀疑出现糖尿病酮症酸中毒时应立即到医院就诊。因为这一并发症起病急，病情变化快，不及时治疗有生命危险，是糖尿病患者最严重的并发症之一。一旦发生，糖尿病患者自身往往无法处理，应当立即前往医院就诊，以免造成生命危险。

糖尿病酮症酸中毒发生的前提是血糖控制不佳，且往往存在诱因，既包括治疗不当、随意自行减量或停用降糖药，尤其是停用胰岛素，也包括饮食不当或感染、创伤、手术等应激情况。所以，当患者出现了糖尿病酮症酸中毒的早期症状，也就是多饮、多尿、乏力、体重下降等较前加重的糖尿病症状时，应立即监测血糖，并积极寻找以及纠正可能的诱因，同时多饮水，以避免糖尿病酮症酸中毒进一步加重，为纠正病情以及就诊创造时间和条件。

236 怎么预防发生糖尿病酮症酸中毒？

预防一种疾病，首先要认识这种疾病，了解其发生的原因和可能产生的后果。要敬畏疾病、重视疾病，不能和疾病开玩笑，更不能因无知而无畏。

糖尿病酮症酸中毒发生的前提条件是血糖控制不佳，如果想要避免其发生，就一定要保持血糖的良好控制。要做到规律饮食和运动，不要暴饮暴食，坚持规律用药，不要随意自行减量或停用降糖药，尤其是胰岛素治疗的患者，绝对不能突然停用；日常血糖监测也很重要，应做到每周甚至每天监测血糖，随时关注血糖变化，监测血糖能使自己掌握血糖的控制情况，血糖发生较大变化时能及时发现并及时解决问题。

此外，糖尿病酮症酸中毒的发生往往存在诱发因素，本来血糖控制得不错，但如果遇到某种特殊情况，比如身体某系统发生感染、意外发生的严重创伤、各种外科手术、急性心脑血管疾病等应激刺激，这时血糖就会急剧升高，口服降糖药的疗效会变得很差，这时必须启动胰岛素治疗或加大胰岛素的剂量才能有效控制血糖。感染是酸中毒的最常见的诱因，因此糖尿病患者要对感染等诱因加以重视，积极预防并及时治疗。最后，糖尿病患者及其亲属要通过各种方式加强糖尿病知识的学习，了解糖尿病酮症酸中毒相关的知识。

只有真正认识了这种糖尿病的急性并发症，才能对其做到有效的预防、及时识别和正确的应对。

237 什么是糖尿病高血糖高渗状态？有哪些表现？

糖尿病高血糖高渗状态是糖尿病的另一个严重的急性并发症，多见于老年 2 型糖尿病患者，其中不少患者在发病前并不知道自己存在糖尿病。

这一并发症的主要特点是血糖极度升高，多在 33.3mmol/L 以上，却无明显的酮症酸中毒。另一个特点就是血浆渗透压升高，这是由于高血糖的利尿作用导致水分从尿液大量排出，引起血浆渗透压明显升高；老年患者往往饮水较少，同时常存在渴感调节功能减退而不能及时主动补充水分，也是造成血渗透压明显升高的重要原因。

血浆渗透压升高会引起细胞内脱水，尤其是脑细胞脱水，导致患者逐渐出现神志改变，而继发的神志改变使得患者饮水进一步减少，加重了高血糖和高渗状态，使机体脱水进一步加重，形成恶性循环，从而最终发展为昏迷。

与糖尿病酮症酸中毒类似，糖尿病高血糖高渗状态时首先出现的也是糖尿病症状加重，表现为口渴、多尿、乏力、倦怠。因为脱水，患者往往表现为反应迟钝、表情淡漠，当脱水进一步加重时，患者会出现皮肤干燥和弹性下降、眼球凹陷、唇舌干裂、脉搏快而弱、立位时血压下降，严重时出现休克，神志改变则表现为从意识模糊、嗜睡直到昏迷。当因脱水、血液浓缩、低血压、血栓栓塞而引起脑损伤时，患者可以出现其他神经系统症状，包括定向力障碍、幻觉、上肢拍击样粗震颤、癫痫样发作、偏瘫、偏盲、失语、视觉障碍等。糖尿病高血糖高渗状态因为没有酮症和酸中毒而不会出现糖尿病酮症酸中毒所具有的呼吸改变和胃肠道症状。

对糖尿病患者尤其是老年患者，当出现上述症状时，应怀疑糖尿病高血糖高渗状态的发生，须及时到医院就诊，进一步明确病情并进行相应的治疗。

238 出现了糖尿病高血糖高渗状态怎么办？

糖尿病高血糖高渗状态的治疗与糖尿病酮症酸中毒的治疗类似，主要也是积极补液，纠正脱水，小剂量胰岛素静脉输注控制血糖，去除疾病诱因和治疗并发症。因为这一并发症的发生更隐匿，脱水更严重，病死率更高，所以更应引起糖尿病患者的重视。

与糖尿病酮症酸中毒类似，当怀疑出现糖尿病高血糖高渗状态时应及时到医院就诊。而患者在病情允许的情况下，可以针对高血糖、脱水及合并的诱因采取一定的措施，包括皮下注射胰岛素降糖、多饮水、积极寻找并纠正可能的诱因，同时及时就医，尤其对于已经出现神志改变而病因不明的情况，更应立即就诊以免贻误病情。

239 怎么预防发生糖尿病高血糖高渗状态？

由于糖尿病高血糖高渗状态发生前一大部分患者都不知道自己存在糖尿病，所以每年定期体检，筛查高血糖是最重要的预防措施。从高血糖到高渗状态再发展到严重脱水的时间相对较长，可能需要 2 ～ 14 天，因此对于糖尿病患者，应当注意定期监测血糖、及时发现和处理过高的血糖，尽量避免该并发症的发生。

糖尿病高血糖高渗状态的诱因与糖尿病酮症酸中毒类似，包括各种应激的发生（如感染、外伤、手术、急性脑卒中、急性心肌梗死、急性胰腺炎、胃肠道出血、中暑或低温）、饮水不足（可见于口渴中枢敏感性下降的老年患者、不能主动进水的儿童和卧床的患者、精神失常或昏迷患者）、失水过多（如严重呕吐、腹泻以及大面积烧伤）、摄入过多的糖分（如大量饮用含糖饮料、静脉注射高浓度葡萄糖等）。

糖尿病患者要重视并加以识别可能的诱因，积极预防并及时治疗，从而避免高血糖高渗状态的发生及发展。

240 为什么糖尿病患者容易发生感染？

感染是糖尿病患者的常见并发症，过去曾经是导致糖尿病患者死亡的首要原因，目前仍是威胁糖尿病患者健康的严重问题。糖尿病患者容易发生感染的原因与以下多种因素有关。

（1）高血糖可以使细菌获得良好的生长环境，为致病菌的繁殖提供了有利的条件。

（2）糖尿病患者整体防御能力的受损，表现为白细胞对致病菌的吞噬能力和杀菌能力降低，淋巴细胞产生针对致病菌的抗体减少等，导致机体对感染的抵抗能力降低。

（3）老年患者生理防御功能随年龄增加而减退，有利于病菌入侵，增加了感染的风险。

（4）各种糖尿病慢性并发症的出现也是导致糖尿病患者容易发生感染的重要原因。糖尿病血管病变会导致局部组织器官的血供减少，血流缓慢，一方面影响白细胞向病灶移动并吞噬病原体的能力，另一方面也影响抗生素在病灶局部的有效浓度，这些都不利于病菌的清除。糖尿病患者的皮肤破损风险较高，使得感染机会增大。糖尿病周围神经病变使糖尿病患者对外在致病损害的感知能力受损，导致及时发现危险并进而逃避危险的自保能力下降，容易发生意外损伤，病菌得以趁机侵入人体而引发感染。另外糖尿病自主神经病变引起汗液分泌减少，使皮肤干燥，容易开裂，也为病菌入侵创造了机会。同样，糖尿病自主神经病变导致的排尿不畅、胆囊收缩功能障碍、胃肠蠕动减慢等也会增加泌尿系统和消化系统感染的机会。

糖尿病患者并发感染后，可以加重原有的高血糖并可能引发更严重的代谢紊乱，如酮症酸中毒、高渗等；而高血糖等代谢的恶化又进一步使机体的免疫力下降，有利于细菌滋生，从而导致感染更加严重且更难以控制。由于高血糖与感染两者相互影响，形成恶性循环，使感染成为糖尿病患者死亡的重要原因之一。

241 糖尿病患者发生感染的常见部位有哪些？

糖尿病患者容易并发各种感染，感染几乎可以见于人体各个器官和系统，以泌尿系统感染最为常见，其次为呼吸系统、足部、皮肤、消化系统、生殖器及肛周以及其他部位的感染。

糖尿病患者比非糖尿病患者更容易出现泌尿系统感染，也更容易导致严重的并发症如肾脏周围脓肿、败血症等，感染部位以肾脏和膀胱最为常见。

呼吸系统感染可以累及包括耳、鼻、咽喉、气管、支气管及肺组织等在内的所有器官组织，与非糖尿病患者相比，糖尿病患者呼吸系统感染的临床表现虽然无特殊性，但某些特殊感染如恶性外耳道炎、鼻－脑毛霉菌病等却只见于或常见于糖尿病患者。

在糖尿病患者中皮肤和软组织感染很常见，发生率明显高于非糖尿病者，常表现为痈、疖、丹毒、急性蜂窝织炎和脓肿等化脓性感染，病情常更为严重和广泛，感染部位多在下肢和足部。

糖尿病患者合并自主神经病变时会出现胃酸分泌减少，胃肠蠕动减弱，胆囊舒缩功能异常等，从而导致容易发生胃肠道及胆道感染。

容易被广大糖尿病患者忽视的感染部位是口腔，血糖长期控制不佳的糖尿病患者更容易患牙周炎、口腔炎、舌炎等。

另外，在长期高血糖的老年患者中，还可以见到一些致病菌突破呼吸道、泌尿道、皮肤或消化道等防御屏障侵入人体，并随血流播散至内脏器官如肝脏、大脑、心脏和肺等，引发严重感染如肝脓肿、脑脓肿、肺脓肿和感染性心内膜炎等。

242 怎么预防发生感染？

糖尿病病程、血糖控制情况、有无慢性并发症是糖尿病患者是否容易合并感染的危险因素。随着年龄的增长，糖尿病患者感染的危险性随之增加，这可能与老年人的生理防御功能减退，有利于细菌入侵，机体免疫功能也有所下降，在高血糖的情况下更有利于致病菌的繁殖有关。

呼吸系统和泌尿系统为最常见的感染部位，女性泌尿器官的解剖生理特点使得女性患者更易发生泌尿系统感染。因为糖尿病容易并发各种感染，所以糖尿病患者需要采取一些措施以预防感染。

首先，由于血糖控制差的糖尿病患者发生感染的风险更高，且更容易发生严重感染，所以糖尿病患者应该积极治疗糖尿病，严格控制血糖，使血糖长期、稳定地控制在理想范围。

其次，糖尿病患者应该定期进行胸部 X 线片、尿常规等检查，以尽早发现并控制感染。

再次，糖尿病患者在改善机体营养状态以增加抵抗力的同时，可以通过一些方法增强免疫力，如通过锻炼增强体质、通过注射疫苗增加抗感染能力，多饮水、及时排尿以预防泌尿系统感染。

最后，对于糖尿病合并严重并发症，特别是心脑血管并发症的患者，应该注意改善各个器官的功能状态，加强护理，防止感染。而对于已经合并感染的糖尿病患者，则应有效而规范地进行抗感染治疗，合理使用抗生素，避免菌群失调和产生耐药菌株，在治疗的同时注意避免再感染的发生。这些就需要认真遵循医生的意见，及时就诊，按时复查。

（张晶晶，田勃，谢超，王海宁）

第七章

糖尿病慢性并发症的评估和治疗

243 糖尿病有哪些慢性并发症？

糖尿病本身不可怕，如果糖尿病仅仅是血糖高，不出现并发症，那就可以不治疗，补充尿中丢失的糖就可以了，无非多消耗一些粮食。但是事实并不如此，长期高血糖会引起各种糖尿病慢性并发症。从这个意义上说，高血糖就是慢性毒药。

糖尿病患者的慢性并发症（图7-1）包括大血管并发症和微血管并发症。

糖尿病大血管并发症主要包括心血管病变、脑血管病变以及外周血管病变，其发生不仅仅与糖尿病有关，还与高血压、高脂血症、吸烟、年龄、肥胖等其他因素有关，所以大血管并发症的发生更加常见，其预防及控制也需要对各个影响因素进行综合管理。糖尿病大血管并发症不是糖尿病特有的病变，非糖尿病患者也会出现，只是在糖尿病存在的情况下发病早、病情重。

糖尿病微血管并发症主要包括糖尿病视网膜病变、糖尿病肾病和糖尿病神经病变。微血管并发症是糖尿病的特异性病变，也就是说非糖尿病患者是不会发生的。糖尿病视网膜病变和糖尿病肾病的发生及发展与血糖控制水平、糖尿病病程长短直接相关，所以血糖的良好控制可以有效地预防微血管并发症的发生。糖尿病神经病变主要包括周围神经病变、脑神经病变和自主神经病变，其诊断必须排除其他病因，以免因误诊而导致贻误治疗。

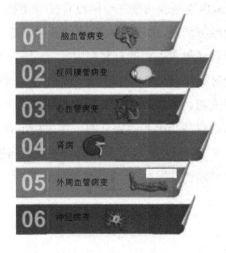

图7-1　糖尿病慢性并发症

糖尿病足是糖尿病严重的慢性并发症之一，是由于糖尿病神经病变、血管病变和感染等因素导致的足部溃疡和坏疽，是引起糖尿病患者截肢并致残的主要原因。

244 为什么说慢性并发症是糖尿病的最大危害？

糖尿病的本质就是血糖升高超过了正常范围，也就是我们常说的高血糖。高血糖的危害表现在哪里呢？是不是血糖升高了就会马上对人体产生严重的危害？这是很多患者非常关心的问题。

在血糖很高的情况下，人体会出现一些与高血糖有关的表现，也就是我们常说的"三多一少"（饮水多、进食多、尿量多和体重减少）症状，但是这些并不可怕，只要在短期内使血糖恢复正常，这些症状就会消失，不会留下"后遗症"。

如果高血糖出现后长期得不到有效控制，就会像慢性毒药一样缓慢侵害我们的身体，使全身各个器官组织发生无法逆转的损害，也就是各种糖尿病慢性并发症。糖尿病慢性并发症早期是无声无息的，等到被自己察觉往往已是中等以上程度损害了，而且一旦出现就不会消失。例如，血糖长期升高5年以上就可能出现糖尿病视网膜病变，糖尿病视网膜病变在早期没有任何症状，一旦出现视力受损，往往预示视网膜病变已经很严重，如果不能及时诊断和治疗，有导致失明的危险。糖尿病视网膜病变是导致成年人失明的首要病因。

糖尿病微血管病变对糖尿病患者的生存质量也有着显著影响，如视网膜病变导致患者视力受损甚至失明、糖尿病肾病得不到有效控制会逐渐发展为肾功能衰竭甚至尿毒症、糖尿病心肌病会引起心力衰竭、糖尿病足会造成下肢功能障碍甚至有截肢的风险。这些糖尿病慢性合并症严重威胁了糖尿病患者的健康，所以说，糖尿病可怕就可怕在这些慢性并发症上。

245 为什么糖尿病患者需要定期进行眼科检查?

眼睛是心灵的窗户,一双视力良好的眼睛是生活质量的保证,而高血糖会导致包括糖尿病视网膜病变在内的诸多眼科疾病。糖尿病眼底病已经成为是全世界导致视力缺损和失明的主要原因。因此,定期做眼科检查意义重大:

(1)观察全身状况的窗口:眼底是唯一能用肉眼直接看到血管的部位,当然,这需要眼科医生借助于专业仪器。这些血管可以反映人体全身血液循环的状态以及健康状况,是许多全身性疾病监测的"窗口"。

(2)是确定糖尿病视网膜病变的唯一方法:糖尿病视网膜病变是糖尿病慢性并发症的一种,是最早出现的糖尿病微血管病变,对于全身是否存在其他慢性并发症有提示作用。如果存在视网膜病变,就要明确是否存在糖尿病肾病;反之,如果没有糖尿病视网膜病变,糖尿病肾病的可能性就很小。

(3)发现其他眼科疾病的途径:我们的眼睛可以发生多种疾病,糖尿病会使白内障、青光眼等的发生率增加,所以规律检查才能提早发现。

(4)糖尿病视网膜病变早诊断早治疗之必需:及早发现才能及时治疗,有效治疗才能减缓发展,避免最终损及视力。

一次或多次眼科检查正常者,可考虑每2年检查1次。若已经存在眼科疾病,则应该遵从专科医生的嘱咐,按时复诊,规律治疗。

246 什么是糖尿病视网膜病变?

糖尿病视网膜病变是糖尿病高度特异性的微血管并发症,也就是只有糖尿病才会出现,主要表现为眼底微血管闭塞和渗出、出血,严重时导致视网膜脱落,引发失明。它也是最早出现的糖尿病微血管并发症,对判断是否存在糖尿病微血管并发症(特别是糖尿病肾病)具有重要价值。高质量的眼底照相(图7-2)加上有经验的眼科大夫就可以检出大多数有危害性的糖尿病视网膜病变。

糖尿病视网膜病变分为非增殖性和增殖性视网膜病变。

非增殖性糖尿病视网膜病变是糖尿病对视网膜产生影响的早期阶段,如果仅仅是微血管瘤阶段则可无任何临床症状，只能在进行眼底检查时发现；在微血管瘤基础上进一步发展就可能出现视力下降、视物变形、眼前有黑影飘动、闪光感等症状。

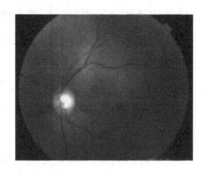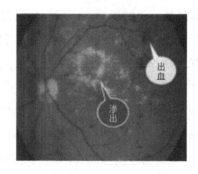

图7-2　眼底照相

增殖性糖尿病视网膜病变的主要标志是眼底出现新生血管，就像是大树原有的粗根儿断了，旁边新长出的须根，这些小根总是弯弯曲曲，很不结实。早期的增殖性糖尿病视网膜病变也可以完全没有症状，直到新生血管出血破入玻璃体内，这种出血不是大家常见的结膜充血出血（例如红眼病），它出现在眼底，引起突然的视力下降甚至丧失。一次小量出血可以自己吸收，但是反复出血可引起进一步的视网膜脱落，最终导致失明。

糖尿病视网膜病变的发生与血糖息息相关，也就是说血糖控制得越好，糖尿病视网膜病变发生的风险越低。如果已经出现，就要求助于眼科大夫了。

247 糖尿病视网膜病变有什么危害？

当医生要求糖尿病患者去检查眼底以明确是否存在视网膜病变时，常有患者说："大夫，我的视力好着呢，眼睛没事"。这里就存在一个问题：视力好就能说明眼底没事吗？其实不然，早期糖尿病视网膜病变不影响视力，不进行检眼镜检查或眼底照相是不能发现视网膜病变的。很多患者的心态是，发现视网膜病变了就开始重视血糖的控制，不发现并发症往往就不太重视血糖的控制。视网膜病变是最早出现的糖尿病微血管并发症，如果不严格控制好血糖，将会逐渐出现各种微血管并发症。

增殖期糖尿病视网膜病变患者的视力常受到严重影响，在 20 岁以上成人新发失明病例中，糖尿病视网膜病变是最常见的病因，也是导致成人失明的主要原因。在 2 型糖尿病成人患者中，20%～40% 患有视网膜病变，8% 因糖尿病视网膜病变而导致视力丧失。糖尿病视网膜病变的主要危险因素包括糖尿病病程长、长期高血糖、高血压和血脂紊乱，妊娠也是相关危险因素之一。

严重的糖尿病视网膜病变可以导致失明，严重影响糖尿病患者的生存质量，并增加患者的经济负担，因此糖尿病患者应该了解糖尿病视网膜病变的相关知识，积极配合医生进行糖尿病视网膜病变的防治。

248 怎么预防糖尿病视网膜病变的发生？

虽然糖尿病视网膜病变可以引发失明的严重后果，但它并不是不可预防，那么如何预防糖尿病视网膜病变的发生呢？

（1）严格控糖，持之以恒：糖尿病视网膜病变发生和发展的根本原因在于高血糖，并且与血糖升高的持续时间呈正相关。因此，预防糖尿病视网膜病变发生发展的最有效措施是治疗糖尿病，控制好血糖。通过饮食控制、体育锻炼或联合降糖药物等措施将血糖控制在目标范围内，这是保护眼睛的根本。长期使血糖控制在理想水平能有效防止或延缓糖尿病视网膜病变的发生和发展。

（2）综合治疗，全面达标：糖尿病视网膜病变还与高血压病、高脂血病及糖尿病肾病等因素密切相关，所以也要同时治疗合并存在的高血压病、高脂血病及糖尿病肾病等疾病，并对吸烟等危险因素加以控制，全面发力才能更多获益。

（3）掌握知识，正视疾病：积极参加糖尿病教育活动，加强糖尿病相关知识的学习，让自己了解糖尿病视网膜病变是常见的糖尿病慢性并发症，患上糖尿病视网膜病变后不必过度紧张，要正确面对。

（4）规律复查，医患配合：应该每年进行一次眼底检查以明确是否存在视网膜病变。眼底检查不仅有利于早发现早治疗糖尿病视网膜病变，还能发现其他眼科疾病。

249 如何治疗糖尿病视网膜病变?

糖尿病视网膜病变早期以药物治疗为主,主要目的是改善视网膜血液供应,降低血液黏度,减少红细胞、血小板聚集等,常用的药物有胰激肽原酶、芦丁、羟苯磺酸钙、阿司匹林和复方丹参等,治疗效果因人而异,总体上治疗效果极为有限。

以上治疗无效时,若出现以下情况则应积极进行玻璃体切割手术治疗,以防止视力进一步下降,保护残余视力。常见需要手术治疗的情况有:①严重、不吸收的玻璃体积血;②牵拉性视网膜脱离合并早期黄斑牵拉;③混合性视网膜脱离;④致密的视网膜前出血和黄斑前纤维膜;⑤严重进行性视网膜纤维血管增生;⑥玻璃体积血合并早期虹膜新生血管;⑦白内障合并玻璃体积血;⑧溶血性青光眼。

糖尿病视网膜病变并不是使用阿司匹林治疗的禁忌证,阿司匹林不会增加视网膜出血的风险。此外,抗血管内皮生长因子(VEGF)对糖尿病性黄斑水肿有一定的疗效。

总之,糖尿病视网膜病变是严重威胁视力的疾病,一定要做到早发现、早治疗。糖尿病患者一定要定期复查、及时就诊,在医生的指导下规范治疗才能达到有效预防糖尿病视网膜病变发生和发展的目的。

250 怎样减缓糖尿病视网膜病变的进展?

如果错过了预防期,已经出现了糖尿病视网膜病变,也不要灰心丧气。糖尿病患者要相信及早发现和及早治疗可以延缓其发展进程,而且早期治疗的费用也比晚期治疗的费用低。同时也要正确理解糖尿病视网膜病变的治疗目的,是最大限度地降低糖尿病视网膜病变导致的失明和视力损失。一旦出现糖尿病慢性并发症,想通过治疗而恢复正常是不可能的,但是可以控制其进一步发展。也就是说我们不能消灭它,但是可以与它和平共处。为了这个目标,我们要做的是:

（1）仍然要坚持以降糖为主的综合治疗：任何时候，控糖、降压、调脂等多方着力都会有获益，晚行动获益迟，但是不行动就永远不可能有收益。

（2）保护眼睛，重在日常：已患视网膜眼底病变的患者要注意避免剧烈对抗性运动，也不要过度屏气，以免引起眼底出血，甚至导致视网膜脱离。

（3）按时复查，早期治疗：通常情况下，没有糖尿病视网膜病变的患者应该1～2年进行一次眼科检查；轻度病变患者每年1次；重度病变患者每3～6个月1次；妊娠妇女则需要增加检查频率。

（4）突发异常，迅速就诊：糖尿病视网膜病变到了后期，即增殖性糖尿病视网膜病变期，可能突发眼底出血甚至视网膜脱离，如果不及时就诊就可能导致不能挽回的视力损伤甚至失明。所以突然发现眼前发黑、视力下降时，应立即到医院眼科就诊。

（5）第一次治疗只是开始：有些糖尿病患者习惯说："大夫，我出过血了，治过了，没事儿了"。这是不对的。每次激光只能治疗一片区域的血管，而我们有两只眼睛，每只眼睛的血管如大树的根儿一样众多，修理了一根，不代表其他就平安无事了，更何况疾病是在发展的，还会有长出新生血管，就像大树总会长出新根儿。因此，即使治疗过，也要按照医生要求定期复查。

251 糖尿病患者容易出现白内障吗?

糖尿病可以引发多种眼部并发症，除了糖尿病视网膜病变外，还可以引起白内障、青光眼等，其中白内障的发生率仅次于糖尿病视网膜病变，居第二位。糖尿病是引发白内障的重要危险因素之一。白内障是目前世界上排名第一的致盲眼病，我国也不例外。

高血糖会导致晶状体受损，增加白内障发生的危险。眼球中的晶状体正常情况下是透明的，光线必须通过它才能到达视网膜，这样我们才能清楚地看见外界物体。一旦晶状体因为各种原因变得混浊，影响光线到达视网膜，就会使人看不清东西，就像是照相机如果镜头不干净，怎么也不可能拍出清楚的照片。正常晶状体与白内障晶状体的不同，见图7-3。

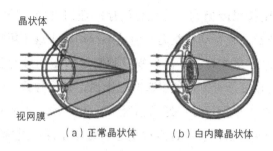

晶状体

视网膜

（a）正常晶状体　　（b）白内障晶状体

图 7-3　正常晶状体与白内障晶状体的对比

　　白内障的早期可以没有任何症状，或仅仅眼前出现固定性黑点、视物变形，随着病情发展会出现视物模糊、视力逐渐下降，如果不及时治疗，可以导致失明。白内障的发生与多种因素有关，如年龄增长引起的生理老化、紫外线的照射、糖尿病等全身性疾病、遗传因素及眼睛外伤、感染等。与糖尿病有关的白内障具有以下特点：①患病率高，糖尿病患者中白内障的患病率是非糖尿病者的 3～5 倍；糖尿病患病时间越长、血糖控制越差的患者患白内障的概率越高；②发病年龄早，且病情进展迅速；③进行手术治疗时的并发症发生率较高。

　　由于糖尿病患者发生白内障的风险显著增高，且白内障可引起视力严重减退，会显著影响患者的日常工作、生活和学习，因此预防并且早发现、早治疗很重要。

252 糖尿病患者合并白内障怎么办？

　　当糖尿病患者发现自己视力逐渐下降时，应警惕可能患上了白内障，一定要及时到正规医院眼科进一步检查确诊，千万不要有病乱投医。一旦确诊为白内障，应积极配合医生进行相应的治疗。

　　（1）眼睛保护：外出游玩尤其是夏季外出游玩时要对眼睛做好防护工作。很多研究资料已经表明，紫外线照射可以诱发白内障。糖尿病患者可以带遮阳伞、遮阳帽、墨镜，总之要避免紫外线对眼睛的直接照射。

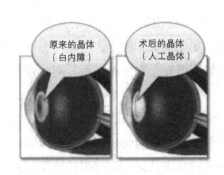

图7-4 白内障原来的晶体和术后的人工晶体对比

（2）综合防治：积极控制好血糖；饮食宜多样化，注意保持营养均衡，适当补充蛋白质、维生素和微量元素，忌烟酒；若患有其他可以引起白内障的疾病如高血压病、动脉粥样硬化、青光眼等时，应及时治疗。

（3）专科治疗：白内障的治疗方法包括药物和手术治疗两种，每个人情况不同，治疗方法也不尽相同。目前认为药物只能在白内障早期起到一定的延缓病情发展的作用，所以在药物治疗过程中要定期检查，及时了解病情变化。当白内障进展到一定程度，手术摘除混浊的晶状体并置入人工晶体（图7-4）是迄今为止唯一能使患者恢复光明的治疗方法，就像是给照相机换个镜头一样。

当视力明显减退，影响工作及生活时，要听取眼科医生的建议，考虑及时手术治疗，一定不要拖延。这是因为一方面此时患者的生活质量严重降低，电视、书籍等看不清，外出活动也不方便，甚至可能经常发生磕碰、摔伤等意外，给患者带来很大伤害。另外一方面，如果一直消极等待，待到年事已高，身体状况变差，将可能难以耐受手术，最终可能因为丧失手术的机会而致盲。

253 糖尿病患者容易出现青光眼吗？

糖尿病可以引发多种眼部并发症，除了糖尿病视网膜病变和白内障外，还可以引起青光眼。

青光眼是由于眼内压力增高（图7-5）而引起视神经萎缩和视野缺损的一类眼病，其危害在于最后会影响视力并可导致失明。这是由于一旦发生视神经损害就不可逆转，即使经过治疗，受损的视力也无法恢复。因此青光眼是一种严重的、不可逆性的致盲性眼病，如果不及时治疗，常常给患者带来失明的痛苦。

超过十分之一的糖尿病患者会发生青光眼，同时青光眼严重危害视力，因此有效避免失明的关键在于及早发现和及早诊断治疗青光眼。

糖尿病患者平时要注意青光眼的预防和自我保健，首先要做的就是尽早到医院做一次系统的眼科常规检查，必要时做青光眼的排除检查。有了糖尿病并不一定发生青光眼，但即使初次检查结果无青光眼的迹象，并不保证以后不发生青光眼，所以应根据眼科医生的建议定期观察。

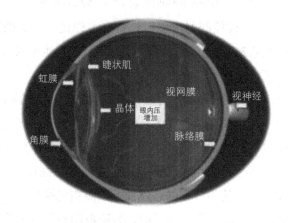

图 7-5　眼内压增加

其次，糖尿病患者应了解和掌握有关青光眼的医学知识，平时注意自我观察有无青光眼的异常症状，如视疲劳、眼胀、鼻根部酸痛等，尤其在情绪波动、昏暗环境下容易出现。一旦出现以上症状应及时就医。

再次，糖尿病眼部并发症的发生与糖尿病的病程和控制程度有关，良好的血糖控制可降低糖尿病视网膜病变引发青光眼的危险，因此需要及早有效地控制高血糖。血压与眼压的关系也非常密切，一般情况下，高血压病患者的眼压会高一点，因此合并高血压的糖尿病患者应该认真治疗高血压，使血压控制在正常范围，这样能有助于预防青光眼。

最后，生活起居要有规律，忌暴饮暴食、忌酒、忌烟、忌饮浓茶、忌长时间低头伏案工作、忌在黑暗处久留，以防止眼压升高。

254 糖尿病患者合并青光眼怎么办？

青光眼的危害很大，除了积极配合医生的治疗外，那些得了青光眼的糖尿病患者还应该做到以下几点：

（1）积极面对：患有青光眼后，千万不要悲观沮丧，更不能讳疾忌医，对自己的疾病满不在乎。要及时到正规医院的眼科接受系统正规的检查和治疗，切莫延误治疗。

（2）终身关注：青光眼是终身性疾病，目前的医学水平尚不能根治，需要终生观察和治疗。现有的青光眼治疗方法包括药物和手术治疗。医生通常会根据患者的病情特点制订不同的治疗方案，并根据治疗反应及病情变化进行相应的调整。患者应注意定期复查，便于医生及时了解自己的病情变化，有助于医生有针对性地调整治疗方案，从而更有效地控制青光眼的发展。

（3）控糖降压：高血糖和高血压与青光眼的发生发展密切相关，因此要积极控制好糖尿病和高血压病，避免因为血糖和血压控制不稳定而加重青光眼。

（4）心态平和：避免生气、焦虑等各种负面情绪。情绪波动常常诱发青光眼发作，因此保持积极向上，乐观开朗的状态对青光眼的治疗很有帮助。

（5）饮食有节：多食新鲜蔬菜，保持大便通畅；忌食辛辣刺激性的食物及酒、浓茶、咖啡等可引起眼压升高的饮料；饮水宜少量多次，并要控制饮水总量。

（6）保护眼睛：避免长时间在暗室或黑暗环境中持续工作、学习或娱乐（如看电视、看电影、上网、打游戏等）；注意起居，衣领和腰带不宜过紧，保证充足的睡眠。切记不要佩戴眼罩睡觉，不要趴在写字台上睡觉，因为这些会给我们精细的眼球带来额外的压力；不宜做那些过分弯腰、低头和屏气的活动，如举重物、瑜伽、倒立、吹奏乐器等，以免引起眼压升高，加重病情。

（7）谨慎用药：青光眼患者因其他疾病就医时应主动将自己患有青光眼的病史告诉医生，以便医生合理用药，避免用药不当而加重青光眼。

总之，尽早进行相关检查、及时诊断和治疗是防止因青光眼导致失明的关键。由于青光眼是终生疾病，因此确诊后应该终生治疗。只要积极坚持正规治疗，绝大多数患者是可以终生保持良好视力的。

255 为什么糖尿病患者要定期检查肝肾功能？

肾脏和肝脏是人体重要的组织，它们的功能是否良好直接关系到人体的健康程度，而糖尿病患者更容易出现肾脏和肝脏问题，所以定期监测十分重要：

糖尿病肾病是糖尿病的重要慢性并发症之一，糖尿病患者中有 20%～40% 发生糖尿病肾病，是糖尿病患者出现肾功能衰竭的主要原因。而且糖尿病肾病的标志——微量白蛋白尿被视为心血管疾病的危险因素。

脂肪肝是仅次于病毒性肝炎（大家最熟悉的就是乙肝）的第二位肝病，糖尿病患者中大约有 1/3 以上患有脂肪肝，脂肪肝如果不能早期发现，综合治疗，可能会逐渐发现为肝纤维化，甚至成为肝硬化，最后导致肝脏功能衰竭。

大部分糖尿病患者最终都需要药物来控制血糖，而大多数药物都需要经过肝脏代谢和肾脏排泄，所以药物在体内的灭活和清除依仗于良好的肝肾能力。规律定期进行肝、肾功能的监测，有利于及时发现肝肾功能异常，一方面针对这一部分人群选择相应的降糖药物，避免药物在体内蓄积出现副作用增加，另一方面可以选择一些保护和治疗肝肾功能的药物，延缓肝肾功能的进一步恶化。当然，这些药物治疗都需要求助于专科医生了。

256 什么是糖尿病肾病？

糖尿病肾病是糖尿病的重要慢性并发症之一。糖尿病患者中有 20%～40% 发生糖尿病肾病，是糖尿病患者出现肾功能衰竭的主要原因。早期糖尿病肾病的特征是尿中白蛋白排泄轻度增加（微量白蛋白尿），逐步进展至大量白蛋白尿和血清肌酐水平上升，最终发生肾功能衰竭，需要透析或肾移植。

糖尿病肾病是由于高血糖损害肾脏的正常结构（尤其是肾小球）所形成的。肾功能的逐渐减退与发生心血管疾病的风险增高显著相关，因此，微量白蛋白尿与严重的肾脏病变一样，均被视为心血管疾病和肾功能衰竭的危险因素。在糖尿病肾病的早期阶段通过严格控制血糖和血压，可有效防止或延缓糖尿病肾病的发展。

虽然糖尿病肾病的诊断是根据尿蛋白和肾功能的情况而做出的，但糖尿病患者出现尿蛋白和肾功能减退时，却并不一定都是糖尿病肾病，需要仔细排除其他可能的病因，在无法区分病因时可通过肾穿刺病理学检查进行鉴别，因为不同原因的治疗是不同的。

糖尿病患者尤其是那些病程较长、已经出现糖尿病视网膜病变的患者应该定期进行尿蛋白和肾功能的检查。一旦发现出现蛋白尿和肾功能异常，应及时就医，进一步明确是否发生了糖尿病肾病。如果确诊患上糖尿病肾病，应该配合医生进行必要的治疗，防止病情恶化发展为肾功能衰竭，影响自己的生活质量。

257 糖尿病肾病如何分期？

糖尿病患者在门诊就诊或住院治疗时经常会听到医生提到糖尿病肾病以及糖尿病肾病的分期诊断，那么到底医生是根据什么做出的分期呢？

糖尿病肾病的进展过程分为 5 期（图 7-6）：

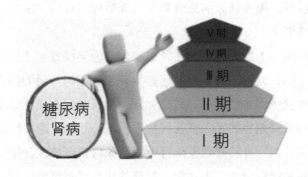

图 7-6　糖尿病肾病分期

Ⅰ期：肾小球滤过率增高，肾脏体积增大。此期肾脏结构正常。

Ⅱ期：间断出现微量白蛋白尿，如运动后或应激状态下出现蛋白尿，患者休息尿微量白蛋白排泄率（UAER）正常（$< 20\mu g/min$），24h 尿蛋白定量正常（$< 150\ mg$）。

Ⅲ期：早期糖尿病肾病期，以持续性的微量白蛋白尿为标志，UAER 为

$20 \sim 200 \mu g/min$，24h 尿蛋白定量 $150 \sim 500mg$。此期尿常规示蛋白阴性，肾小球滤过率降到正常或接近正常。

Ⅳ期：临床糖尿病肾病期，尿常规示蛋白阳性，出现大量白蛋白尿，UAER $>$ $200 \mu g/min$，24h 尿蛋白定量 $> 500mg$，部分可表现为肾病综合征（血浆白蛋白 $< 30g/L$，24h 尿蛋白定量 $> 3.5g$）。此时患者可出现水肿和血压升高，肾小球滤过率开始降低。

Ⅴ期：肾衰竭期。此时患者会出现一系列尿毒症的表现。

其中Ⅰ～Ⅱ期基本不会被发现，也就是说当我们发现肾病的存在时已经是Ⅲ期了，但此时还不会有什么不舒服的感觉。当出现肾病相关的反应时已经是后期（Ⅳ期）了，到了Ⅴ期就要准备开始透析治疗了。由此可见，早期发现早期治疗是多么重要的事情了。

258 为什么说早期发现糖尿病肾病很重要？

前面已经谈到，很多糖尿病患者都会出现糖尿病肾病，所以如何早期发现早期干预就十分重要了。

在肾病最早期（Ⅰ期），只有在肾脏穿刺病理学检查中才能见到病变，临床检查是发现不了的，此时只要血糖持续控制在正常范围，受到损伤的肾脏有可能恢复正常，因此控糖一定要趁早。这就如同一扇长时间在风吹日晒下的窗户，看着再结实，也必然开始生锈了。要想保护它，就必须为它遮风挡雨。

进展到了第Ⅱ期，肾脏开始发出警报，即尿白蛋白排泄开始增多，虽然此时在临床检测中还是时有时无，但实际上肾脏的病变已不可能恢复正常了。但此时肾脏病变很轻，如开始积极控糖、降压等治疗，可延缓或者阻止其发展。就如同那扇窗户，一旦开始间断漏风，必然是有了破损之处，此时再开始保护，破损虽不能复原，但是可能不会再出现新的问题。

到了能够被临床确诊时，肾病就已经是Ⅲ期了，此时的尿蛋白尽管微量，但是已经是持续存在了，相应的肾脏病变不可逆转，有些人还会因此出现其他问题如高血压。如果能抓住这一阶段，认真进行以控制血糖为主的综合管理，同时加上相关药物，仍可明显延缓肾脏损害的进程。这就像窗户已经开始持续漏风漏雨了，此时抓紧时间保护尽管不能使窗户复原，但是还可以减缓其破损速度。

一旦进入到糖尿病肾病的后期（第Ⅳ期），患者会出现一系列肾病相关的表现，如浮肿、血压升高等，治疗变得越来越困难。

到了终末期（第Ⅴ期），此时患者的尿蛋白量没有明显减少，肾脏功能进行性恶化，营养维持困难，同时容易出现各种并发症（如感染、心血管并发症等），严重影响患者生活质量及生存率。此时的治疗只能延缓进入透析的时间，提高生活质量了。如同窟窿越来越多的窗户再精细保护，也只是延缓其破败的进程而已。

因此，只有在糖尿病肾病的早期阶段发现并及时给予治疗才能有效地保护肾功能，延缓肾病的进展，减少肾衰竭的发生。要做到糖尿病肾病的早期发现，应该定期进行糖尿病肾病的筛查。最基本的检查是尿常规，检测有无尿蛋白，这种方式有助于发现明显的蛋白尿以及其他一些非糖尿病性肾病。更重要的是定期检查肾功能及尿白蛋白排泄率，只有这样才能早期发现糖尿病肾损害。

259 怎样延缓糖尿病肾病的进展？

糖尿病肾病逐渐发展最终会导致肾功能衰竭，因此延缓糖尿病肾病的进展十分重要。糖尿病患者在医生的指导下可以通过以下方法来延缓其进展：

（1）改变生活方式：如控制体重、合理饮食、戒烟和适当运动等。

（2）合理控制血糖：长久良好地控制血糖能有助于延缓糖尿病肾病的进展，但随着肾病的进展，许多口服降糖药的使用会受到限制，高血糖控制难度逐渐加大，同时发生低血糖的可能性也在增加，而低血糖同样会损害肾脏。因此保持血糖平稳、达到适度的血糖控制对糖尿病肾病患者而言是十分重要的。严重肾功能不全的患者应采用胰岛素治疗，严密监测血糖，减少高低血糖波动。

（3）控制血压：糖尿病患者常合并高血压病，高血压会加速糖尿病肾病的发生和发展，而良好的血压控制能有效地延缓糖尿病肾病的进展，因此降压同样重要。建议非妊娠的成人血压控制在 140/80mmHg 以下。在有效降压的前提下，首选血管紧张素转化酶抑制药（ACEI）或血管紧张素受体拮抗药（ARB）类降压药物，因为已证实这两类药物不但能有效降压还具有额外的肾脏保护作用。老年人及严重肾病患者血压目标需因人因病而异。

（4）血脂达标：高脂血症也是促进糖尿病肾病发展恶化的因素之一，应该积极纠正。

（5）控制蛋白尿：尿蛋白既是糖尿病肾病的结果，反过来也会加剧肾病，所以自肾脏病变早期阶段（微量白蛋白尿期）开始，均应采取减少尿蛋白的治疗（如应用血管紧张素转换酶抑制药或血管紧张素受体拮抗药类药物），有助于延缓糖尿病肾病的进展。

总之，当患者明确诊断患有糖尿病肾病后，一定要在专业医务人员的指导下治疗，积极管理好血糖、血脂和血压等，注意避免使用有肾脏损害的药物，并定期监测肾功能等检查，及时了解肾病的进展情况并合理调整治疗方案，最终达到有效延缓糖尿病肾病进展，尽可能避免肾衰竭的发生。

260 糖尿病肾病患者是否要限制蛋白摄入量？

"糖尿病肾病患者是否要限制蛋白质摄入量？"糖尿病肾病患者经常问医生这个问题。这个问题不好回答，还是要根据具体情况进行具体分析。

摄入足量的蛋白质对保持我们的肌肉能力、组织修复及抗病能力等十分重要，所以每个人都必须保证摄入足够的饮食蛋白质。而糖尿病肾病尿中有蛋白排出，身体的蛋白质丢失增加，从常识上看肯定是不应该限制蛋白质摄入，因为长期低蛋白质饮食会进一步加剧营养不良，不利于机体的正常功能维持和机体的修复。这个想法有道理但是不够全面，因为在糖尿病肾病时，即使蛋白质摄入较多，蛋白在身体内也存不住，会从肾脏排出更多，这反而增加了肾脏的负担，加速肾功能的恶化，所以有大量蛋白尿的患者还是应该适当限制蛋白的摄入量。

日常饮食摄入的蛋白质可分为两种：动物蛋白质（如蛋、肉、奶制品）和植物蛋白质（如蔬菜、谷类和豆制品）。对于尿蛋白量并不大（24h 尿蛋白排泄量＜0.5g）的糖尿病肾病患者，并不建议严格限制蛋白质的摄入量；对于蛋白尿较多但是肾功能还正常的患者，饮食蛋白质的摄入量为每天每千克体重 0.8g；而对于已经存在肾功能受损、肾小球滤过率降低的患者，饮食蛋白质的摄入量要减少为每天每千克体重 0.6g，同时可酌情补充复方 α-酮酸（一种能提供必需氨基酸的药物），以预防发生蛋白质性营养不良。

在蛋白质摄入减少的同时，为了保证足够的热量，患者需要增加部分热量高而蛋白质少的食物（如藕粉、杏仁霜、小麦淀粉等）。另外，糖尿病肾病患者不仅要注意控制蛋白质的摄入总量，而且还要注意蛋白质的来源要以优质动物蛋白为主，因为植物蛋白的人体吸收利用度较低，需要肾脏排出的废物也多。

261 糖尿病肾病患者饮食要注意什么？

民以食为天，不吃不行；但是病从口入，吃的不对也会危害身体。糖尿病肾病患者合理饮食与药物治疗同样重要：

（1）合理热量摄入：每天摄入足够的热量对于维持身体良好的营养和健康非常重要。充足热量有助于蛋白质发挥应有的重建肌肉和组织结构的重要作用，热量摄入不足，就会消耗身体肌肉组织，导致营养不良，同时产生的废物增多；反之摄入过多就会导致人体肥胖、血脂增高等，增加包括肾脏在内的全身脏器的负担。合理的热量摄入、保持适宜的体重对于糖尿病肾病患者非常重要。患者可以在清晨起床后空腹状态下，排空大小便，穿很少的衣服称体重，如果 2～3 周内体重没变化，说明饮食热量和消耗基本相同。肥胖的糖尿病肾病患者常常需要减重，此时应该咨询营养师，经由专业人员指导，在保持健康的状况下缓慢减重。

（2）适量蛋白摄入：蛋白质是把双刃剑，摄入过多过少均有害于肾脏，如何合理安排糖尿病肾病患者的蛋白摄入量已在前一个问题中讨论。

（3）管住每日盐量：国际上推荐每天饮食钠摄入 2g，相当于 5～6g 盐，一般正常的饮食中即使不加含钠的调味品，食物中的盐大约有 3g，也就是说每天饮食中只需加入 3g 的含钠调味品（相当于小手指最上关节大小量）就可以了。除盐外还需要控制味精、咸菜、酱油等含钠量高的食物。许多食物中都隐含了很多钠（大家不妨看看食物的成分表就知道了），例如含盐的调味品像酱油、烧烤酱，许多罐头食品和冷藏食品，加工的肉类如火腿、腊肉、熏肠等食品，薯片等含钠高的零食，餐馆外卖的食物，罐装鸡、肉汤等。

（4）注意营养均衡：糖尿病患者本身因为控制饮食，难免营养缺乏，肾病尤其是重度肾病时往往营养物质在肠道被吸收的能力下降，肾脏排出增加，因此更需要全面均衡的营养。

262 什么是糖尿病周围神经病变？

糖尿病神经病变是糖尿病最常见的慢性并发症之一，其发生风险与糖尿病的病程、长期血糖控制不佳等因素密切相关，也就是说患病时间较长并且血糖控制不佳的患者容易出现糖尿病神经病变。病程在 10 年以上的糖尿病患者，常会因此出现明显的不舒服表现（图 7-7）。

糖尿病神经病变可累及神经系统的任何部分，其中以周围神经病变为常见，多见于有明确糖尿病病史的患者，在确诊糖尿病后出现双手足麻木、疼痛、感觉异常等表现，最典型的表现是双手、双足出现手套或袜套状分布（就是手套或袜子所覆盖的范围）的感觉障碍。随着糖尿病病情的进展，后期还可能会出现运动神经病变，表现为肌肉萎缩无力，起立行走困难。

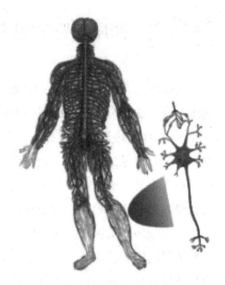

图 7-7　全身神经分布

糖尿病神经病变的发生原因还不是太清楚，但是肯定与长期高血糖紧密相关。医生可以通过特殊的查体发现病变的线索，但需要注意的是，除糖尿病外，很多其他疾病也可引起神经病变而出现类似的感觉异常，所以当临床诊断有疑问时，医生可能建议做神经传导功能等检查来确定诊断。

263 糖尿病周围神经病变的症状有哪些？

糖尿病神经病变的临床表现多种多样，给患者带来的痛苦常常无法用语言形容。一般是先有感觉神经障碍，后期合并运动神经病变。简单说来主要表现为：

（1）针刺感：就是针扎一样的感觉，常累及足趾、足部及小腿。

（2）麻木感：就像失去知觉样的麻木，有时觉得麻木部分的肢体不属于自己的身体。若双脚麻木，患者走路时双脚感觉就像踩在棉花上一样。通常四肢麻木的分布呈袜子和手套状。

（3）感觉异常：表现为冷热刺激或疼痛刺激不敏感，或对冷热刺激或疼痛刺激过度敏感，患者常有手脚发冷或发热的感觉，还可以有像蚂蚁在身上爬行的感觉称为"蚁走感"。有些患者因神经病变产生严重的疼痛感，称为"痛性神经病变"，最初常发生在双脚，有时延至双小腿或是大腿。患者的感觉常为烧灼感、刺痛和剧痛，夜间和寒冷时加重，有时轻轻触碰一下皮肤甚至仅与床单接触都会让患者觉得很不舒服，严重影响了患者的生活质量。

（4）运动神经病变：随着糖尿病病情的进展，后期还可能会出现运动神经病变，表现为有病变的神经所支配的肌肉出现肌萎缩和肌无力，如指间肌萎缩，表现为爪形手。

264 糖尿病周围神经病变有什么危害？

神经系统的功能是感受我们身体内外环境的变化，整合各种信息，确定应对方案，然后再把指令传输到相应组织，产生行动保护机体。可想而知，如果神经系统受到损伤，最终危害的是我们的自我保护能力。

感觉神经病变是糖尿病患者周围神经病变中最常见的类型之一。感觉神经的功能是把由皮肤、骨骼、肌肉等组织感受到的触动、温度、疼痛等传至大脑。感觉神经病变常累及肢体远端，以下肢更常见。受影响的部位通常双侧对称，最初局限于手指或脚趾，后逐渐向上发展，典型表现为呈"手套状"或"袜套状"分布，在夜间加重。

感觉的减退使患者丧失了自我保护功能，对伤害性刺激不能自发产生保护性反应，比如：鞋里有钉子或石子、不合脚的鞋子对脚的摩擦、挤压、热水烫伤等。健康人在出现上述情况时会产生保护性反应，从而发现问题躲避风险，感觉障碍者则没能感受到这些伤害性刺激，也就不会躲避伤害，因此很容易造成自身损伤，严重者可能引发足部感染或破溃。

总之，随着糖尿病周围神经病变的发展，糖尿病患者的自我保护能力会逐渐减弱甚至丧失自我保护能力，部分患者会出现严重疼痛，这些都会影响糖尿病患者的生活质量、危害身体健康。

265 什么是糖尿病自主神经病变？有哪些表现？

糖尿病患者有时候会被一些慢性"奇特"的身体反应所困扰，向医生描述后再经过一番检查，被诊断为"糖尿病自主神经病变"。那么这到底是什么意思呢？糖尿病自主神经病变也称植物神经病变，指机体自主神经（植物神经）的损害。自主神经专职支配人体呼吸、心搏、血压、胃肠蠕动和膀胱排尿等基本生理活动，并且不受主观意识控制。支配上述器官的自主神经出现病变时，可出现相应的表现：

（1）排汗异常：支配汗腺的自主神经病变常出现下肢无汗、手和躯干则大量出汗的现象，进餐时更明显，即所谓的"味觉性出汗症"。有的患者原为汗脚，发生自主神经病变后可变为干脚。

（2）膀胱排尿功能异常：当支配膀胱的自主神经发生病变时，负责排尿的膀胱逼尿肌出现收缩无力而发生尿困难、尿不尽，膀胱内残余尿增多（正常人膀胱内残余尿＜50 ml）、膀胱充盈甚至导致尿潴留，久而久之，还可以因尿液反流引起泌尿系感染，并可能加重肾损害。

（3）性功能障碍：男性与女性均可出现性功能低下的表现，男性多有阴茎勃起功能障碍和（或）逆行性射精，女性可出现月经紊乱。

（4）胃肠功能紊乱：会引起吞咽困难、上腹饱胀、胃部不适、腹泻或便秘或两者交替。

（5）直立性低血压，也称体位性低血压：当支配血管的自主神经发生病变后，部分患者可出现严重的直立性低血压，即卧位血压正常，一旦突然从平卧位或蹲位坐起或站立时，血压突然下降，呈低血压状态，患者会出现头晕眼花、双眼发黑，严重者可发生晕厥。

（6）心脏自主神经病变：主要表现为安静休息状态下心率增快，多在

90～100次／分以上，并且相对固定，运动时心率也不像正常人那样随之加快，由此可造成运动时供血不足，出现心悸、气短、胸闷、头晕、低血压等症状。当合并严重自主神经病变时，还可发生无痛性心肌梗死、心脏骤停或者猝死。

（7）无症状性低血糖：一般情况下当发生低血糖时，人体会立即出现交感神经兴奋的症状，如心跳加快、出汗、手抖等。而当自主神经受损后，再发生低血糖时，就不会出现交感神经兴奋的症状，从而导致糖尿病患者不能及时觉察低血糖并及时进食，最终直接出现低血糖昏迷。

总之，长期的血糖控制不佳，可以损伤到支配人体最基本反应的自主神经，导致一系列各不相同的表现。

266 什么是糖尿病胃轻瘫？

糖尿病可以引起各种各样的并发病，但消化系统的并发症却常被患者忽视。其实，糖尿病引起消化系统的并发症十分常见，从食管、胃、小肠、结肠，一直到肛门均可以发生并发症，出现各种各样的临床症状，其发生可能与高血糖、自主神经病变、胃肠激素分泌异常、微血管病变等有关。糖尿病胃轻瘫是最常见的糖尿病胃肠道并发症之一。

糖尿病胃轻瘫就是支配胃平滑肌的迷走神经发生了障碍，导致胃的蠕动功能下降。胃失去了部分动力，怠工甚至罢工了，就会出现腹胀，少量进食后即出现饱腹感，也就是所谓的早饱感。还可以出现食欲减退、呕吐、腹痛等症状，常见于糖尿病病史较长且血糖控制不佳的患者。

大约有50%的糖尿病患者伴有胃轻瘫。糖尿病胃轻瘫不仅因消化道症状影响患者的生活质量，同时还影响营养物质和口服药物的吸收。由于进食后食物排空延长，使得注射胰岛素的剂量和时间与进食不能匹配，会引起血糖无原因、无规律地高低波动，给糖尿病的治疗带来一定程度的困难，加速了糖尿病慢性并发症的发生与发展。

出现了胃轻瘫，可服用促胃肠动力的药物，往往有一定疗效。

267 糖尿病患者还可能出现哪些其他胃肠道并发症?

糖尿病还会影响食管收缩功能,表现为食管张力下降、蠕动减慢、排空延迟、食管的运动异常、食管不能完全松弛等。轻者没有明显的症状,但是严重的时候就会出现吞咽困难、胸骨后不舒服或者烧灼感。

糖尿病引发小肠、结肠和肛门运动功能障碍的情况也十分常见,常表现为慢性便秘、腹泻或大便失禁。

因大肠动力降低、肠蠕动减慢而导致的便秘是糖尿病患者最常见的消化道症状。患者经常 3 ～ 4 天排便一次,还时常伴有腹胀、食欲缺乏、大便干燥、排便困难,常需服用通便药物才能减轻腹胀和便秘。便秘严重还可以引起粪性溃疡,在此病变基础上,严重者可发生肠穿孔。另外,部分糖尿病患者表现为间歇性便秘,也有某些患者表现为便秘和腹泻的交替出现。

少数糖尿病患者会发生腹泻,每日大便数次至二十余次,多为水样便,无脓血,粪培养等检查无感染的提示。腹泻多发生在餐后、黎明前或半夜时分,严重者可出现大便失禁。

当糖尿病患者出现上述消化道症状时,应该及时就医,进行相关检查,进一步明确症状发生的病因。因为其他消化道或系统的疾病也可以引起类似的症状,例如甲状腺功能减低、高钙血症、肠道肿瘤等也可引起便秘,甲状腺功能亢进症等也可以引起腹泻,所以糖尿病患者切不可自行把这些不适的原因单纯归结于糖尿病所致,仅仅关注血糖控制,也不去医院就诊,因而耽误了疾病的诊治,带来不良的后果。

268 为什么很多男性糖尿病患者出现勃起功能障碍?

男性糖尿病患者发生勃起功能障碍较为常见,发生率为 40％～ 50％,是非糖尿病患者的 4 ～ 5 倍,而且随着年龄和糖尿病病程的增加,发病率也随之上升,给男性糖尿病患者带来巨大烦恼。

　　然而，在内分泌科就诊的患者中，大多数都关心血糖的治疗，不愿意谈论这类隐私问题，很多内科医师对于此类问题也关心不足，并不能重视相关问题的问诊及检查，导致很多患者一直被该类疾病所困扰。还有许多患者受到传统封建观念的影响或者不愿意谈论此类问题，有的甚至就诊于江湖游医，这显然并不能够真正解决问题。

　　为什么患有糖尿病的男性有如此大的概率受到此类"难言之隐"的困扰呢？

　　长期慢性高血糖的状态对血管内皮功能、小血管及微血管功能都有不良的影响，可引起局部动脉的管腔狭窄以及动脉粥样硬化，导致阴茎血管反应性差，流入阴茎的血流量少，阴茎充血功能减弱，从而发生勃起功能障碍。同时，随着糖尿病病程的延长和恶化，自主神经功能障碍也可导致或加重阴茎勃起功能障碍。

　　此外，糖尿病勃起功能障碍不仅仅源于糖尿病本身，还有相当一部分是来源于心理因素，这是不容忽视的原因。糖尿病患者大多长期患病，伴随的是不菲的医疗费用以及时间和精力的支出，如果不能够正确对待糖尿病这一终身性疾病，患者的心理负担会不断增加，造成情绪的波动、焦虑及抑郁，家庭、社会环境等压力也可以造成心因性勃起功能障碍。

　　糖尿病患者勃起功能障碍是多种因素共同造成的，综合防治尤显必要。患者应当正视该疾病，控制好血糖，保持乐观的生活态度。一旦发生勃起功能障碍，一定要寻求正规的内分泌科或泌尿外科（男科）医师的帮助，切忌有病乱投医。在保证以严格控制血糖为基本原则的诊疗方案的同时，可选择进行心理、药物、物理疗法和外科手术等治疗方案。爱人的关心、理解和鼓励也是非常必要的，这对心因性勃起功能障碍有时甚至是决定性的。

269　如何治疗糖尿病神经病变？

　　现有的治疗总体包括病因治疗和对症治疗两方面：

　　（1）病因治疗：主要从糖尿病神经病变发生的原因着手。

　　① 控制血糖：积极严格地控制高血糖并保持血糖稳定是预防和治疗糖尿病神经病变的最重要措施。越早开始治疗，治疗效果越明显。

②促进神经修复：常用药为甲钴胺（甲基维生素 B_{12}）等。

③改善微循环：神经的血供减少是导致神经病变发生的一个重要因素，通过扩张血管、改善血液高凝状态和微循环来改善症状。常用药物为前列腺素 E1、己酮可可碱、胰激肽原酶和活血化瘀类中药等。

④改善代谢紊乱：高血糖可导致神经组织内出现其他的代谢异常，引发神经组织损伤。依帕司他等药物可改善这种代谢紊乱。

⑤抗氧化应激：氧化应激是人体反应失衡的表现，它是导致衰老和疾病的一种因素。常用的药物为硫辛酸等。

（2）对症治疗：就是缓解机体的症状。如便秘患者可服用通便药物，尿潴留患者可以采取药物、导尿、膀胱造口等办法来缓解症状。糖尿病神经病变有时表现为躯体的疼痛，严重时会影响生活质量。治疗痛性糖尿病神经病变的药物包括：抗惊厥药、抗抑郁药物和阿片类镇痛药物（曲马朵和羟考酮）等。

270 为什么说糖尿病神经病变重在预防？

虽然上个问题中罗列了糖尿病神经病变的多种疗法，但总体而言，治疗效果并不令人满意，因此医生常对糖尿病神经病变的患者说："医生处方的药物可以试用，也许有改善症状的作用，但不要期望症状完全消失，也有可能完全没有疗效"。

糖尿病神经病变严重影响了患者的生活质量，但是又没有很好的治疗方法，因此，糖尿病患者一定要明白，糖尿病神经病变重在预防，尽量不要发生神经病变。糖尿病神经病变的预防措施包括：

（1）注意良好地控制血糖，纠正血脂异常，控制高血压。

（2）定期进行筛查及病情评价：患者应在诊断为糖尿病后至少每年筛查1次。对于糖尿病程较长，或合并有眼底病变、肾病等微血管并发症的患者，应该每隔3～6个月进行复查。

（3）加强足部护理：罹患周围神经病变的患者都应接受足部护理的教育，以降低足部溃疡的发生。

271 糖尿病对血管有哪些损伤？

糖尿病的主要特征就是高血糖。高血糖可以对全身血管都造成损伤，包括微血管和大血管。微血管是指微小动脉和微小静脉之间的毛细血管及微血管网；大血管则指供应各个脏器血液的大中血管。血管就像是城市中的大街小巷一样，负责着全身各个组织的营养供给，如果出现异常，就会因为交通拥堵导致营养供应不及时（图 7-8）。

糖尿病微血管病变主要累及视网膜、肾脏、心肌、神经组织等，病理表现为微循环障碍、微血管瘤形成及微血管基底膜增厚等。

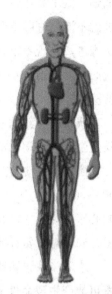

图 7-8　全身血管分布

糖尿病对大血管的损害表现为动脉粥样硬化，主要侵犯冠状动脉、脑动脉、下肢动脉等。由于糖尿病患者还往往同时合并高血压病、高脂血症、高尿酸血症、肥胖等其他会导致血管病变的危险因素，这些因素和糖尿病一起作用于大血管，造成血管壁损伤，进而促使脂质等物质沉积于血管壁形成粥样斑块，导致血管壁增厚。随着病程的进展动脉粥样硬化逐渐加重，最终导致血栓形成、血管狭窄甚至闭塞而引起冠心病、脑血管病等一系列临床病症。

272 糖尿病对心脏有何危害？

糖尿病对心脏能够造成多方面的损害，包括大血管并发症如冠心病、微血管并发症即糖尿病心肌病和神经损害即心脏自主神经病变。

糖尿病患者发生冠心病，无论是心绞痛还是心肌梗死，常因合并糖尿病神经病变而无疼痛感以致无法及时发现，并容易发生严重的心律失常与心力衰竭，导致病死率明显升高。但如果细心观察，还是能够发现相应或相伴的症状，有助于及时做出判断。这些症状可表现为：突然心慌、胸闷、出汗、面色苍白伴有脉搏细弱；血压突然降低、偶尔可出现休克；肢体麻木、说不出话伴烦躁不安、抽搐、神志不清；呼吸突然困难、咳喘、咽喉部阻塞感、疼痛等症状。中年以上的糖尿病患者，出现不能用其他原因解释的上述症状时，要高度重视，特别是那些已有冠心病、高血压病史的糖尿病患者，出现这些情况应尽快与急救中心联系，及时就医。

糖尿病所致的心肌微血管病变及心肌代谢紊乱，可以引起糖尿病心肌病，容易发生心力衰竭、心律失常甚至猝死。

糖尿病心脏自主神经病变表现为安静休息状态下心搏加速，心率可达90～100次/分钟以上。正常人夜间心率比白天偏慢，而此类患者夜间和白天的心率变化不大。此外，还有些患者表现为直立性低血压，当患者从卧位（或蹲位）起立时，常伴有血压下降、头晕、心慌、眼前发黑，严重时会出现晕厥。

总之，糖尿病通过多方面对心脏造成损害，除了会影响患者的生活质量，还有可能产生致命性的严重后果，缩短寿命。因此糖尿病患者应该对此引起足够的重视，当出现可疑的心脏方面的症状时，注意及时就诊，以免延误病情。

273 为什么说心脑血管疾病是糖尿病患者最大的杀手？

前面反复强调，糖尿病的慢性并发症是糖尿病患者的最大威胁，单纯血糖高很少死人，但是合并了心脑血管疾病，死亡的风险就显著升高。

2015年来自国际糖尿病联盟（IDF）的报告显示，全球20～79岁成人2型糖尿病患者有4.15亿，2015年因糖尿病死亡的人数高达5百万，这意味着每6s就有1人因糖尿病死亡，超过所有死于疟疾、肺结核和艾滋病的人数总和，其中心脑血管疾病是糖尿病患者最主要的死亡原因。

在我国，一项医学研究结果显示，在23年的随访期间，新诊断糖尿病患者的病死率是血糖正常者的3倍。其中，心脑血管疾病是糖尿病患者死亡的主要原因，分别有47.5%的男性和49.7%的女性死于心脑血管疾病，其中分别有52.3%的男性和42.3%的女性死于脑卒中。

上述无情的数据提示我们，心脑血管疾病是糖尿病的最大杀手。糖尿病、高血压病、高脂血症、动脉粥样硬化等疾病常同时存在，互相影响，互相加重，这些都是心脑血管疾病的高危因素，糖尿病患者冠心病、心肌梗死、脑卒中的风险显著升高。

面对心脑血管疾病这一糖尿病患者的最大杀手，糖尿病患者必须采取有效措施控制血糖，同时积极纠正和改善糖尿病患者经常伴发的高脂血症及高血压病等心脑血管疾病的危险因素，这是预防心脑血管疾病发生的关键。

274 糖尿病患者如何评估自己的心血管病风险？

既然心血管病是糖尿病患者的"心腹大患"，那么糖尿病患者是否可以预估一下自己患心血管疾病风险呢？

糖尿病患者的心血管疾病的危险因素可以分为两类，一类与血糖控制相关，包括空腹血糖升高、餐后血糖升高、糖化血红蛋白异常、血糖波动等，另一类为血糖之外的其他心血管疾病危险因素，如年龄、性别、吸烟史、不良生活方式、心血管疾病家族史、高血压病、血脂代谢紊乱、高尿酸血症、肥胖等。危险因素越多的糖尿病患者，则心血管疾病的患病风险越高。简单的评估方法如下：

（1）心血管疾病高风险：即 10 年心血管风险大于 10％的患者，主要是 50 岁以上的男性或 60 岁以上的女性糖尿病患者，同时合并任何一项危险因素，包括心血管疾病家族史、高血压、吸烟、血脂紊乱或蛋白尿。

（2）心血管疾病中等风险：即 10 年心血管风险为 5％～10％的患者，包括具有上述一个或多个心血管疾病危险因素的中青年糖尿病患者（即男性＜50 岁或女性＜60 岁），或无心血管疾病危险因素的年龄较大的糖尿病患者（即男性＞50 岁或女性＞60 岁）。

（3）心血管疾病低风险：即 10 年心血管风险小于 5％的患者，包括男性＜50 岁或女性＜60 岁，且无其他心血管疾病危险因素的糖尿病患者。

对于高危及中危的患者，除了积极控制血糖外，还应对其他相关的危险因素进行综合干预，以更好地预防心血管疾病的发生及其导致的死亡。

275 如何才能降低糖尿病患者的心脑血管疾病风险？

我们知道了自己潜在的心脑血管风险后，有什么办法能够降低风险呢？降低风险的有效措施包括改善生活方式、控制血糖、控制血压、调脂、抗血栓治疗。

生活方式干预是预防或延缓糖尿病前期向糖尿病进展的基础治疗，同时可以降低微血管和大血管并发症的风险。具体是指改变饮食结构，鼓励低盐低脂、低饱和脂肪和反式脂肪酸及富含膳食纤维的饮食，同时要规律运动、减轻体重、戒烟限酒。

控制血糖是预防糖尿病并发症的根本，只有及早诊断和治疗糖尿病，进行差异化、个体化的血糖管理，才能更为有效地控制糖尿病，延缓糖尿病慢性并发症的发生。需要注意的是，血糖控制目标应当个体化，单纯短期、激进的降糖措施往往不能有效地降低大血管事件的发生，相反，"一次严重的医源性低血糖，或由此诱发的心血管事件可能会抵消一生维持血糖在正常范围所带来的益处"。因此，在降糖治疗的过程中一定要注意尽量避免出现低血糖。

降压治疗同样能够显著地降低糖尿病患者的心血管事件与死亡风险，其作用某种程度上甚至超过了强化血糖控制带来的益处。需要注意的是，只有长期的血压控制，才能够使患者长期获益。降压治疗的获益主要与血压控制本身相关。

糖尿病患者合并血脂异常特别是高胆固醇血症是冠心病的重要危险因素，调脂治疗在冠心病的预防中有着重要的作用。糖尿病患者保持健康的生活方式是维持健康的血脂水平和控制血脂紊乱的重要措施。多项研究证明，他汀类降脂药物通过降低总胆固醇和低密度脂蛋白胆固醇（LDL-C）水平进而显著降低糖尿病患者发生大血管病变和死亡的风险。

总之，降低糖尿病患者的心血管风险，除了调整生活方式、有效控制血糖外，还应注重多重危险因素的综合控制，结合患者的实际情况，联合应用抗高血压、调脂、抗血小板药物，以期预防和延缓心血管事件的发生。

276 脑卒中有哪些常见症状或预兆？

脑卒中，俗称中风，是由于某个或某些负责脑部血液供应的血管发生病变而导致的疾病。脑卒中分为缺血性脑卒中（如短暂性脑缺血发作、脑梗死等）和出血性脑卒中（如脑出血、蛛网膜下腔出血等）两种。因为脑卒中的治疗效果与治疗开始的时机有关，发现得越早，治疗得越及时，则疗效越好。脑卒中患者的治疗越早越好，因此了解脑卒中的先兆或早期症状，及时发现脑卒中非常重要。

出血性脑卒中多发生在剧烈运动、酗酒、情绪激动后，发病突然，常有头痛，意识障碍的发生率较高。

缺血性脑卒中的发作，多见于较长时间安静少动，尤其是长期卧床的老年糖尿病患者，往往起病突然。由于清晨血糖高，血液浓缩，血压也经常偏高，所以缺血性脑卒中常于早晨4～9时发生。

缺血性脑卒中初次发病时症状一般较轻，或没有明显的自觉症状。首发症状多为起床时发现一侧面部或肢体麻木，一侧肢体乏力、自主活动受限、肌力下降，嘴角向一侧歪斜、一侧嘴角流口水，或仅仅表现为头晕、说话不清楚，这些症状可能在较短的时间内有明显缓解，头痛多不严重或不明显。当出现上述一种或几种症状时，患者就要高度警惕，这有可能是脑卒中的预兆，应该及时到医院诊治。如果患者没有及时就医，上述症状逐渐加重并出现以下症状：突然一只眼或双眼短暂发黑或视物模糊；突然看东西重影或伴有眩晕，突然一侧手、脚或面部发麻（木）或伴有肢体无力；突然说话舌头发笨，说话不清楚；突然眩晕或伴有恶心呕吐，甚至伴有心慌出汗；没有任何预感的突然跌倒，或伴有短时的神志不清。这时候脑卒中可能已经发生，且病情随时可能恶化，必须立即到医院诊治。

当患者怀疑自己发生脑卒中后，切莫乱服药。因为脑卒中分为缺血性脑卒中和出血性脑卒中两种，这两种脑卒中在治疗上显著不同，在没有确诊以前，绝对不能随意用药，否则可能加重病情。如果患者已经神志不清或者昏迷，身边的家属或单位同事、朋友应该沉着冷静，将患者放平，呈仰卧位，头部不要垫枕头，头偏向一侧，避免口腔内的分泌物误吸到肺部造成窒息。与此同时，应该立即拨打急救电话，并简单叙述病情，以方便急救医生准备好抢救的物品和做好心理准备。

277 如何防治脑卒中？

脑卒中也是危害糖尿病患者生命的重大疾病之一，那么我们有什么方法可以预防它的出现呢？

（1）控制各种与脑卒中相关的危险因素如高血糖、高血压和高血脂等，尽可能通过积极的治疗使血糖、血压、血脂等均达到适合患者病情所要求的控制范围内，也就是我们常说的达标。同时患者应该遵照医嘱定期

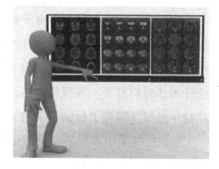

图 7-9　定期复查

到医院复查，调整治疗方案。特别提醒各位糖尿病患者的是，即使您的各项检查指标都已经达标，也必须严格遵医嘱规律用药，不要随意漏服药、断药或自行停药。

（2）根据医生建议，结合自身实际情况选择合适的药物。即使是患有同样的疾病，由于每个患者的实际情况不同，医生所开具的治疗药物也不会一样。

（3）合理的抗血小板治疗。使用阿司匹林或者氯吡格雷进行抗血小板治疗，能有效预防脑卒中和短暂性脑缺血发作的发生并减少复发。

（4）坚持终身用药。尤其是那些已经患有脑血管病的患者，一定要做到坚持终身用药，就像每天吃饭一样，不要怕麻烦。如果不坚持用药以保持血糖、血压、血脂等控制达标，复发的风险就会大大提高。理论上讲，每次复发，症状都会比前一次更严重，治疗效果也更差，患者的生存率越低，生活质量越差。

（5）调整生活方式。安排合理的饮食，坚持良好的运动习惯，保持理想体重，禁止大量饮酒并戒烟，这些措施对预防糖尿病合并脑血管疾病有着积极的作用，养成良好的生活习惯一定会获益终生。

在脑卒中的治疗方面，糖尿病患者应该遵从专业医生的意见，定期复查（图7-9）。考虑到每个患者的情况均不相同，医生会根据患者的实际情况为患者量身定制最适合的治疗方案。在度过脑卒中的急性期（这部分必须交给专科医生）后，还有着漫长的康复过程，患者、家属和医生需要同心协力，才能使患者的身体功能逐渐恢复，回归正常生活。同时还要在随后的生活中坚持治疗以避免病情再次复发。

278 糖尿病下肢动脉硬化闭塞症有什么危害？

糖尿病可以引起全身血管损害，其中四肢血管的损害称为周围血管病变。下肢动脉病变就属于糖尿病周围血管病变，主要表现为下肢动脉的狭窄或闭塞，原因也是动脉粥样硬化，与心脑血管疾病的原因相同。

下肢动脉病变的患病率随年龄的增长而增加，并不是糖尿病特异性的并发症，但糖尿病患者出现下肢动脉病变的危险性比非糖尿病患者增加 2 倍。我国50 岁以上的糖尿病患者中，下肢动脉病变的患病率高达 6.9%～23.8%。此外，糖尿病下肢动脉病变还具有发病年龄更早、病变更广泛、病情更严重和预后更差等特点。

大多数下肢动脉粥样硬化患者没有临床症状，只有 10%～20% 会出现间歇性跛行，就是在固定活动量时（比如快走 50m）会出现下肢肌肉的疼痛、酸胀、无力，必须停下休息一会儿才能恢复，如果再次进行同样活动量的运动会再次出现类似症状。这实际是一种下肢肌肉缺血的表现，提示下肢动脉狭窄已经很严重，需要及时治疗。如果动脉闭塞引起血流完全不通，则很容易发生下肢或足部皮肤的溃疡，严重者可出现组织缺血性坏死。

由于下肢动脉粥样硬化性病变与冠心病和脑血管病有相同的发病机制，因此临床上这几种病变常同时存在，故下肢动脉粥样硬化性病变对于冠心病和脑血管病有一定的提示价值。下肢动脉粥样硬化性病变对机体的危害除了导致下肢缺血性溃疡和截肢外，更重要的是这些患者发生心脑血管事件的风险明显增加，病死率更高。下肢动脉粥样硬化性病变患者的主要死亡原因是心血管事件，在确诊 1年后心血管事件发生率高达 21.1%，与已发生心脑血管病变者再次发作的风险相似。

279 怎样预防糖尿病下肢动脉硬化闭塞症？

下肢动脉硬化也是全身大血管病变的一部分，糖尿病患者如何能够预防其发生呢？

237

目前对于下肢动脉粥样硬化性病变，普遍存在着诊断率低、治疗率低和知晓率低以及致残率高和病死率高的状况。50 岁以上的人群对下肢动脉粥样硬化性病变的知晓率只有 16.6%～33.9%，远低于冠心病和脑卒中。由于对下肢动脉粥样硬化性病变的认识不足，导致对其治疗不充分，治疗力度显著低于冠心病患者，并直接影响其预防效果。即使在"知晓"下肢动脉粥样硬化性病变的患者中，也仅仅只有一半的患者接受了相应的治疗。

已经确诊的糖尿病患者尤其是 50 岁以上者，应该主动到正规医院接受相关的筛查，以明确是否存在下肢动脉粥样硬化性病变。具有下肢动脉粥样硬化性病变发病危险因素（如合并心脑血管病变、血脂异常、高血压病、吸烟或糖尿病病程 5 年以上）的糖尿病患者应该每年至少筛查 1 次。而对于有足部溃疡、坏疽的糖尿病患者，不论其年龄大小，都应该进行全面的检查和评估。筛查应该由正规医院的专科医师进行，如果有所担心可进行血管超声、血管造影或 CT、磁共振血管造影等检查以证实。由专科医师综合检查结果对此疾病是否存在及其严重程度作出诊断，并且给予相应的治疗。

对于那些经过筛查后没有发现存在下肢动脉粥样硬化性病变的糖尿病患者，后续的主要目标是要采取以下积极的措施来防止下肢动脉粥样硬化性病变的发生：①严格控制导致可引发下肢动脉粥样硬化性病变发生的各种危险因素，也就是纠正不良的生活方式，如戒烟、限酒、控制体重及严格控制血糖、血压、血脂等。②按照医生的嘱咐，定期观察，以便能及时发现下肢动脉粥样硬化性病变。③年龄在 50 岁以上的糖尿病患者，尤其是合并高血压病、高脂血症等多种心血管危险因素的患者，如果没有服用阿司匹林的禁忌证，都应该口服阿司匹林以预防心血管事件。

280 糖尿病患者如何应对下肢动脉硬化闭塞症？

经过筛查而确诊的下肢动脉闭塞症的患者也没有必要灰心丧气，可以通过后续的治疗缓解痛苦，延缓下肢动脉粥样硬化性病变的继续进展。具体的措施包括：

（1）严格控制导致可引发下肢动脉粥样硬化性病变发生的各种危险因素，包括生活方式的干预如戒烟、限酒、控制体重等，同时予合理应用降糖药物、他汀类降脂药及降压药物等治疗以达到严格控制血糖、血脂和血压的目的。

（2）对于已经有明显不适感觉的患者，应在专科医师的指导下选择适合自身病情的药物进行治疗。服用小剂量的阿司匹林进行抗血小板治疗，阿司匹林剂量为 75 ～ 100 mg/d；对明显间歇性跛行的患者，除了上述治疗外，还需要使用血管扩张药物来进行治疗；在专科医师指导下进行运动康复锻炼，并至少持续3 ～ 6 个月；定期观察，及时了解下肢动脉粥样硬化性病变进展的情况，适时调整治疗方案。

（3）当患者的下肢动脉粥样硬化性病变进一步发展，已经出现静息痛（不活动时也出现下肢疼痛）或下肢溃疡时，前述内科治疗的效果通常十分有限，此时患者就需要进行各种血管重建手术，以实现下肢动脉的血运重建，最终目的是减轻缺血引起的疼痛，促进溃疡愈合，避免因肢体坏死而导致的截肢，提高生活质量，并减少心血管事件的发生。这时常需要求助于血管外科医生。

总之，糖尿病患者应重视对下肢动脉粥样硬化性病变的筛查，在发现患有下肢动脉粥样硬化性病变后要在专科医生的指导下积极进行治疗，改善间歇性跛行等下肢缺血症状、预防缺血导致的肢端溃疡和坏疽、预防截肢或降低截肢平面、延缓全身动脉粥样硬化疾病的进展以及减少心血管事件。

281 什么是糖尿病足？

糖尿病足（图 7-10）是指在糖尿病下肢血管病变和神经病变基础上，因外伤、感染等因素导致的足部皮肤破损、溃疡形成以及深层组织（包括骨及关节）的损害和坏死。

值得糖尿病患者注意的是，糖尿病足一定是在上述因素共同作用下形成的。如果不存在下肢血管病变和神经病变，即使足部有外伤或感染，也谈不上糖尿病足。

常有新确诊的糖尿病患者问："我是不是会发生糖尿病足啊？"，也有的糖尿病患者本身没有下肢血管病变，也没有神经病变的表现，但在足部出现一些小问题时总是急切地询问："医生，这是不是糖尿病足啊？"。

由此可见，糖尿病患者对糖尿病足的恐惧感是很强烈的，但是往往是过虑了。

敬畏疾病是对的，但是不能杯弓蛇影，这就要求糖尿病患者要掌握糖尿病足的基本知识，了解才能预防。

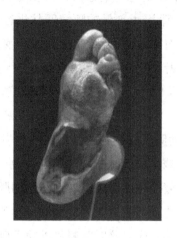

图 7-10　糖尿病足

282 为什么会发生糖尿病足？

上文已经明确说明，糖尿病神经病变和血管病变是糖尿病足发生的前提，因此一旦出现血管病变和神经病变就容易发生糖尿病足。

糖尿病神经病变可导致足部感觉减退或缺失，无法感知外来伤害，因此就不能产生有效的保护反应，使足部容易受到损伤。比如，走路时有一个小的石子进入鞋子，正常人马上就会感知到，立即脱鞋去除石子，这不会带来任何伤害；但是糖尿病神经病变的患者因感觉不到石子的存在，不会采取行动去除石子，石子就可能会磨破或割破足底皮肤，这时糖尿病足就发生了。

糖尿病神经病变还会影响脚趾肌肉的能力，进而影响足的外形（如出现扁平足）。如果长期处在异常的负重下，同时又不能及时感受到，也会增加足部溃疡的发生风险。此外糖尿病神经病变还可出现皮肤干燥、皲裂，破口难愈合，可促使或加重糖尿病足的发生和发展。

下肢血管病变导致下肢尤其是足部出现血液循环障碍，血液供应不足，足部因感觉减退受到损伤以后，血供不足会导致愈合延迟。"满血才能复活"，没有血供怎么能愈合？只能最终因缺血形成足部溃疡。所以对于有严重的下肢血管病变的患者，在采取有效措施改善供血之前，足部溃疡往往难以好转。

另外，糖尿病患者在血糖控制不佳的情况下，体内抵抗感染的"卫士"——白细胞的功能受损，导致溃疡局部容易出现感染，而感染又是加重足部溃疡甚至是导致患者截肢的主要危险因素之一。此外，糖尿病患者若合并心脏、肾脏的疾病常会引起糖尿病患者下肢水肿，而水肿会对局部皮肤血液循环造成影响，从而阻碍伤口的愈合。

总之，糖尿病足是在糖尿病诸多并发症基础上的严重并发症，对于糖尿病患者来说的确是雪上加霜。因此从本质上讲，要避免糖尿病足，就要保持良好的血糖水平，避免各种并发症的发生和发展。

283 糖尿病足危害严重吗？

糖尿病足是所有糖尿病并发症中最严重和治疗费用最高的一种慢性并发症，也是国际医学界的难题，病情严重的患者可能导致截肢。我国每年约有超过 100 万的糖尿病患者由于糖尿病足造成的足部溃疡无法正常愈合而被迫截肢，给患者和家庭带来了沉重的经济和心理负担。

糖尿病患者下肢截肢的风险是非糖尿病患者的 40 倍，而且一侧截肢后，两年内对侧也截肢的风险超过 50％，截肢后两年内死亡的风险也超过 50％。大约 85％的截肢是由于足部溃疡引发的，而 15％左右的糖尿病患者会在其一生中发生足部溃疡。因此，对于糖尿病患者而言，要想降低未来的截肢风险，预防和治疗足部溃疡至关重要。

要想使糖尿病患者维持良好健康和劳动学习能力、延长寿命、提高生命质量，就要避免糖尿病足的发生。幸运的是，在所有的糖尿病慢性并发症中，糖尿病足是相对容易识别、预防效果也是比较好的。尽早识别糖尿病足的高危患者并采取积极对策，至少可避免一半以上因糖尿病足而引起的截肢。一旦发现糖尿病足，一定要及时就医，积极配合医务人员进行科学合理的内科药物治疗和外科治疗，尽量保住患足以免截肢致残。

284 糖尿病患者一定会得糖尿病足吗？

有的糖尿病患者总是很悲观地认为:"患有糖尿病早晚一定会出现糖尿病足",这种观点肯定是错误的。

糖尿病足只是糖尿病的一个严重的慢性并发症，只要是并发症，那就有不发生的可能。事实也确实如此，终生维持血糖良好控制而不出现糖尿病足甚至不出现血管并发症的糖尿病患者比比皆是。患上糖尿病只代表有发生糖尿病足的风险，但能否发生糖尿病足还要看是否已经具有了糖尿病足的危险因素，也就是我们上文提到的足部神经病变、血管病变和感染等因素。

血管病变和神经病变都是可以预防的，只要糖尿病患者对糖尿病足保持足够的警惕，努力避免糖尿病足危险因素的发生，并定期到医院由专业医务人员对足部进行检查，就完全可能防止糖尿病足的发生。

285 糖尿病足的高危人群有哪些？

糖尿病足的治疗是比较困难的，疗效不太理想，但预防却十分有效。"上医治未病之病"，最好的糖尿病足的治疗方法就是不发生糖尿病足。

要减少糖尿病足的发生，必须对糖尿病足高危人群开展糖尿病足的预防宣教。所谓的高危人群，就是指发生糖尿病足的风险很高的患者，是预防糖尿病足的重点对象，包括以下患者:

① 以往有过足部溃疡或截肢；独居的生活状态；经济条件差；没有医疗保险；光脚走路、视力差、弯腰困难、老年、合并肾脏病变等。

② 存在神经病变的患者：有神经病变的症状，如下肢的麻木、刺痛或疼痛，尤其是夜间的疼痛；周围感觉迟钝、严重减退甚至感觉缺失的患者更容易患糖尿病足。

③ 血管状态差的患者：如果患者存在间歇性跛行、下肢静息痛、足背动脉搏动明显减弱或消失，往往提示患者的下肢血管状态差。

④ 存在皮肤改变的患者：如患者的皮肤颜色呈暗红、发紫；皮温明显降低；水肿；趾甲异常；出现胼胝；发生溃疡；皮肤干燥；足趾间皮肤糜烂等。

⑤ 存在骨关节畸形的患者：如鹰爪趾、榔头趾、骨性突起、关节活动障碍。

⑥ 穿着不合适鞋袜的患者。

以上这些患者在日常生活中要特别注意作好糖尿病足的预防措施，防止糖尿病足的发生。

286 糖尿病足能治好吗？

尽管糖尿病足的治疗十分复杂，需要内分泌科、普通外科、介入血管外科、骨科、整形外科等多学科合作进行综合治疗，但是获得理想疗效的希望并不渺茫，尤其是有糖尿病足治疗中心的综合医院通常能提供良好的治疗方法。

首先，要积极控制高血糖。合理应用降糖药，以尽可能使血糖正常化，有助于足部溃疡的愈合。糖尿病足往往合并存在感染，所以患者大都需要应用胰岛素进行降糖治疗。

其次，要改善循环、改善神经功能、减轻水肿。患者特别要注意自己的鞋袜是否合适，可以使用一些特制的鞋，使溃疡部位架空而缓解压力。并发神经病变的糖尿病患者还需要应用营养神经的药物进行治疗，如维生素 B_1 和甲钴胺，对症状的改善和溃疡的愈合都有作用。对于缺血性溃疡，则要重视解决下肢缺血。经过治疗，大部分患者能在较大程度上减轻症状。下肢水肿非常不利于足部溃疡的愈合，甚至加速溃疡的恶化。水肿除了与下肢血液循环差有关外，还与机体的营养状况有关，比如长期持续低蛋白血症的患者，足部溃疡往往经久不愈。

再次，抗感染和局部治疗。创面感染是足溃疡常见的并发症，当出现以下现象时往往提示有可能发生溃疡感染，如局部皮肤出现发红现象、皮肤温度异常升高、皮肤有压痛、硬结，以及皮肤有脓性分泌物或者有坏死、臭味组织。对于感染，需要在细菌培养的基础上选择有效的抗生素进行治疗。

溃疡创面局部治疗的重点在于清除坏死组织，促进伤口愈合，避免创面出现感染。对于合并感染的足溃疡，更要及时去除感染和坏死组织。只要局部供血良好，就应对感染的溃疡进行彻底清创。创面清创的方法有多种，通过清创可以有效地清除局部感染组织及其周围脓脓，有效地减少局部感染，刺激溃疡处愈合。由于足部压力是造成足部溃疡发生的主要原因，因而可以通过足底按摩、卧床、泡沫敷料等方法来减轻足底的压力，有效地改善局部血液循环过程，减轻足底疼痛，加快愈合过程。

最后，对于内科治疗无效的患者，必须进行外科治疗，包括外科清创、皮肤移植和截肢。

上述治疗一定要由有经验的医生监督进行，患者及家属不要自作主张，更不要有病乱投医。糖尿病足的治疗是一个长期的过程，病情时有复发，这对患者的身心健康会造成严重影响。糖尿病足应以预防为主，在治疗上除了针对病因治疗外，应同辅以适当的护理，促进病情的尽快恢复。此外，足部感染破溃常有异味，会引发患者的自卑感，加上生活自理能力下降，感觉给家人增加负担，导致患者内心较为悲观、失望、焦虑，往往情绪低落且恐惧病情发展。因此，在进行糖尿病足治疗的同时，应该重视患者的心理疏导，家属应该多鼓励、安慰患者，以缓解患者的不安情绪，使患者情绪稳定，积极配合治疗，以使治疗顺利进行，促进病情的改善。

287 如何预防糖尿病足？

糖尿病足危害大，治疗难度高，但值得欣慰的是糖尿病足可以有效地预防。广大糖尿病患者，特别是那些具有上述糖尿病足危险因素的患者在日常生活中要注意做到以下几点来有效的预防糖尿病足病的发生：

① 精确掌握糖尿病足的概念、正确评估自己是否是糖尿病足高危人群。

② 定期进行足部检查，尽早识别糖尿病足的高危因素并采取积极对策。

③ 糖尿病足高危患者及其家属应该加强糖尿病足相关知识的学习，注意做好足部的自我保健。穿着合适的鞋袜。

④ 去除和纠正容易引起溃疡的因素，适当运动，促进循环，改善神经营养供给。

　　大多数糖尿病足患者的年龄较大，病程较长，对糖尿病及糖尿病足的认识不足，保健意识缺乏，血糖长期控制不佳，合并高血压及肾病、视网膜病变等糖尿病并发症和长期吸烟，这些是造成糖尿病足的重要因素。严格的血糖控制可防止和延缓糖尿病足以及其他并发症的发生和发展。

　　有糖尿病足危险因素的患者，由于足部感觉较为迟钝或者有感觉障碍，因而无法清楚地感知冷暖、疼痛、不适以及压迫感等。患者及家属应该积极参加由糖尿病足病专业医护人员开展的糖尿病足病教育与管理活动，认真学习相关知识，要学会预防糖尿病足溃疡的方法、有效识别感觉缺损和血循环障碍等、避免足部损伤的各项措施、足部溃疡的护理方法等。

　　此外，糖尿病患者可以在每天起床后，用双手搓脚约10min，揉搓顺序由脚趾、足背部、足心至足跟部，再逆方向揉搓；而晚上睡觉前，温水泡脚10min，然后揉搓双足的各个部位。通过早晨、夜晚的足部按摩，可增加足部血液循环，降低足部压力，对糖尿病足也能起到一定的预防作用。

288 糖尿病患者平时需要注意哪些足部自我护理事项？

　　糖尿病患者需要每日进行足部自我护理，患者及其家属应该学会以下的技能：

　　① 每天检查双足，特别是足趾间，注意有无外伤、鸡眼、水疱、胼胝、足癣等，并及时处理，有时需要有经验的他人来帮助检查足。

　　② 每晚用温水洗脚，洗脚时的水温要控制在37℃以下，最好用温度计来测水温，因为患者手部的感觉也可能已经减退，用手试的水温也并不可靠，也可由家人先试水温。患者洗脚时间不能过长，一般为5～10min，用干布擦干，尤其要擦干趾间。

　　③ 注意足部保暖，冬季要注意避免发生冻伤，室温较低时可穿保暖袜。不要用热水袋、电热器等物品直接保暖足部，以防烫伤，可用厚袜套或毛毯来保温。

④ 避免光脚走路，注意运动安全，防止损伤。

⑤ 穿鞋前要先检查鞋内是否有异物或异常，不穿过紧的或有毛边的袜子或鞋。每天换袜子，不穿高过膝盖的袜子。

⑥ 修剪趾甲要小心，应在泡脚后指甲柔软时进行，水平地剪趾甲，不要往很深的地方剪，不要修剪过短，把旁边尖的地方挫磨平即可，避免因趾甲过短而伤及甲沟皮肤。

⑦ 避免自行修胼胝或用化学制剂来处理胼胝或趾甲，要由专业人员修除胼胝或过度角化的组织。

⑧ 保持皮肤适当的湿润，避免干燥、开裂。足部皮肤干燥可使用油膏类护肤品，但不能用在脚趾之间。有下肢水肿时应尽可能消肿，并避免损害皮肤。

⑨ 长时间卧床的患者要注意足部和脚踝部内外侧的保护，可垫软枕，避免长期受压而形成压疮。凡是合并严重周围神经病变的糖尿病患者，一旦出现足踝部畸形、水肿和皮肤温度升高或溃疡，都应该进行X线片检查，以了解是否有足部畸形和关节病。

⑩ 一旦发现足部出现畸形、水肿和皮肤温度升高或溃疡等问题，必须及时就医，进一步检查和治疗，千万别拖延。

289 糖尿病患者如何保护皮肤?

皮肤是身体与生俱来的第一件衣服，健康的皮肤既是人体的天然屏障又是美丽的风景线，而糖尿病除了影响眼睛、肾脏、心脏等重要脏器外，皮肤也是非常容易受到损害的。很多人是因为皮肤问题总也不能治好，最终才发现原来是高血糖惹的祸。反之，良好地控制血糖也是减少糖尿病皮肤病变（图7-11）的治本之举。

别看皮肤就薄薄的一层，但是作为人体面积最大的组织其包含的东西可不少。皮肤表面有毛发，还有分泌汗水的汗腺，分泌油脂的皮脂腺；皮下则连系着血管、神经、肌肉等。糖尿病引起的皮肤病变多种多样，包括：①感染，如毛囊炎、疖肿等细菌感染，也有股癣、灰指甲等真菌感染，还有带状疱疹等病毒感染；②瘙痒症，由于支配皮肤的末梢神经受损导致感觉异常，加上汗腺、皮脂腺萎缩分泌功能下降，皮肤表面的天然润滑剂大大减少，需要不断地搔抓解痒；③糖尿病性皮肤病；④糖尿病性大疱病。

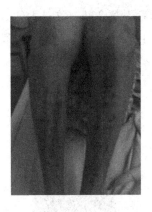

图 7-11　糖尿病皮肤病变

糖尿病患者需要牢记日常皮肤护理及保健技巧：

① 每日尤其睡前检查皮肤有无裂纹及破口，一旦发现及时清洁消毒及就医。

② 老年人尤其是老年糖尿病患者容易出现皮肤干燥及瘙痒，天冷时尤其严重。这种情况要注意涂抹润肤油，必要时可咨询专科医生，内服外用一些抗过敏止痒的药物，也有一定的作用，就是记住不要用力搔抓，避免破溃感染。

③ 糖尿病病史很长的患者还可能存在严重的感觉下降，因此冬季应用暖宝及暖水袋等要特别小心，温度不宜过高，防止皮肤烫伤。如果已经有温度感觉明显下降，或有过不知不觉被烫伤历史的患者，一定要格外小心确定水温，比如洗脚水需要先用手触摸，必要时还要请家人帮忙确定水温是否适合。

④ 宜穿松口浅色棉袜等以便于观察足部有无渗血或者渗液的伤口，穿偏软厚底鞋减少足底受伤概率，每日自己都要认真检查足部。

290 为什么糖尿病患者小腿皮肤容易变黑？

不论糖尿病患者的病程长短，许多患者会经常注意到双小腿，尤其是小腿前部，皮肤出现颜色（图7-12）的改变，但是并没有特殊的不舒服，甚至有些患者会发现整个的小腿，甚至大腿的某些部位，出现一些皮肤色素的沉着，呈现棕色、褐色，甚至黑色的改变。患者不禁会问：这是为什么？和糖尿病有什么关系吗？对我的健康有什么影响吗？怎么样去处理呢？我们现在就来讲一讲这个问题。

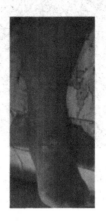

图7-12　小腿前部皮肤变黑

糖尿病患者小腿变黑的原因很多，但是主要见于如下的几类原因：

（1）很多糖尿病患者尤其是血糖控制不佳的患者会患有皮肤的瘙痒症。皮肤瘙痒曾经被认为是糖尿病患者的典型症状。其原因在于糖尿病长期高血糖可以损害神经系统，引起周围神经病变，导致皮肤的微小末梢神经失去应有的神经营养，表现为皮肤的干燥，导致瘙痒。这种瘙痒在北方干燥的冬季更容易出现，患者会不自觉地抓挠局部，致使皮肤局部微小的损伤，皮肤局部反复的破损→修复→破损→修复这一过程可以导致局部的色素沉着，表现为皮肤发黑。

（2）糖尿病患者的局部皮肤也存在高糖状态。大多数的微生物生长繁殖的过程中都需要葡萄糖作为能量的来源，皮肤局部的这一高糖状态为微生物生长繁殖提供了有利的环境；同时糖尿病患者周围神经病变可以使皮肤的感觉下降，容易损伤，造成皮肤最重要的作用——屏障作用的缺损，为外源性微生物入侵人体提供了条件；并且高糖状态下患者局部皮肤的伤口修复能力下降，容易并发多种细菌、病毒及真菌的感染，甚至很多感染迁延不愈。局部损伤后反复的愈合—破损—再愈合，造成局部形成纤维组织以及色素的沉着。

（3）糖尿病患者常年高血糖的状态，并且常伴有高血压病、高脂血症等疾病，有些患者还伴有吸烟、饮酒等不良的生活习惯，可以导致全身中等及大动脉的动脉粥样硬化，造成血管的管腔狭窄，机体局部的血液供应减少导致氧气和营养物质的供应减少，造成局部机体的缺血缺氧，导致皮肤色泽的改变。

（4）医学上有一类糖尿病特有的皮肤病变，称为糖尿病性皮肤病。这种皮肤的病变，大多数出现于小腿前方的皮肤，偶见于前臂。患者常诉于虫咬、烫伤或碰撞等轻微的损伤后发病，也可没有任何诱因。刚开始多为圆形或椭圆形的暗红色丘疹，1 周左右病变中心出现痂皮，剥脱后可见浅表糜烂。经 12 ～ 18 个月后形成圆形、椭圆形或不规则形的表皮萎缩伴色素沉着斑。因为这一病变多数不会有太多不适的症状，容易被患者忽略，不经过特殊处理也可以逐渐自我愈合，但是局部皮肤会出现萎缩和色素沉着。

综上所述，无论哪一类原因所导致的糖尿病小腿皮肤色泽的改变，都代表患者的血糖控制欠佳，这不仅是一种不好看的局部外观问题，更是可能出现其它糖尿病并发症的警示，一旦出现，应该及时就诊于内分泌科及皮肤科，进行糖尿病诊疗方案的调节及局部的治疗，积极控制血糖，并且解除局部皮肤受损的因素，有效处理皮肤的损伤及感染。

291 糖尿病患者出现皮肤大疱怎么办？

有部分糖尿病患者可以出现一种少见的糖尿病并发症——糖尿病性大疱病。

这种糖尿病的皮肤病变，表现比较类似于皮肤被开水烫伤后出现的水疱或者皮肤反复磨损形成的水疱，外观上可看到局部清亮的水疱，小的可以是几毫米，大的可以达到几厘米，但是局部没有烫伤或者烧伤的因素存在，一般都是突然出现，没有明显的疼痛，多出现于四肢和手足的背侧，如果没有破损及感染，3 ～ 4 周后会自然痊愈。

但是值得注意的是同样的皮肤病变可以反复出现。大多数糖尿病性大疱病见于糖尿病控制不佳、血糖较高的患者，可能与糖尿病微血管的病变相关，在此基础上加上紫外线等物理因素的刺激，共同造成皮肤的损伤。

一旦患者出现糖尿病性大疱病，应该及早就诊，而不是自己使用各种外用烧伤药膏等药物处理，包括牙膏、草药等治疗的偏方均应该禁止，并且尽量不要自行弄破水疱，以免感染。应该就诊于正规的医院，如果水疱较大，可在严格消毒皮肤的前提下，使用无菌针头抽取液体，减少水疱的张力，保持局部干燥。如果糖尿病性大疱病处理不当，局部创面可以并发细菌、真菌或病毒的感染，严重者可引起局部坏疽或全身性败血症，危及患者生命安全。

糖尿病性大疱病多提示患者血糖水平控制得不佳，在进行局部处置的前提下，需要进行降糖治疗方案的调节，加强血糖控制，维持正常的血糖水平，也有助于局部病情的缓解。

292 糖尿病患者容易受到口腔疾病的威胁吗？

"牙齿好，才能胃口好；胃口好，才能身体棒"。龋齿（就是虫牙）和牙周疾病（包括牙龈炎和牙周炎）是中国人最常见的口腔疾病，糖尿病人群中牙周疾病的患病率是非糖尿病患者的 2～3 倍。糖尿病与口腔疾病存在密切关系，血糖控制不佳则口腔抵抗力下降，还可以出现牙石增多等。

唾液是口腔重要的天然清洁剂，质优量足才能保证良好的清洁效果。糖尿病患者唾液量逐渐减少、含糖量增高，其天然清洁能力明显下降；黏膜干燥更容易破溃，同时血管病变引起血液流动性差、局部缺血缺氧等因素导致伤口容易感染，血糖高、全身营养差、感染等因素，导致形成的伤口难以愈合，这一点上与糖尿病皮肤损伤一样。反过来，口腔反复感染（慢性牙周炎）所引发的机体慢性炎症状态也会升高血糖，同时会促进糖尿病血管并发症的发生。

因此，高血糖和口腔疾病相互影响，形成恶性循环，最终导致两者均越发难以控制，严重损害了糖尿病患者的身心健康。因此良好的血糖控制是关键，正确的口腔卫生防护也是必不可少的。

293 糖尿病患者如何进行口腔管理？

既然糖尿病患者很容易出现口腔疾病，如何进行正确的口腔卫生防护就十分重要了：

（1）控制血糖是关键：长期血糖高是导致糖尿病患者口腔疾病高发的根本原因，所以要坚持血糖治疗达标。少吃甜食、甜味剂，少喝碳酸饮料，不光对于控制血糖有好处，对牙也是一种保护。

（2）自我口腔保健是基础：鉴于高血糖已经使口腔的天然清洁能力大幅度下降，只能靠人工的努力来弥补，清理口腔有害细菌，斩断感染根源方能达到"防病于未然"。首先，早晚刷牙。刷牙是保持口腔卫生的第一步，每天至少要刷两次牙，晚上睡前必须刷牙。尽管大家都刷牙，但是方法不一定正确，目前最标准的方法称为"水平颤动拂刷法"（图7-13）。最迟3个月需要更换一次牙刷；另外要学会用牙线，牙齿间的缝隙最容易藏东西，而牙刷毛往往不能完全伸入其中打扫干净，日积月累，难免细菌滋生。因此最好配合牙线，给牙间隙天天进行一次全面清扫。

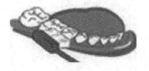

（a）先刷上下排的牙的外侧面，把牙刷斜放在牙龈边缘位置，以2~3颗牙为一组，用适中力度上下来回移动牙刷

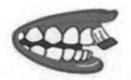

（b）刷上下牙外侧时，要将横刷、竖刷结合起来旋转画着圆刷，即上牙画"M"形，下牙画"W"形

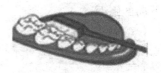

（c）然后再刷牙的内侧面，重复以上动作

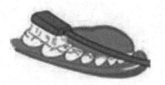

（d）刷中切牙(门牙)内侧时，牙刷要直立放置，用适中的力度从牙龈侧向牙冠，刷下方牙同理

（e）要刷咀嚼面，把牙刷放在咀嚼上面前后移动

图7-13　水平颤动拂刷法

（3）定期口腔检查是最好的预防：每年一次的口腔专科体检是绝对不能忽略的。另外，尽管自己每天已经认真清理牙齿了，但是总是有忽略的死角，每年再进行一次专业洗牙，就像节前大扫除那样把牙齿彻底清理一下就更好了。

（4）戒烟是对身体的爱护：吸烟损害身体健康，也对牙龈有害。老烟民的牙往往和手指一样烟渍堆积，相应的炎症反应更显著，而且治疗效果差。

（5）老年糖尿病患者更应该加强牙齿保健。"老掉牙"并不是必然的，"老得都没牙了"其实更多是牙齿长期保养不善的结果，因此只要嘴里还有牙，就要像年轻时那样好好爱护，刷牙、漱口、洗牙治疗样样要到位。很多老年人饭后最烦的事情就是"塞牙"，因此牙签不离身。塞牙其实是原来规整的牙齿用了多年磨得形状不规整了、排列不齐整了，于是细碎的残渣有缝儿可进了。情况不严重时注意清理就可以了；如果次次都塞在同一个部位，就需要请牙科医生帮忙做一下局部修理。

（张晶晶，田勍，谢超，洪天配）

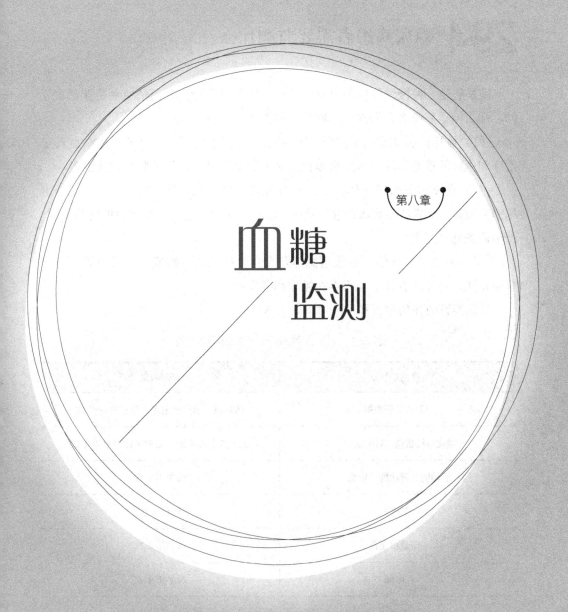

第八章

血糖监测

294 糖尿病患者需要监测什么？

糖尿病是一种慢性终生的全身性疾病，因此规律全面的病情监测是非常重要的，那么糖尿病患者在漫漫"糖路"上需要关注哪些内容呢：

（1）血糖控制状况：血糖升高是糖尿病的基本问题。能否理想控制血糖是治疗和预后的核心问题，因此血糖检测和监测必不可少，目前监测方法很多。

（2）血压和血脂的评估：糖尿病对患者的最大危害是并发症，而在减少糖尿病并发症，尤其是心脑血管并发症中，血压和血脂的控制与控制血糖同等重要，严格监测意义重大。

（3）全身状况评估：糖尿病既然是全身性疾病，自然要关心肝肾等重要器官的功能，还要注意评估是否存在糖尿病并发症。

目前推荐的评估项目和间隔时间如表 8-1。

表 8-1　目前推荐的评估项目和间隔时间

评估项目	间隔时间
空腹／餐后血糖	依病情、治疗方案定，每日 2 ～ 7 次
糖化血红蛋白（HbA_1c）	2 ～ 3 个月 1 次，血糖平稳可半年 1 次
肝功能、肾功能、血脂	每半年 1 次
尿常规	每月 1 次
尿微量白蛋白	每半年 1 次
心电图	每半年 1 次
眼底	每半年至一年 1 次
神经电生理	每年 1 次
下肢、颈动脉血管 B 超	每年 1 次（老年人、吸烟男性）
身高、体重、腰围	每季度 1 次

295 糖尿病患者的综合控制目标是什么?

做任何一件事情总是要有一个明确的奋斗目标,控制血糖也不例外。由于糖尿病是一个复杂的全身性疾病,对于糖尿病患者来说,控制目标也就不是一个简单的数值了,在《中国 2 型糖尿病防治指南(2013 年版)》中列出了一个简单扼要的综合目标(表 8-2),这就是我们共同努力的方向。

表 8-2　糖尿病综合管理的控制目标

指标	目标值
血糖 /(mmol/L,为指血血糖) 空腹 非空腹	4.4 ~ 7.0 < 10.0
HbA_1c/%	< 7.0
血压 /mmHg	< 140/80
总胆固醇 /(T-CHO, mmol/L)	< 4.5
高密度脂蛋白胆固醇 /(HDL-C, mmol/L) 男性 女性	> 1.0 > 1.3
低密度脂蛋白胆固醇(LDL-C, mmol/L) 未合并冠心病 合并冠心病	< 2.6 < 1.8
甘油三酯 /(TG, mmol/L)	< 1.5
尿白蛋白 / 肌酐比值 /(mg/g) 男性 女性	< 22 < 31
BMI/(kg/m^2)	< 24
尿白蛋白排泄率 /(μg/min 或 mg/d)	< 20 或 30
主动有氧活动 /(分钟 / 周)	≥ 150

296 不同人群的血糖控制目标有区别吗？

是的，血糖控制目标与治疗方案一样都是因人而异的，是依照病程长短、并发症的有无及严重程度、自我管理能力、经济状况甚至有无家人帮助等因素共同确定的。

血糖并不是控制得越低越好，血糖越接近正常对控制并发症越有好处，但是有利有弊，低血糖也因此更容易发生了，随之而来的低血糖的全身影响也不容忽视，所以个体化的血糖控制目标才能保证利大于弊。例如老年患者，应根据下述控制目标中的宽松标准制订适合自己的血糖控制目标。

血糖控制标准可分为严格、一般和宽松三个档次（表8-3），年轻人的血糖控制要严格一些，老年患者则可按照宽松标准制订适合自己的血糖控制目标。儿童和青少年糖尿病的血糖控制更困难一些，标准也更宽松，血糖控制标准见表8-4。

表8-3　2型糖尿病成人血糖控制标准

项目		严格	一般	宽松
血糖 /（mmol/L）	空腹	4.4 ~ 6.1	6 ~ 8	8 ~ 10
	非空腹	6 ~ 8	8 ~ 10	8 ~ 12

表8-4　儿童和青少年糖尿病血糖控制目标

年龄段	血糖（mmol/L）		HbA₁c/%
	餐前	睡前 / 夜间	
幼儿 - 学龄前（0 ~ 5岁）	5.6 ~ 10.0	6.1 ~ 11.1	7.5 < 8
学龄前（6 ~ 12岁）	5.0 ~ 10.0	5.6 ~ 10.0	< 8
青春期和青少年（13 ~ 18岁）	5.0 ~ 7.2	5.0 ~ 8.3	< 7.5

297 糖尿病患者为什么应该监测血糖？

糖尿病控制得好坏，关键是血糖控制是否达标，血糖达标是防止和延缓糖尿病微血管及大血管并发症发生的必要条件之一。血糖水平也是医生调整用药的主要参考依据。因此血糖监测是糖尿病管理中的必不可少的组成部分，是糖尿病控制的"五驾马车"之一。

规律地实施血糖监测可以更好地掌控自身的血糖变化，对日常生活起居如饮食、运动，以及用药等方面的变化有一定的评估；还可以帮助自己随时发现血糖问题，以便有针对性地及时就医；医生可以通过血糖监测的数值，来判断治疗方案是否合适。

很多糖尿病患者，由于平时不注重血糖监测，在血糖过高或过低时又没有明显感觉，结果没有能够及时调整治疗方案，往往到了非常严重的状态，比如糖尿病酮症酸中毒或严重的低血糖出现意识障碍时才被发现，这时糖尿病的治疗就非常复杂，各种风险明显增加，患者和家属也非常痛苦。

当然，血糖监测方法也不是一刀切的，糖尿病患者需要依照治疗方法、治疗目的、病情及个人的经济条件来选择性地进行血糖监测，但是血糖控制是终身任务，所以监测一定要持之以恒，不能虎头蛇尾。

298 目前常用哪些方法来评估血糖控制情况？

目前评估血糖控制状况的常用方法有：

① 即刻血糖监测，包括在医院做的静脉血糖检测和患者自己可以做的毛细血管血糖检测；

② 一段时间的血糖状况评估，包括血糖化血红蛋白、糖化血清白蛋白水平；

③ 更先进的动态血糖监测系统；

④ 很古老的尿糖测定等。

上述检测方法各有优势和不足，针对不同需求选择、或多种方法结合使用更有益处。

目前推荐的方法是患者在家中进行自我血糖监测，也就是用便携式血糖仪进行毛细血管血糖的测定，检测的频率要依照治疗方法、血糖控制是否平稳、治疗目的、病情及个人的经济条件来决定，并做好血糖的记录，就诊时一同带来，以便医生根据血糖监测结果指导用药剂量。

299 什么是自我血糖监测？

自我血糖监测（SMBG）是指糖尿病患者在家中采用便携式血糖仪采取手指尖的血（外周毛细血管血）进行的血糖检测。

自我血糖监测可以显示降糖治疗方案是否有效、是否出现了低血糖，也能观察饮食或运动对血糖的影响，掌握自己血糖的变化规律。当血糖高低起伏时，通过血糖监测可及时记录血糖的波动情况，发现血糖波动的原因，从而为医生制订更合理的治疗方案提供坚实可靠的依据。因此，自我血糖监测对血糖理想控制是非常必要的。

在医院当然也可以测定血糖，但是毕竟不太方便，而且不能随时进行。很多糖尿病患者因为各种原因很难坚持定期到医院进行血糖检测。过去没有便携式血糖仪，降血糖往往跟着感觉走，不难受就认为控制得不错，这当然有很大隐患。随着便携式血糖仪的广泛使用，糖尿病患者可以在家进行自我血糖评估，手中有"数"就会心中不慌。

规范的自我血糖监测可使糖尿病死亡风险降低一半，并发症的风险（如心脏病、失明和截肢）降低三分之一，所以关注自己的血糖对于糖尿病患者来说就是一种健康保障。

300 自我血糖监测的时间点有哪些？

任何时间都可以测定血糖，只是不同时间检测到的血糖具有不同的含义和合格标准。

根据检测血糖的时间点不同，血糖可划分为空腹血糖、餐前血糖（午餐、晚餐前测定的血糖值）、餐后 2h 血糖、睡前血糖（晚 21:00～22:00 时）、夜间血糖（凌晨）和随机血糖（一天中其他任意时间测定的血糖值）。

空腹血糖最好在清晨 6:00～8:00 取血，采血前不用降糖药、不吃早餐、不运动。空腹血糖可以反映头天晚上的降糖治疗是否可以控制血糖到次日早晨（即降糖药的长效性），对于长期使用降糖药的患者来说，良好的空腹血糖意味全天血糖的良好开端。餐后血糖受多种因素的影响，空腹血糖受到干扰较少，更加稳定可靠。

餐前血糖通常是指在餐前半小时之内测定的血糖，对于日常生活规律的患者来说，早餐前血糖和空腹血糖可以视为同一概念，如果是过晚进食早餐的话，测出的餐前血糖就改名为早餐前血糖了。

餐后 2h 的血糖是指从进食第一口饭开始计时 2h 测定的血糖，但如果是参加宴请，进食时间延长并间断进食，2h 的血糖就只能归为随机血糖了。

监测睡前血糖主要是为了解睡前血糖控制情况，有助于提示糖尿病患者是否需要加餐，以避免可能随之而来的夜间低血糖。

零点、2 时或 4 时的血糖被称为夜间血糖，检测意义在于若早餐前高血糖，需要判断是夜间血糖持续高水平的延续效应，还是发生了低血糖之后血糖反弹（反应性高血糖）到早餐前，显而易见这两种情况的处理方法截然不同。

301 各时间点血糖的意义是什么？

糖尿病患者在不同的时间点采集到的血糖结果都是机体即刻状况的反应，均具有指导意义，但是在医学上对于血糖不同状况的患者有一些推荐的血糖监测时间点，也就是在这些点上的血糖需要格外关注，表 8-5 供各位糖尿病患者参考：

表 8-5　各时间点血糖监测的意义和适用范围

时间点	意义	适用范围
空腹 / 餐前血糖	●了解自身基础胰岛素分泌水平 ●了解前一天 / 前一餐用药后血糖情况	●血糖水平很高时 ●在其他降糖治疗有发生低血糖风险时（包括老年人和血糖控制不好者）
餐后 2h 的血糖	●了解胰岛 B 细胞在高糖刺激下分泌胰岛素的功能 ●反映降糖药物的治疗效果	●空腹血糖和餐前血糖控制良好，但糖化血红蛋白仍不达标时 ●需要了解饮食和运动对血糖影响者 ●注射餐时胰岛素患者
睡前血糖	●了解睡前血糖控制情况 ●避免夜间低血糖	●适用于注射胰岛素的患者，特别是注射中长效胰岛素的患者
夜间血糖	●监测夜间低血糖 ●反映降糖药的远期疗效	●了解有无夜间低血糖，尤其出现不可解释的空腹高血糖时
其他，如随机血糖	●反映患者平时饮食、运动、情绪及应激状态下的血糖，对指导医生用药，患者调整饮食及运动量有积极意义	●平时出现低血糖症状或怀疑低血糖时 ●剧烈运动前后 ●尝试新的饮食或不能规律进餐时 ●突然的情绪激动 ●患其他急性疾病时，如感染、酮症、腹泻等 ●漏服药物或在注射胰岛素时错误用药

302 如何使用便携式血糖仪？

　　便携式血糖仪使糖尿病患者自己评估血糖状况成为现实，其操作简便，基本是即学即会。家用血糖仪按检测原理可以分为电极型（电化学法测试）和光电型

（反射技术测试），按采血方式可以分为抹血式和吸血式，另外还有新型无痛血糖检测仪。一般使用的流程如下：

① 将采血针头和采血笔进行安装，并调节深度数字，拉上弹力弹簧，备用，如果选择一次性的采血针头，可以直接去除保护帽，但要防止将弹力弹簧拉出，导致无法使用；

② 将血糖仪上的条码调节到试纸条的条码；

③ 用75%酒精消毒采集血液的手指；

④ 用干棉棒擦干净或自然待干；

⑤ 把试纸条插到血糖仪上边；

⑥ 用采血针扎手指末端；

⑦ 将血抹或吸到试纸条的感应区，保证血液充满测试区；

⑧ 用干棉棒按住伤口止血；

⑨ 等待结果，读数并记录。

当然，不同品牌的血糖仪，使用过程中有一些不同，所以在购买一台新的血糖仪之后，要认真阅读《使用说明书》，重点关注仪器的使用和保养方法，以及血糖试纸的有效期和保管方法等。

303 使用便携式血糖仪时有哪些需要注意的?

便携式血糖仪简便易操作，已经成为很多糖尿病患者家中必备物品之一，但是为了保证不要因为自己的操作失误使其检测结果出现错误，甚至误导了控糖治疗，这里还是要提醒一下某些注意事项：

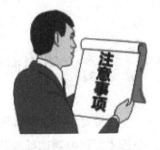

（1）应选择正规厂家生产的血糖仪及试纸，固定使用一种品牌的血糖仪，保障检测结果的可比性。

（2）血糖仪也是一种精密仪器，出了问题不能自行拆卸或修理，一定要找厂家维修人员处理；在血糖仪使用时，如果附近正在使用手提电话或其他产生电磁干扰的设备，有可能干扰检测结果。

（3）血糖仪就跟所有的检验机器一样，用久了就可能出现检测偏差，所以要定期进行校正检测，如何进行一般在随机说明书上有明确提示，所以新的血糖仪使用前一定要认真读使用说明书，按照要求的时间进行检测，通常在 6 个月检测一次。血糖仪开机前应注意是否清洁，开机后应注意电量是否充足，显示屏是否亮度一致、有无断线和暗屏等现象。

304 家庭存放血糖仪应该注意些什么？

一台高质量的血糖仪可以伴随糖尿病患者数年，因此家庭合理存放就十分重要了。

（1）应该将血糖仪存放在通风、干燥，避免太阳暴晒的地方。

（2）也不能冷藏血糖仪：注射胰岛素的患者几乎天天要用血糖仪，有些患者顺手就把它和胰岛素一起放进冰箱了，觉得这样有利于保鲜。殊不知，低温潮湿环境很容易使它失灵。血糖仪允许运作的温度是 10 ～ 40℃，湿度是 20%～ 80%。在南方，冬季室温常低于 10℃，使用前可在胸口或被窝里捂一捂。

（3）要保持血糖仪清洁。血糖仪难免沾上灰尘、棉絮、纤维等，因此要定期清洁和保养机器，但要注意不可用酒精等有腐蚀性的溶剂。清洁时，要用软布蘸清水擦拭，如果有血迹可蘸少量中性洗洁精水。尤其要注意清洁测试区，特别是使用光反射原理的仪器时，测试窗口沾上棉絮或灰尘都会影响使用的效果。

（4）长时间（1 个月以上）不使用血糖仪时需要取出机器内的干电池。

305 使用血糖检测试纸时有哪些需要注意的？

如果说自我血糖监测是糖尿病患者评估日常血糖状况的利器的话，血糖仪就是枪支，而血糖试纸就是弹药了，即使我们的射击技术好（操作熟练）、武器精良（血糖仪先进准确），如果弹药异常（血糖试纸有问题），也不能起到保护自己的效果。因此，关于血糖试纸也需要知道一些问题：

（1）血糖仪必须配合使用同一品牌的试纸，就如同不同的手机电池不同一样，是不能混用的。

（2）血糖试纸是存在有效期的，这点与大多数消耗品一样，所以打开一筒新的试纸前一定要看看有效期（如同咱们去超市买面包时一样）。不要分装试纸条，已打开的正在使用的试纸一般有效期在 3 个月内（就像开封的饮料不适宜长期保存一样），未开封的试纸按照有效期执行。注意将试纸放在干燥、避光的地方保存。

（3）要注意血糖仪代码与正在使用的血糖试纸是否一致（若是用免条码血糖仪可以省略此步）。有的血糖试纸每批次条码有区别，换用时需要把新试纸的条形码数字输入仪器，否则会影响测试结果。

（4）拿取试纸时，尽量避免双手触及采血区域，避免为了方便而将试纸全部从包装盒中倒出，取出其中的一个，然后将剩余的再重新放入盒中。手部潮湿或是脏污时，请勿接触试纸条。要使用的试纸取出后，请立刻盖紧罐盖，在有效期内使用。

（5）测试中不可移动血糖仪和血糖试纸。

以上都是一些小事情，但是如果不注意，就可能导致血糖结果的可靠程度下降。

306 自我血糖监测时如何选择采血部位？

家里的便携式血糖仪测定的是毛细血管血液的葡萄糖水平，也就是机体末梢的血液。尽管也有人采耳垂的血液检测，但是从方便糖尿病患者自己采血的角度出发，目前都是采手指尖的血液（图 8-1）。采血时局部应注意如下事项：

① 首先需要评估手指指腹两侧皮肤有无硬结、瘢痕及血运情况，选择条件较好的手指做准备；

② 选择手指指腹两侧部位采血，在手指的两侧采血是因为指尖十分敏感

（十指连心），而侧面与指尖相比敏感度下降，疼痛感略轻，而且手指侧面血供也非常丰富，易于保证采血量；

③ 每天数次采血时，不要集中在同一个部位，避免针刺手指溃烂难以愈合或者皮肤变得粗糙；

④ 采血时要使手的末梢血液循环良好，末梢血液循环差的可以进行双手揉搓或下垂摆动或热水浸泡；

⑤ 操作前使用肥皂及温水洗手（可刺激手指血液畅通，使之更易采血）。洗手后，擦干双手，或使用乙醇消毒手指后晾干。

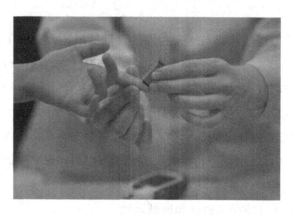

图 8-1　采手指尖的血液

307　自我血糖监测采血时需要注意什么？

要想得到一个准确的血糖测试结果，采集高质量的血样是重要的环节之一，其中主要事项包括：

① 测定血糖时，双手指需在流动的水下清洗或酒精消毒手指，但一定要等酒精挥发、指尖干燥后再采血。不能用碘酊消毒，因为碘会与试纸上的检测试剂产生化学反应，影响测试的准确性；

② 采血针要贴紧采血部位，目的是保证采血一次成功。扎的时候把针按一下再弹出，以免扎得太浅，血量不够。但是采血针只要贴紧手指皮肤即可，

不要压得太重，若在手指上压得重，则采血针将刺得深，血量是丰富了，可是创伤也相应增大；

③采血量要足够，必须足以完全覆盖试纸测试区。将手指翻转使血慢慢滴在血糖试纸条的反应端，若发现血量不够，需要采取正确的挤血方法，即从掌根部向指尖处挤血，弃掉第一滴血。切忌在穿刺部位挤压，否则会混入组织液（体内的水份），干扰血糖浓度，影响测定结果。

④采血后按压手指直至不再流血，按压时间建议在15s以上。

⑤测试结束后，将采血针、用过的试纸、棉签等存放在一个密闭的玻璃瓶或塑料瓶或塑料盒（也就是利器盒，见图8-2）等较硬的容器中，不要和家中生活垃圾混放，避免他人清理时误伤。

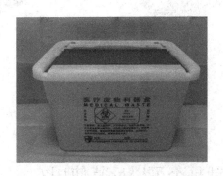

图 8-2　利器盒

308 读取血糖仪检测数据时需要注意什么?

通常是血糖仪插上试纸后自动开机，当显示屏上提示抹血或吸血信号时，及时抹血或吸血，并保证血液充足，等待数秒后，机器自动读数并且在显示窗中呈现出一个阿拉伯数字（图8-3），糖尿病患者及时记录就完成测试任务了。

但是偶尔显示窗中的结果不是数字，这时就要小心应对了。检测结果若出现"Hi"时，理论上表示血糖≥33.3mmol/L（600mg/dl）；如出现"Lo"时，则表示血糖≤0.6mmol/L（10mg/dl），一旦出现这种情况，如果同时自我感觉很不好（例如头晕眼花、四肢无力、恶心欲吐等），说明病情严重，不要耽搁赶紧到医院求助，医生验证后可能需要采取相应的措施给予紧急处理；如果自我感觉无任何异常，也许是操作或者仪器、试纸问题，导致结果错误，可以换一条试纸，重新采血检测。显示结果如果正常了就暂时解除警报，若仍然无数字显示即使无不舒服也应该到医院核实血糖。小心总是无大错。

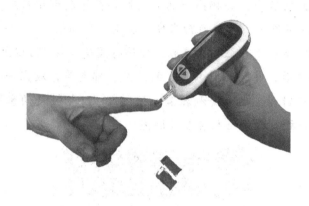

图8-3　自动读数

309 采血针是否可以反复使用？

不可以！采血针是按照一次性使用设计的，因此重复使用可能会给糖尿病患者造成额外损伤。

（1）疼痛明显：只有未使用过的采血针能保有完整的针头切割面，在采血时完美发挥几乎低触感的优点。

（2）加重伤害：未使用过的采血针，针头切割面完整，能避免进出皮肤组织时造成撕裂损伤（所谓挂丝）。

（3）增加感染：未拆封的新针头出厂前均经过严格的灭菌处理，确保无污染。一旦拆封，就有机会接触外界环境中的各种细菌，糖尿病患者的眼睛是看不到这种"脏"的，自家的消毒也不能保证完全消除隐患。

因此，当每次血糖检测操作完成后，糖尿病患者必须立即将使用过的试纸及采血针弃置在适当的容器内，千万不要因为省小钱结果惹上大麻烦。

310 可以采取什么样的自我血糖监测方案?

自我血糖监测的时间和次数是非常个体化的,取决于不同的治疗方法(口服药还是胰岛素)、现在血糖控制状况(达标、未达标)、血糖控制的期望值(目标值)及个人的经济条件等,以下建议供参考:

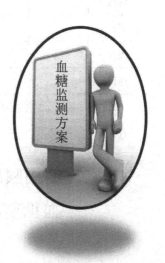

① 在制订监测方案前应和专业医生进行探讨,需要明白自己现在的治疗方案、血糖目标值分别是什么,是否需要监测特殊时间点的血糖;

② 总体而言,治疗方案越简单,监测方案也就越简单(也就是少扎几针);血糖控制目标越严格,监测方案越繁琐(例如每天测定 4 ~ 7 次血糖,包括睡前和凌晨 3 时血糖);治疗未达标,监测频率就要增加;

③ 糖尿病病情不会一直平稳的。因此血糖开始波动,或者治疗方案调整后均需要严密监测血糖,直至病情稳定;

④ 任何时候有明显不舒服时,在条件允许的情况下,均先测即刻血糖。

311 单纯生活方式干预的患者应采取什么样的自我血糖监测方案?

仅采用生活方式干预控制血糖的糖尿病患者,可通过血糖监测了解饮食控制和运动对血糖的影响,据此来调整饮食结构和运动处方。推荐方案为每周 3 天,监测早餐前后、午餐前后和晚餐前后的血糖,当原有的饮食和运动发生变化时或者身体有明显不舒服时需要增加监测频率。见表 8-6。

表 8-6　生活方式治疗的患者自我血糖监测方案举例

时间	早餐前	早餐后	午餐前	午餐后	晚餐前	晚餐后	睡前
周一	×	×					
周二							
周三			×	×			
周四							
周五					×	×	
周六							
周日							

注："×"为需测血糖的时间。

312 使用胰岛素强化治疗的患者采取什么样的自我血糖监测方案?

如果使用的是胰岛素强化治疗方案（通常注射的时间是三餐前和睡前），意味着需要一天多次关注血糖：监测空腹血糖以调整睡前的胰岛素剂量，监测三餐后血糖以调整三餐前的胰岛素剂量。

监测方案又分为血糖未达标和已达标两类。未达标应每天监测空腹加三餐后和睡前（5点）血糖或三餐前后和睡前（7点）血糖；已达标应监测空腹加晚餐前后和睡前（4点）血糖（表8-7）。无论血糖是否达标，如有低血糖表现需随时测血糖；如出现不可解释的空腹高血糖或夜间低血糖，应监测夜间血糖。

表 8-7　胰岛素强化治疗患者的自我血糖监测举例

分类	早餐前	早餐后	午餐前	午餐后	晚餐前	晚餐后	睡前
未达标	×	×	（×）	×	（×）	×	×
已达标	×				×	×	×

注："×"为需测血糖的时间，（×）为可以省去的血糖监测时间。

313 使用基础胰岛素治疗的患者采取什么样的自我血糖监测方案？

如果使用的是基础胰岛素治疗方案（通常注射时间在睡前），应监测的是空腹血糖，根据空腹血糖调整睡前的胰岛素剂量。

方案也可分为血糖未达标和已达标两类。未达标应每周监测3天空腹血糖，每两周复诊1次，复诊前一天加测5点血糖谱（空腹、三餐后、睡前）；已达标每周监测3次血糖，即：空腹、早餐后和晚餐前，每月复诊1次，复诊前加测5点血糖谱（空腹、三餐后、睡前），见表8-8。

表8-8 基础胰岛素治疗患者的自我血糖监测举例

时间点	早餐前	早餐后	午餐前	午餐后	晚餐前	晚餐后	睡前
未达标							
每周3天	×						
复诊前1天	×	×		×		×	×
已达标							
每周3次	×				×		
复诊前1天	×	×		×			×

注："×"为需测血糖的时间。

314 使用预混胰岛素治疗的患者采取什么样的自我血糖监测方案？

使用预混胰岛素治疗的糖尿病患者（通常注射的时间是早餐前和晚餐前两次，个别有早餐、中餐和晚餐前三次的），患者应监测空腹血糖和晚餐前血糖，根据空腹血糖调整晚餐前的胰岛素剂量，如果空腹血糖达标后，需要监测餐后血糖以优化治疗方案。

方案分为血糖未达标和已达标两类。未达标应每周监测 3 天空腹血糖和 3 次晚餐前血糖,每 2 周复诊 1 次,复诊前一天加测 5 点血糖谱(空腹、三餐后、睡前);已达标应每周监测 3 次血糖,即空腹、晚餐前和晚餐后,每月复诊 1 次,复诊前 1 天加测 5 点血糖谱(空腹、三餐后、睡前),见表 8-9。

表 8-9 预混胰岛素治疗患者的自我血糖监测举例

时间点	早餐前	早餐后	午餐前	午餐后	晚餐前	晚餐后	睡前
未达标							
每周 3 天	×				×		
复诊前 1 天	×	×		×		×	×
已达标							
每周 3 次	×	×			×	×	
复诊前 1 天	×	×		×		×	×

注:"×"为需测血糖的时间。

315 口服降糖药物治疗的患者怎么制订自我血糖监测方案?

使用口服降糖药物治疗的糖尿病患者(尤其是应用促使胰岛素分泌的药物,例如磺脲类药物)可每周监测 2～4 次空腹或餐后血糖或在就诊前的一周内连续监测 3 天,每天监测 7 个时间点的血糖谱(早餐前后、午餐前后、晚餐前后和睡前),见表 8-10。

表 8-10 口服降糖药治疗的患者自我血糖监测方案举例

时间	早餐前	早餐后	午餐前	午餐后	晚餐前	晚餐后	睡前
周一	×	×	×	×	×	×	×

续表

时间	早餐前	早餐后	午餐前	午餐后	晚餐前	晚餐后	睡前
周二	×	×	×	×	×	×	×
周三	×	×	×	×	×	×	×
周四							
周五							
周六							
周日							

注："×"为需测血糖的时间。

316 坚持记录自我血糖监测日记有意义吗?

很有必要并且很有意义。对于糖尿病患者来说,如果每天能记录病情监测日记(图8-4),不仅自己能准确地把握病情,也能为医生提供病情情报,对指导治疗非常有帮助。

病情监测日志不仅是记录自己测得血糖值,还应该包括:饮食和运动情况、用药情况、定期检查的结果等要素。另外患病时血糖波动大,还要特别注意高血糖或低血糖情况,当出现不适症状时,如厌食、恶心等,都要一一记录下来。俗话说,好记性不如烂笔头,把血糖监测的结果、可能的原因,以及自己想到的问题、不明白的事情都记下来,就有利于糖尿病患者自己总结归纳,发现血糖变化规律,有利于更好地控制血糖。

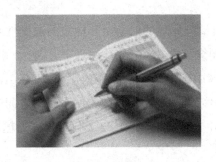

图8-4　自我血糖监测日记

271

所谓久病成医，自己的身体应该由自己掌控。养成每天记录血糖变化和其他临床检查报告的良好习惯，不仅可以感受到病情的控制情况及病情的掌控权在自己手中，同时还能加强对疾病治疗的认识，提高自我管理能力，增强战胜疾病的信心。

317 末梢血糖和静脉血糖有差别吗?

末梢血糖是指由指尖等处的毛细血管采血，使用便携式血糖仪检测出的血糖数值。静脉血糖指采集静脉血液，使用大型生化仪器检测出的血糖数值，在医院检验科广泛应用。目前把静脉血糖作为校正的标准（金标准）。

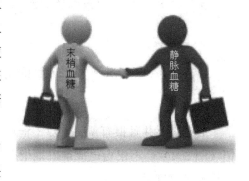

理论上讲，空腹时毛细血管血糖与静脉血糖相差不多。一方面因为两者采血部位不同，人体的血液是按照动脉→毛细血管→静脉流动的，当血液从毛细血管流到静脉时，身体已经利用了一部分葡萄糖，结果就使静脉血糖比手指血糖低了，这点在餐后2h血糖时更为明显；但是，另一方面静脉血用的是血浆或血清，不包括血细胞，而手指血用的是全血，包括血细胞和血浆，而血细胞中的糖分比血浆或血清低，这又使手指血糖低于静脉血糖，这点在测定空腹血糖时较明显（可下降12%左右）。所以，总的来说，如果两者都测得准确，静脉血糖与手指血糖应当基本一致。

但是，因为血糖仪检验原理的问题，其检验的准确性容易受到血液中一些成分水平异常的影响（如维生素C、三酰甘油水平升高），因此与静脉血糖之间有一定的允许偏差。在《中国血糖监测临床应用指南（2015年版）》中规定，同一部位血样血糖仪检测结果和生化仪测试的血浆结果之间的偏差应在如下范围：当血糖浓度<5.6 mmol/L时，应在±0.83 mmol/L；当血糖浓度≥5.6 mmol/L时，应在±15%。

318 到医院检查血糖的当天是否需要继续使用原来的降糖药物?

糖尿病患者到医院检查的血糖可分为空腹血糖、餐后 2h 血糖和随机血糖三种。每种血糖要求不一样:一般来说,空腹血糖需要在采血后再应用降糖药物并进餐;餐后 2h 血糖(进食后 2h 抽血做血糖测定),在检测血糖的当天应当正常用药和进餐,计算好时间采血;随机血糖就是任何时间点的血糖,更是希望坚持原有的生活和治疗方式了。无论希望检测哪种血糖,头一天全天(尤其是晚餐)的治疗都必须坚持。

检测空腹血糖时,如果是早、晚餐前注射预混胰岛素,晚餐前的胰岛素作用一般只能维持到次日清晨的 6 ~ 7 时,医院门诊采血多在 8 时以后,势必会无法按照常规时间注射胰岛素。此时早晨的升血糖激素分泌已经增多,加之已超过了患者前一天晚餐前注射胰岛素的药效持续时间,故此类糖尿病患者在医院检测的空腹血糖可能会比平常高些。

如果因为化验而进行抽血的时间安排得太晚(超过 10 时),由于患者空腹持续的时间过长,其血糖也可能会比平时偏低。监测餐后血糖,糖尿病患者应该早晨去医院前先在家中正常用药及进餐,然后记好时间,到医院检测餐后 2h 血糖。这样就不会使患者出现血糖波动,而且这样检测血糖还可以得知患者的进餐量及用药剂量是否合适。

另外,需要常规在清晨注射预混胰岛素的患者,若因上午到医院抽血化验耽误了治疗,可在抽完血之后、进餐之前临时注射一次短效胰岛素。采用口服降糖药治疗的患者,若因检测空腹血糖而使其早晨和中午的用药时间相隔太近,可酌情减少中午降糖药的用量,以免因两次用药作用的叠加而出现低血糖。

319 什么是动态血糖监测系统?

动态血糖监测系统(CGMS)(图 8-5)是把一个小探头刺入皮肤,连续监测皮下组织的葡萄糖浓度的一种新兴血糖监测技术。探头就是葡萄糖感应器，可对血糖进行测定。动态血糖监测系统又分为回顾性动态血糖监测和实时动态血糖监测两种。

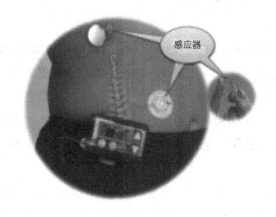

图 8-5　动态血糖监测系统

无论是毛细血管血糖还是静脉血糖都是即刻血糖，测定的数值只反映某个点的血糖值，也就是瞬间血糖值。瞬间血糖值受运动、饮食、药物、情绪波动等诸多因素的影响，存在着一定的片面性和不准确性，无法反映患者全面的"血糖谱"，也很难发现无症状的高血糖和低血糖。动态血糖监测系统正是填补了这方面的欠缺，能对患者进行无痛而又不间断的持续血糖检测，从而显示患者的血糖"全貌"，这对指导糖尿病的治疗具有非常重要的意义，就如同 24h 心电监护可以看到一天任何时候的心电图一样。

动态血糖监测系统可以佩戴 1 ～ 3 天，能记录数百个血糖动态变化资料，可以像"电影"一样展示血糖的情况。回顾性系统就是放录像，需要在监测完成后才能读取数据，而实时系统就是实况转播了。图 8-6 显示的是动态血糖监测的结果。

CGMS 具有检测功能强、体积小、使用方便、痛苦小等特点，可精确掌握血糖的细微波动，为血糖波动较大且难以控制的所谓脆性糖尿病，或者需要严格控制血糖的妊娠合并糖尿病患者的精准降糖治疗提供了可靠依据。

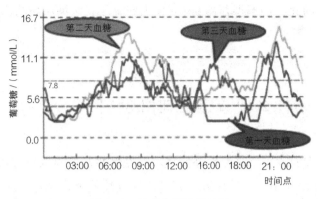

图 8-6　动态血糖监测结果

320 什么是糖化血红蛋白?

糖化血红蛋白(HbA_1c)是葡萄糖与血红蛋白游离氨基之间非酶促糖化作用的产物。HbA_1c 与糖尿病微血管、大血管病变密切相关,目前认为是反映糖尿病血糖控制的金标准。

血红蛋白是一种蛋白质,它含在血液的红细胞中,就是它让人类的血液成为鲜红色的(如果少了就是大家熟知的贫血)。正常红细胞在血液中的寿命是 120 天,之后将被机体自动销毁。血红蛋白可以被血液中的葡萄糖所改变而成为糖化血红蛋白,这里的糖化类似于把樱桃放到糖水里成为糖渍樱桃这个过程。

一般情况下,体内 HbA_1c 的水平直接受血糖水平和持续时间的影响,就像是樱桃在越甜的糖水里泡的时间越长,成为糖渍樱桃的可能性就越大。HbA_1c 一旦形成就不可逆转,就像是糖渍樱桃怎么处理也不能重新成为新鲜的樱桃。HbA_1c 稳定性很好,不受采血当天血液葡萄糖浓度水平的影响,也不受当时运动或进餐的影响,因此检测出的 HbA_1c 水平反映的是检测前 8 ~ 12 周的平均血糖情况。

某些特殊情况,如贫血、严重的高胆红素血症、严重的高甘油三酯血症、妊娠以及一些药物,还是会影响到 HbA_1c 检测的准确性。

2011 年,世界卫生组织正式推荐 $HbA_1c \geqslant 6.5\%$ 作为糖尿病的诊断切点。目前我国有关 HbA_1c 诊断糖尿病切点的研究资料相对不足,HbA_1c 的测定方法也还远未标准化。因此，尚不推荐将 HbA_1c 作为现阶段我国糖尿病的诊断方法和诊断标准。

321 为什么要查糖化血红蛋白？

糖尿病最大的危害就是慢性并发症，而慢性并发症的风险与 HbA_1c 的高低密切相关（图 8-7），HbA_1c 越接近于正常，并发症的风险越低。经降糖治疗后，随着血糖的下降，HbA_1c 也逐渐降低，长期使 HbA_1c 稳定在较低水平可以减少糖尿病慢性并发症的风险。因此，HbA_1c 是评价长期血糖控制的最佳指标，可谓是"金标准"，也是指导临床调整治疗方案的重要依据。

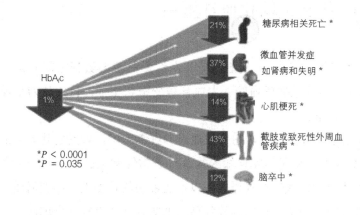

图 8-7 HbA_1c 与糖尿病慢性并发症的关系

临床上血糖的检测结果是反映即刻的血糖水平，容易受饮食、运动、情绪、压力、药物、测量的手法和技术等各种因素的影响，不能反映全天血糖水平；CGMS 可以提供 3 天左右的详细血糖情况，但不能持续更长时间。糖化血红蛋白的检测正好弥补了上述缺点，它能客观准确地反映近 2 ～ 3 个月的总体血糖平均值，不受临时因素的影响。

通常每 3 个月检测一次 HbA_1c，一旦达到治疗目标可每 6 个月检查一次，任意时间采血，无需空腹。

但是，任何事情都存在一定的局限性，HbA_1c 反映的是平均血糖，不能显示血糖是否波动，波动性有多大。因此，HbA_1c 和即刻血糖监测相结合，能更加全面地反映血糖的整体控制情况。另外，对于贫血和血红蛋白异常的患者，HbA_1c 的检测结果是不可靠的，可用血糖、糖化白蛋白等指标综合来评价血糖控制状况。

322 什么是糖化白蛋白？有哪些优缺点？

与 HbA_1c 相似，糖化白蛋白（GA）就是血液中葡萄糖与白蛋白发生非酶促反应的产物，也就是糖化了的白蛋白。

白蛋白的糖化过程所需的时间较短，远低于 HbA_1c 形成所需的时间，白蛋白在体内正常的寿命也较短，为 17 ～ 19 天，因此，糖化白蛋白水平能反映检测前 2 ～ 3 周的平均血糖控制状态。

与 HbA_1c 相比，检测糖化白蛋白可更快地了解血糖的变化，有利于降糖药物或胰岛素的剂量调整，使血糖尽快达标。对于合并血液透析、贫血等影响到红细胞寿命的糖尿病患者，检测糖化白蛋白较 HbA_1c 能更准确地反映血糖的情况。

当然，糖化白蛋白也有一定的局限性，对于患有使白蛋白寿命改变的疾病，例如肾病、肝病或者甲状腺疾病或者明显肥胖的患者，糖化白蛋白的准确性都会下降。更重要的是，糖化白蛋白作为一个较新指标，它的水平与人们最关心的糖尿病慢性并发症之间的关系尚不肯定，能否作为糖尿病筛查指标仍需进一步的流行病学研究来确定。

323 为什么要查糖化白蛋白？

糖化白蛋白也可以反映一段时间血糖控制的整体状况。在《中国血糖监测临床应用指南（2015 年版）》中指出，糖化白蛋白目前的用处主要在于：

① 评价短期糖代谢控制情况：糖化白蛋白对短期内血糖变化更敏感，尤其是对于治疗方案调整后疗效的评价（比如短期住院治疗的糖尿病患者）；还可以用于确定是否是临时血糖升高。

② 筛查糖尿病：目前认为糖化白蛋白 ≥ 17.1% 时可以筛查出大部分未经诊断的糖尿病患者，尤其对于空腹血糖正常者意义更为明显。

③ 糖尿病并发症的预测：它与糖尿病慢性并发症（糖尿病肾病、视网膜病变及动脉粥样硬化等）应该具有良好的相关性。

糖化白蛋白和 HbA$_1$c 两个用以评估糖尿病血糖稳定控制状况的指标（图 8-8），无论是评估时段还是使用人群正好是相辅相成的，联合测定会有助于大家判断高血糖的持续时间，可作为既往是否患有糖尿病的辅助检测方法；同时对于特殊人群，例如需要在短期内就要血糖达标者、明显贫血、低蛋白血症者，两者正好优势互补，取长补短。

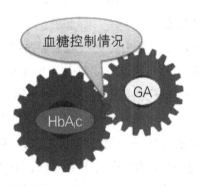

图 8-8　血糖控制状况的指标

324 可以用尿糖检测来评估血糖控制状况吗?

理想的血糖测定是检查血糖，如不能检查血糖，部分人群可以检查尿糖作为参考。

尿糖检测（图 8-9）是使用尿糖试纸检测尿糖是否为阳性的方法。在正常人，只有当血糖超过 8.9 ～ 10mmol/L 时，葡萄糖才能较多地从尿中排出，形成尿糖。所以说，血糖的高低决定着尿糖的有无。当尿糖检测为阳性时，说明血糖已经超过 10mmol/L（180mg/dl）的水平。所以在没有条件做血糖检测的情况下，尿糖测定可以粗略地了解血糖水平。

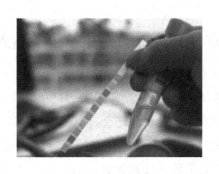

图 8-9　尿糖检测

但是尿糖测定是一个定性的检测，不能提供准确的血糖高低数值；尿糖检测所受到的干扰因素比较多，如劳累、进食的量和种类、药物以及肾脏自身功能的状态等等，因此要多方分析和考虑测定结果。如老年糖尿病患者伴有肾脏疾病、长期高血压、糖尿病肾病等，肾糖阈提高，即门槛加高了，此时尽管血糖很高，也不能跨过去了，尿糖仍然为阴性，这样就会误导患者，自认为血糖控制好而贻误治疗；与此相反，如妊娠期、肾性糖尿等，肾糖阈降低，即使血糖正常，也会出现尿糖阳性，给患者带来不必要的担忧和压力，最好的办法就是求助医生的帮助，通过测定血糖来明确尿糖阳性的具体情况。

325 如何正确使用尿糖试纸？

目前家庭中测定尿糖都是使用试纸法。应用尿糖试纸来评估血糖的水平的确是一种无损伤、操作简单、方便的手段，但是它的准确性较差。在测定尿糖过程中有一些事项要注意，否则结果就更加不可信了：

（1）确保尿糖试纸在有效期内，并存放在标准的容器中，避开光照和潮湿的地方，避免过期试纸影响测定结果。

（2）尿液标本要新鲜，随排随测，需留取在清洁干燥的容器中。

（3）需将试纸条按要求浸入尿液标本中。

（4）按规定时间取出试纸条，观察测试区颜色的变化，并与标准颜色对比读取结果，最好在光线充足处观察。

（5）女性患者需避开月经期。

326 目前常用的血糖评估方法的优缺点有哪些？

目前随着医学的进步，血糖的检测方法（图 8-10）越来越多，其结果的意义略有不同，也各有优缺点，相信将来还会有更多更合理的监测方法面世，糖尿病患者可以根据自身状况，选择不同的方式联合监测自身血糖水平。表 8-11 简单总结一下现有血糖评估方法的意义和优缺点：

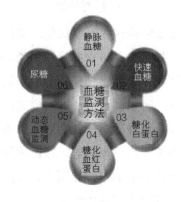

图 8-10　血糖的检测方法

表 8-11　血糖评估方法的意义和优缺点

监测方法	意义	优点	缺点
静脉血糖	即刻血糖	准确、作为诊断标准	创伤性大、技术性高、受医疗资源的限制、方便性差、血量多
快速血糖（毛细血管血糖）	即刻血糖	准确、灵活、方便、操作简单、血量少	易受操作方法、试纸、血糖仪等各种因素的影响
糖化白蛋白	2 ~ 3 周的平均血糖	方便、无需空腹，不受进食、运动影响	某些因素会影响测定结果，个别患者的糖化白蛋白与血糖水平偏离较大

续表

监测方法	意义	优点	缺点
糖化血红蛋白	2～3个月的平均血糖	方便、无需空腹，不受进食、运动影响，准确、作为诊断标准	价格较贵
动态血糖监测	绘制出完整、详细、全面的血糖图谱	无痛、持续血糖监测	价格昂贵
尿糖	血糖超过肾糖阈时，可以出现尿糖阳性	方便、无损伤	准确性差，常受饮食、运动、情绪、压力、肾脏功能等因素的影响

（王群，杨进，王艳荣，高洪伟）

第九章

糖尿病
患者日常保健

327 外出旅游前需要注意什么?

目前糖尿病患者越来越多,并日趋年轻化。旅游不仅能够丰富生活,而且有助于提高体能,改善心肺功能,值得鼓励。但是因为外出游玩在饮食、运动强度等方面与居家生活均有所不同,打破了原有的生活规律,因此糖尿病患者需提前做好计划。

(1)确定行程前应该到医院进行健康评估:需要进行全面、系统的体检。首先注意血糖控制情况,血糖应该稳定达标,没有急性并发症,近期血糖波动较大的患者建议暂缓出游,防止出游加重血糖波动。还应该对于慢性并发症进行评估,保持良好的心脏和肾脏功能,血压平稳,避免在外出期间出现严重的心脑血管事件。

(2)量力而行,规划路线和出行方式:对于高龄、已经有心脑血管疾病、眼底出血、大量尿蛋白等的患者,建议选择中短程旅游。尽量和亲朋好友一起出行,切忌单独自驾,避免因为过度劳累诱发低血糖或者身体其他器官急性疾病,危及生命安全。行程安排应尽量宽松,劳逸结合,最大限度地维持规律生活,减少对身体的不良影响。

(3)根据身体状况,配备足够数量和种类的药物:所有正在使用的药物均应足量准备。使用胰岛素控制血糖的患者不要因为怕旅行麻烦而擅自改用口服降糖药物,甚至完全停止治疗;如果进行短途旅行且血糖控制良好的患者,可提前咨询专科医生,临时改用替代的口服降糖药物,但返家后需尽快恢复常规治疗。

(4)提前了解旅游目的地的饮食、气候温度、居住环境等,做好相应准备:旅途中乘车时间较长时要预备一些食物,防止不能按时进餐而引发低血糖。

(5)条件允许者可随身携带便携式血糖仪,随时了解血糖控制情况;如果近期血糖波动较大、曾经有过严重低血糖(需要别人帮助,不能自己主动进食缓解的低血糖)史者建议随身携带标有姓名、联系人电话和"我是糖尿病患者"的急救卡。

328 糖尿病患者外出就餐时应该怎么办？

作为美食大国和礼仪之邦，餐桌文化也算得上是中华文明的一部分，得了糖尿病并不是就要隔离社会，做个苦行僧，糖尿病患者适当的外出和亲朋好友聚会就餐，品尝美食、共叙友情也是正常生活的一部分。和在家中自备食物不同，饭店里为了确保食物的色香味俱佳，常常是多油、多盐，并且添加糖等调味品，而且餐馆就餐条件不同，等待菜品上桌的时间也无法确定，因此强调糖尿病患者外出进食特别注意以下几点：

（1）餐前准备：若预计开餐时间明显晚于平时正餐时间，可提前进食半两饼干、1个小苹果、1袋牛奶等，既可以避免低血糖，也可以防止进餐时因腹中饥饿而快速超量进食导致之后出现高血糖。

（2）注意荤素搭配，尽量选择清淡菜品：饭店的菜肴整体油脂含量较高、调味品较多，所以尽量选择低脂肪低糖分高纤维素的菜肴。从烹饪方法上看，相对而言以炖、清蒸、烩、煮、氽的方式制作的食物较清淡，不增加食物之外的脂肪；而煎、炸、红烧等烹调方式增加脂肪较多。应该多选择以叶、茎、花类为主的青菜，但需牢记块茎类蔬菜（如土豆、南瓜、莲藕、芋头等）因为淀粉含量较多，应归入主食之列。

（3）主食必须有，宜粗不宜细：正在应用降糖药物控制血糖的患者，尤其是应用容易导致低血糖的药物（例如磺脲类、胰岛素等）者进餐时一定要吃一些主食。但是饭店中的主食不仅选料精细，而且为了追求口感，经常添加奶油、蜂蜜等，其热量远远超过家常。建议大家略尝即可，还是尽量选择玉米、高粱等粗粮为宜。

（4）少酒多茶，小酌怡情：把酒言欢、以酒助兴是许多聚餐的常见情况，糖尿病患者最好能够以茶代酒聊表心意，少量饮酒（1两白酒、2两红酒或1听啤酒）对身体影响也不大，但是不能在空腹时大量饮酒。

（5）恰当安排进餐顺序和药物使用：饭前可以先喝一杯温水或一碗清汤，然后吃蔬菜，最后吃主食和肉，防止摄入过多；使用磺脲类降糖药物及胰岛素的患者应该在饭菜已经"触手可及"时再服药或注射胰岛素，避免打针后不能按时就餐而引起低血糖（尤其需要餐前30min注射的胰岛素）；现在应用胰岛素泵的患者也逐渐增多，泵输注模式中提供了适于宴会的模式，选择合理就会有利于外出就餐血糖控制。

（6）"进餐时兴高采烈，结束后忧心忡忡"，其实也大可不必。吃饱喝足稍事休息后可以安排一些事宜的活动，例如户外散步，这样一方面可以继续与友人交流感情，另一方面也在不知不觉中消耗了热量，减缓之后的血糖波动，两得之举。

329 节日期间怎么控制血糖？

节日是阖家团聚、娱乐放松、共享美食的时间，但是事情都是两面的：没有了朝八晚五的工作压力，加上终于可以静心观看平时囤积无暇欣赏的丰富影视节目，导致晚睡晚起、三餐无时；呼朋唤友、推杯换盏，食不厌精脍不厌细，高盐高糖高脂的"三高"饮食在所难免。这些都会使素日稳定的血糖不再平顺，如何在应有的享受生活的同时尽量控制血糖，避免乐极生悲是每个糖尿病患者需要细心琢磨的，以下有一些温馨提示：

① 作息需规律：节日放假期间，无工作压力，走亲访友，兴之所至，随性而动，往往废寝忘食，"深更半夜灯火通明，日上三竿高卧不醒"，三餐往往简化成二餐，平素养成的良好作息规律不经意间荡然无存，假期即将结束时身心疲倦，自叹"假期综合征"，可想而知这种状态下血糖怎么可能平稳。因此节假日期间要尽可能维持日常作息，不宜熬夜，就餐时间尽量不要改动过大，还假期休身之本意。

② 饮食应有度：节日期间友人聚会、家人团聚，外出就餐在所难免。糖尿病患者注意在觥筹交错之间，不要暴饮暴食及大量饮酒，饮食有节，根据日常掌握的糖尿病知识，精挑细选，尽量选择热量较低的食物，对"大鱼大肉"做到"点到为止"。避免餐后胃肠不适、血糖飙升。

③ 用药必守规：随着生活水平的提高，长假期间外出旅游已成为很多糖尿病患者的常规之选，但是外出之时往往会对所需之药"能省则省"，自行减量减次，以"反正没难受"自我安慰。另外，部分人还秉持着"正月不吃药"

等陈旧观念，在一段时间内自行停药。这些做法无疑都会使血糖、血压等不再得到控制，严重者甚至危及生命。因此，节假日期间无论外出还是在家，降糖等药物仍应按时按次按量使用，这才是对自己负责的表现。

④ 运动不能省：节日期间"吃得好，吃得杂"，血糖自然比平日偏高。同时不少上班族会选择蜗居家中，休养生息，活动量锐减，消耗极少，体重日日增加，血糖节节攀升。因此节假日期间更应注意增加主动运动，至少要保持三餐后的运动，每次持续半小时左右，这种运动对于减少餐后血糖的助力作用不容小看。如果能够制订健身计划，达到比平素更大的运动量就更好了。

⑤ 监测应坚持：节日期间娱乐多、安排紧，日常监测经常被抛之脑后，加之此时糖尿病患者的注意力往往被外界事物吸引，容易忽略自身的不适情况。因此这种时刻血糖往往最容易发生波动，自我监测就更不能忽略了。有血糖仪的患者要坚持监测，尤其餐后血糖。血糖波动大的患者也要注意餐前、睡前血糖的监测。另外，最好还要每天监测血压、心率等，全面掌握自身状况。

⑥ 零食可尝尝：节日期间亲朋往来，家中的零食、点心、干果等自然少不了，美食诱人，可这些食物大多是高热量的，又不能放入正餐，怎么办呢？糖尿病患者可以"尝一尝"，即吃一粒、一小块，对无糖点心、低脂奶品也是一样的。品尝时间需要尽量安排在两次正餐中间，必要时酌情减少正餐热量摄入，防止过大的血糖波动。

330 为什么旅行时也要坚持饮食、运动疗法？

外出旅行时难免会因为各种主动或被动的原因放弃日常坚持的生活方式，但是旅行过程中也是血糖容易波动的时候，因为糖尿病患者在充分享受旅行快乐时也应该尽力不间断饮食控制及日常运动节奏。

（1）饮食方面：尽可能延续日常饮食规律。出门在外很可能接触到当地诸多美食及小吃，适当品尝是理所应当的，但是对于极其喜欢的食物也要注意不能暴饮暴食，谨记适可而止；如果食物实在不可口，也要适当吃一些，这样才能防止血糖过高或者过低，甚至危及自身安全。零食水果含有较多糖分、热量，不宜大量食入。菜品选择尽量清淡、荤素搭配，对高油脂高盐及含糖菜品要"点到为止"。饮料及酒不建议饮用。

（2）运动方面：外出旅游时运动量往往变化较大，多数时候比居家时大，应着重预防运动诱发的低血糖，对于应用促进胰岛素分泌的药物（或）胰岛素的患者尤其重要。

① 旅行时不可避免要运动，并且运动有益于愉悦精神，提高体质，但是需要防止期间出现低血糖：不宜空腹或者在固定进餐时间时进行较大运动量运动（如登山、长距离徒步等）；若已知将进行上述活动，可适当提前加餐和（或）酌情减少胰岛素用量；活动时必须随身携带食物，有疑似低血糖症状时主动进食；携带足够的洁净饮用水，及时适量补充水分，避免脱水。

② 每天活动强度应适中，不宜过大，不宜参与过度刺激的活动，尤其是老年患者更应注意，避免因为过度劳累、大运动量活动引起血糖波动，或者因为情绪大起大落而诱发血压等波动；饮食要有节要有度，尽量避免大量甜食、油腻饮食，进餐时间尽量规律，途中被迫延迟进餐时可自己进食少量粮食类食物防止发生低血糖。

331 应用胰岛素的患者外出时应做哪些准备？

不要因为怕旅行麻烦而擅自改用口服降糖药物，甚至完全停止治疗；如果只是短途赏景游玩，实在不方便注射胰岛素，可事先咨询专科医生，临时使用替代性降糖药物，但是返家后需要恢复常规治疗。

根据自己此次出游的天数，算一下所需的胰岛素量，要带够，因为胰岛素瓶属于易碎物品，可适当多携带 1～2 支，以避免因为意外而被迫终止治疗。但是尽量不要带太多，一方面不易保存，另一方面如果需乘坐飞机可能在登机时出现麻烦。

提前了解旅游目的地的气候温度、居住环境等，做好相应准备：因为胰岛素的保存有较严格的要求，因此应用胰岛素控制日常血糖的患者要注意目的地的气候温度，温度过高（＞25℃）的要随身携带放有冰包的旅行装（如无条件，可以准备一瓶冰冻矿泉水与胰岛素同放，使胰岛素附件温度不至于过高），见图 9-1。

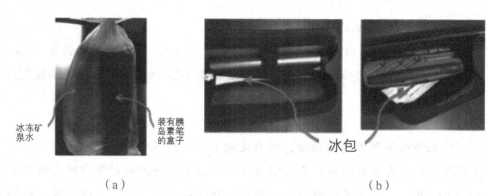

（a）　　　　　　　　　　　　　　　　　　　（b）
图 9-1　携带胰岛素时所需的冰包或自制低温袋

　　到达宾馆后要尽快把胰岛素保存在宾馆的冰箱冷藏室，到寒冷地区者则需要贴身携带胰岛素，防止温度过低导致胰岛素冰冻失效。长途旅行中，也不要将胰岛素和热饮、正在使用的电源等散发热量的热源长时间放在一起。

332 应用胰岛素的患者乘坐飞机时应做哪些准备？

　　（1）根据航空管理局规定，以下的与糖尿病相关的物品和仪器是被允许可以随身带上飞机的：胰岛素和胰岛素配方的产品（各种包含胰岛素的输注设备）；注射器（以配合胰岛素和其他注射类药物使用）；采血笔，血糖仪，血糖试纸，酒精棉片，血糖仪校对试纸／测试液等；胰岛素泵及胰岛素泵耗材（电池、塑料储药器、管路、针头等），但是胰岛素泵中必须配有胰岛素；处理用过的针头、注射器等物品的盒子。

　　（2）为了减少安检时的麻烦，大家需要提前做好以下准备：到医院开具疾病及需要注射胰岛素的医学证明（图 9-2）以备机场检验；在乘机过程中必须随身携带胰岛素，不能托运（因托运行李一般位于飞机尾部，在高空飞行时经常处于零度以下状态，胰岛素很可能因低温结冰而失效）；随身携带的胰岛素以及其他相应药物必须有良好可被辨识的标识；因为瓶装液态酒精不能随身带入机舱，所以需要提前购买酒精棉片。

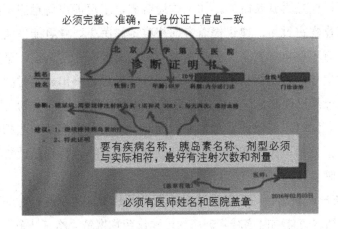

必须完整、准确，与身份证上信息一致

要有疾病名称，胰岛素名称、剂型必须
与实际相符，最好有注射次数和剂量

必须有医师姓名和医院盖章

图 9-2　医学证明

（3）安检：可出示医学证明，告知安检人员你有糖尿病，并且随身携带必需物品。目前并未发现安检时的 X 线会对胰岛素本身产生影响。如果你担心金属探测器会影响胰岛素泵的功能，可告知安检人员你戴了胰岛素泵，有针头在皮肤里并且不能被摘下，安检人员会手动检查并查看胰岛素泵。

（4）长途飞行中：应随身自备一些饼干等，避免因机上送餐时间变化而出现低血糖；最好自备血糖仪，有头晕、出汗等不适时应监测血糖，了解有无发生低血糖；使用后的胰岛素注射针头、采血针头均属于医学锐器，应放入自备的收纳盒中保存，不能直接放入飞机上的污物袋，避免误伤自己和他人。

333 计划外出时，如何准备需要使用的药物？

外出游玩之前，糖尿病患者在准备各种旅游必备的吃穿用品之外，包括降糖药物在内的旅游期药物也需要仔细准备。

（1）应该提前到医院就诊，开具足够数量的药物。糖尿病特别是有多年糖尿病史的老年患者平均患有 3 ～ 5 种疾病，每种疾病均有常规治疗药物，总体药物用量肯定不少，很多人总觉得出门在外带一大包药物太麻烦，擅自做主停服某些"自己认为不重要的"药物或者精简药物的应用次数或剂量，这些都是非常不可取的。因为药物治疗需要有一定的连贯性，停服 1 ～ 2 天可能感受不出明显问题，但是再延长时间，加上旅途劳累，就可能出现意想不到的问题，因此如果药物实在过多，建议提前咨询相应专科医生，看看能不能合并或者短期停用，千万不要自行其是。同时携带的药量需要有一定富余，避免因行程拖延或者药物损坏而被迫终止治疗。另外，糖尿病患者外出旅游时因为劳累、饮食不周等也容易出现其他问题，如急性胃肠炎、消化不良、叮咬后皮肤易感染、心脏不适等，同时不能保证及时就诊，因此建议出发前配备一些相应药物，例如止泻药、消化药、预防和治疗蚊虫叮咬的外用药物，特别是硝酸甘油、速效救心丸等心脏急救药物。

（2）药量：根据预估的外出时间计算必备药量。鉴于旅行时间可能略有变化及随进餐情况可能临时增减降糖药物，建议药物携带"略有结余"。

（3）携带时的注意事项：注意药物应保留标识并且分种类存放，或者使用便携药盒把同一时间服用的药物放在一格内，以方便确定是否服药；切忌过度相信自己的记忆力和辨识力，把各种药物混合放到一个容器内，避免因无法辨识而误服或者浪费药品，见图9-3。必要时可以把自己正在服用的药物列成清单，交给随行的亲戚朋友，这样可以在特殊情况下帮助急救的医务人员尽快了解目前的治疗方案。

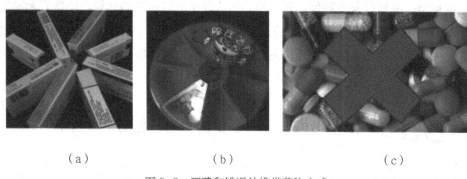

（a）　　　　　　　　（b）　　　　　　　　（c）

图9-3　正确和错误的携带药物方式

334 在患其他疾病时如何应对？

俗话说：人吃五谷杂粮，哪有不生病的。糖尿病患者也是普通人，上呼吸道感染（感冒）、发热、腹泻等疾病在所难免。生病了要怎么应对呢？

（1）生病期间，食欲多多少少会有一定程度的下降，进餐量会有所减少，不能保证均衡饮食，低血糖发生可能性增加；另一方面，生病时身体会分泌大量激素，导致血糖居高不降，那么这两方面力量的博弈到底会使血糖如何变化呢？不测怎知道，测了才明白。因此疾病期间血糖的自我监测至关重要！条件允许时不妨多测几次，例如每 4～6h 监测一次，及时掌握第一手资料，再根据身体情况、食欲变化等因素，综合决定是否调整药物用量，当然这些事情最好在专业医生的指导下进行，同时也要重视其他疾病，该治的得治，贻误治疗就得不偿失了。

（2）吃饭很重要：生病期间食欲不佳，有些人干脆执行"饥饿疗法"，这是不可取的。就算完全没有食欲也不建议"滴水不进"，可少量多餐，吃一些可口易消化的食物，以满足机体热量需求，利于疾病痊愈。如果患者咽痛明显，可进食流质、半流质或软质食物，如稀饭、面条、牛奶等。

（3）喝水量不能少：发热、呕吐、腹泻等会导致患者体液不足，而体液不足有可能诱发酮症，甚至损伤肾脏功能，所以即使不能进食，也必须要注意补充足够的水分。喝水本身就有助于稀释血液、改善循环、降低血糖、清除酮体。

（4）药物不能停：生病期间不能随意擅自中断降糖药物，尤其 1 型糖尿病患者，切勿"不吃不喝不用药"。需常规注射中长效胰岛素；餐前短／速效胰岛素，可根据食欲、餐前血糖等情况决定。如果已经一天以上不能进食水就不能再自我调理了，一定要到医院就诊。

（5）就诊注意事项：当糖尿病患者因其他疾病就诊时，应向其他科的接诊医师告知糖尿病病史及全部日常用药情况，最好能够提供最近的血糖控制数据，以便于医生在最快的时间选择最佳的疾病综合监测及治疗方案。生病期间医生关注血糖的变化外，还会监测是否存在尿酮体、电解质的稳定性、是否有体液平衡紊乱等，以便及时发现糖尿病酮症酸中毒等急性并发症。所以要积极配合，发现隐患，及时纠正。

335 在面对灾害时如何应对？

天灾是人力无法抗衡的，大灾面前如何自我救护是每个人都需要了解的：

（1）自然灾害时进餐、饮水、药物的获得均可能中断，糖尿病患者应首先不要惊慌，尽量到达安全区域，防止外伤。不能进餐的患者需停用餐前胰岛素及降糖药物。特殊注意，对于1型糖尿病患者，依赖胰岛素维持生命，应尽可能应用基础胰岛素。

（2）在未被救治且可能继续被困与外界失联情况下，患者应尽可能在身体、或纸张或墙壁桌面等留下糖尿病等病史信息，利于被救后施救工作的开展。

（3）在获救或脱险后，如神志清醒，患者应在第一时间向救援人员或医护人员提供病史及既往用药信息，利于制订救治方案。

336 糖尿病患者可以结婚、生育吗？

当然可以了。组建家庭是一种权利，我国婚姻法中规定的不应当结婚的疾病只包括：在发病期的重症精神病（精神分裂症、躁狂抑郁型精神病等）、在传染期内的法定传染病（例如未经治愈的梅毒、甲型肝炎等）以及严重遗传性疾病（例如痴呆症）三种情况。糖尿病患者的后代虽然患糖尿病的概率比非糖尿病患者的后代要偏高，但这只是一种遗传易感性，不属于被限制结婚生育的疾病。

当妈妈是女性的权利，年轻的女性糖尿病患者在良好的血糖控制前提下同样是可以正常妊娠的。以良好血糖控制为主的全身状况达标是备孕期的关键。换句话说，在达到备孕期血糖等诸多指标合格之前，育龄期女性应采取有效的避孕措施。

（1）总体要求：计划妊娠前必须专门去综合医院就诊，由以糖尿病医生和妇产科医生为主的多学科医生共同评估是否适宜妊娠，评估内容大体包括：糖尿病的病程、急性并发症（例如感染、低血糖等）、慢性并发症（尤其是眼底情况、血管状况、肾脏情况等）、目前药物治疗情况等。其中每一项都有备孕期需要达到的标准，如果暂时未达标，建议一定不要盲目乐观，执意冒险妊娠，因为妊娠期母亲的身体压力极大，一着不慎不仅会给母亲带来无法恢复的伤害，而且对胎儿产生致命的不可逆转的损害。

（2）孕前基本准备措施和控制目标：如表9-1所示。

表 9-1　孕前基本准备措施和控制目标

项目		目标和措施	
血糖	标准	餐前（空腹）血糖	3.9 ~ 6.5mmol/L
		餐后 2h 血糖	< 8.5mmol/L
		HbA_1c	< 6.5%（无低血糖者）
			< 7.0%（应用胰岛素者）
	措施	停用除二甲双胍外的其他口服降糖药物，改用胰岛素治疗	
血压	标准	< 130/80mmHg	
	措施	停用 ACEI 和 ARB 等，改为甲基多巴和钙离子拮抗药	
血脂	措施	加强生活方式调整，停用调脂药物	
其他	措施	戒烟；加强监测和糖尿病教育	

（3）眼底检查：糖尿病所致的眼底病变（糖尿病视网膜病变）可因妊娠而加重，甚至出现严重出血导致失明。因此一定要在备孕前专门到眼科进行眼底检查，若有出血风险必要时眼科医生会予以预防性治疗。

（4）肾脏检查：妊娠也会加重母亲的肾脏负担，母亲的肾功能不全会对胎儿的发育产生不良影响。对于糖尿病已经危害到肾脏的孕妇，轻者会出现暂时性的肾功能减退，在产后逐渐恢复原状；重者可能造成永久性肾损害，甚至危及母婴生命安全。因此事先对肾脏状况（包括血液指标和尿液检查）的评估和准备非常关键，若已经存在异常一定要请教肾脏专科医生，万不可掉以轻心。

（5）其他评估：糖尿病病史较长以及之前未良好控制的患者，体内存在多种慢性病变（例如糖尿病神经病变引起的胃轻瘫、直立性低血压，心血管病变引起的心脏耐受功能下降等），这些往往比较隐匿，不查发现不了。如果把这些隐患带入妊娠期，轻者加重妊娠管理的难度，重者甚至会增加死亡的风险。所有这些都需要专科医生细致评估。

337 糖尿病妇女妊娠后如何进行血糖管理？

综合管理是保障妊娠期安全的关键：怀上宝宝只是万里长征的第一步，如何有效应对妊娠期的层层考验，保证母亲身体安全、胎儿健康成长还需要医生、孕妇和家属齐心协力共同面对。

（1）确认妊娠后，必须停用所有口服降糖药物（包括二甲双胍），改为每日多次胰岛素注射控制血糖，尽量每天自我监测4～6次血糖（包括空腹、餐前、餐后血糖），基于减少高血糖对胎儿发育的不良影响，妊娠期血糖的控制目标比平常要严格许多。见表9-2。

表9-2　妊娠期血糖的控制目标

时间点	目标值
空腹（餐前、睡前）血糖	3.3～5.3mmol/L
餐后1h血糖	≤7.8mmol/L
餐后2h血糖	≤6.7mmol/L
HbA$_1$c	≤6.0%

（2）糖尿病孕妇的饮食控制需十分小心：既要配合胰岛素和运动把血糖维持在正常范围内，避免高血糖给胎儿带来的风险；又要保证孕母和胎儿能量需要，不能因为过度严格控制饮食而影响胎儿发育的速度，甚至出现饥饿性酮症。为了维持这种平衡，常规需实行少食多餐策略，每日分5～6餐，同时要主食、肉食、青菜的搭配合理，保证热量和营养供需平衡。应兼顾热量的控制及胎儿生长发育的需要，不宜过严。

（3）孕期运动要适度，尤其孕早期不宜剧烈运动，避免增加流产风险。建议咨询产科医生确定合适的运动量。

（4）分娩时及分娩后：所谓瓜熟蒂落，十月怀胎一朝分娩，糖尿病患者也可以进行自然分娩，但是需要产科医生的评估判断。孩子出生后母亲的血糖会迅速下降，胰岛素需求量随之大幅度减少，此时应注意减少胰岛素用量或停用，避免出现低血糖情况。期间血糖监测也十分重要。

338 为什么糖尿病患者要服用阿司匹林？

糖尿病的死亡谱已从"昏迷时代""感染时代"，发展到今天的"大血管时代"。研究显示，75％的糖尿病患者最终死亡原因为心脑血管血栓性事件。血栓性疾病成了人类健康的主要威胁，这也是糖尿病医疗费用中直接和间接费用的最大组成部分。因此，防治血栓性事件是改善糖尿病患者预后和减少医疗费用的重要措施之一，而预防血小板聚集就成了预防血栓性事件的关键环节。

阿司匹林对心血管疾病的二级预防作用已被全球200多项试验所证实，而阿司匹林对心脑血管疾病的一级预防同样受到重视。然而，应用阿司匹林是把双刃剑，在防止血栓形成的同时还可能增加出血风险，尤其是严重胃肠出血和脑出血。正是基于这一原因，是否使用阿司匹林进行心血管疾病一级预防应先评估患者冠心病、脑卒中危险因素和出血风险，若用药获益大于风险则应当使用阿司匹林。在一定范围内阿司匹林的抗血栓作用并不随剂量增加而增加，但阿司匹林的消化道损伤作用随着剂量增加而明显增加。

因此，建议长期使用时，阿司匹林的最佳剂量为 $75 \sim 150mg/d$，在这个剂量范围内阿司匹林的疗效和安全性达到了较好的平衡。

339 哪些糖尿病患者应该服用阿司匹林？

首先，有心血管疾病史的糖尿病患者应常规使用阿司匹林作为二级预防措施。

其次，对于还未患心血管疾病的糖尿病患者，应该先评估患者心血管疾病的风险，再决定是否使用阿司匹林。评估心血管疾病风险的具体方法参见慢性并发症相关章节。

① 具有高危心血管风险的糖尿病患者，如果没有明显出血风险（既往有消化道出血病史、胃溃疡或近期服用增加出血风险的药物，如非甾体抗炎药或华法林），可服用小剂量（$75 \sim 150\ mg/d$）阿司匹林作为一级预防。

② 在具有中度心血管风险的糖尿病患者，应根据临床具体情况判断决定

是否使用阿司匹林进行一级预防。

③ 对于低危心血管风险的糖尿病患者，由于阿司匹林潜在的不良反应（出血）可能抵消潜在的获益，因此不推荐应用阿司匹林治疗。

糖尿病患者应用阿司匹林能否有效预防心血管疾病、降低心血管疾病风险也有赖于其他有效地减少心血管疾病风险的治疗手段，包括他汀类降脂药物治疗、血压控制、戒烟等。除了积极控制血糖、应用阿司匹林治疗外，应对所有相关的危险因素进行综合干预，以更好地预防心血管疾病的发生及其导致的死亡。

340 阿司匹林能降血糖吗？

阿司匹林具有抗炎、解热、镇痛作用，临床上常用来退热、控制风湿和类风湿疾病引起的关节等部位的肿痛。由于阿司匹林还具有抗血小板聚集和抗血栓形成的作用，在近20年来也广泛用于心、脑血管病的预防。抗炎时所需的剂量较大，而用于心、脑血管疾病预防时所需剂量较小。

大剂量的阿司匹林具有一定的降低血糖作用，这在100多年前即被发现。近来的研究认为阿司匹林降低血糖的作用可能和改善胰岛素抵抗状态有关，但所需剂量较大。但由于阿司匹林可损伤胃黏膜、刺激胃酸分泌，在大剂量使用时可发生胃肠道不良反应，包括食欲缺乏、恶心、呕吐等，严重时可出现消化道出血。患有高血压病、血脂紊乱和糖尿病的患者服用阿司匹林是用来预防心、脑血管疾病的发生，所需剂量很小，且如果是肠溶制剂，对胃黏膜不会造成损伤。现在还没有证据证实小剂量阿司匹林也有降低血糖的作用。

341 成年糖尿病患者为何需要进行严格的体重管理？

肥胖是发生糖尿病（主要是2型糖尿病）的重要危险因素之一。在长期肥胖的人群中，糖尿病的患病率明显增加，可高达普通人群的5倍以上。从另一方面来看，在 2 型糖尿病患者中，80% 都是肥胖者。糖尿病患者往往伴有超重或肥胖，以及多种代谢综合征的因素如高血压病、高脂血症、高尿酸血症、非酒精性脂肪肝等。而代谢综合征患者是发生心脑血管疾病的高危人群，与不伴有代谢综合征者相比，其心脑血管病和 2 型糖尿病的危险均显著增加。

保持理想体重，不仅能减轻胰岛素抵抗和高胰岛素血症，也能改善糖耐量和其他心血管疾病的危险因素，一般要每 3 个月进行一次体重的监测。我们的理想体重（kg）应该是身高（cm）－ 105。作为超重或肥胖的 2 型糖尿病患者，建议在 3～6 个月内，减轻 5%～ 10% 的体重。科学膳食、适量运动再搭配合适的降糖药物，才能起到更好的控制体重的效果。

除了患者自觉地去改变生活方式控制体重，医生的专业性指导也至关重要，因为很多患者还并不了解如何才能做到科学减重，盲目的减重反而会对身体造成负面的影响。

342 维持良好的体重对于糖尿病患者十分重要吗？

人体摄入食物经消化后，转变为葡萄糖进入血液，使血糖升高，进而刺激胰岛素分泌促使组织从血液中摄取并利用葡萄糖，以供给机体生理代谢和活动的能量。然而超重肥胖者长期摄入高脂肪、高热量的食物、体力活动减少，过多的进食会导致血糖大幅升高，进一步刺激胰岛素大量分泌，以使血糖降至正常血糖范围。长此以往将会使得胰岛 B 细胞负担过重，造成胰岛 B 细胞功能下降，胰岛素分泌减少，无法满足机体对糖代谢调控的需要，导致血糖增高。

另外，超重肥胖者体内过量的脂肪带来了脂肪降解的加强，脂肪降解的结果是产生大量的游离脂肪酸。当血中游离脂肪酸水平升高时，肝脏组织对葡萄糖摄取和利用降低，肝糖原利用出现障碍，会血糖升高。这时需要更多的胰岛素才能将血糖降低到正常水平，从而进一步加重胰岛 B 细胞的负担。

对于糖尿病患者来说，肥胖是主要的危险因素，研究表明，肥胖患者更容易发生糖尿病慢性并发症。另外，肥胖患者常伴有血脂异常，脂肪细胞对胰岛素不敏感，更易形成胰岛素抵抗。因此，维持理想的体重有利于延缓糖尿病，并减小发生糖尿病并发症的机会，提高生活质量。

当成人 2 型糖尿病患者 BMI $>$ 35 kg/m^2 时，尤其是糖尿病或相关伴发病通过生活方式和药物治疗难以控制者，可以考虑进行减肥手术治疗。已经接受减重手术的 2 型糖尿病患者也需要长期生活方式支持与医学监测。尽管小型研究表明 BMI 在 30 ～ 35kg/m^2 的 2 型糖尿病患者接受减肥手术也可更好控制血糖，但目前缺乏充足的证据推荐对 BMI $<$ 35 kg/m^2 的患者进行手术。值得注意的是，有效的减肥可以预防糖尿病的发生，或是明显减轻糖尿病的程度。

（李琳，王群，肖文华）

第十章

中医中药与糖尿病

343 中医可以治愈糖尿病吗？

糖尿病，中医称为消渴病，是在先天因素（遗传）和后天因素（饮食、运动、年龄、肥胖等）联合作用下形成的一种慢性、全身性、代谢性疾病，是以血糖升高、尿糖阳性为主要临床特征的代谢紊乱综合征。

由于糖尿病的病因及发病机制十分复杂，迄今为止尚未完全阐明，因此无论是中医还是西医，尚无根治的药物或方法。然而，在现实生活中，由于一些患者对糖尿病的疾病性质以及对中医治疗糖尿病的具体情况不太了解，同时又受到一些不实广告等的误导，有病乱投医的情况十分常见。他们误认为中医药能够治愈糖尿病，甚至有些患者放弃正规治疗，寻求灵丹妙药以达到治愈的目的，最终不但没有有效地控制疾病，反而出现恶化甚至危及生命。

因此，大家一定要知道，中医药在控制糖尿病病情发展，增强患者体质、延缓糖尿病患者衰老，防治各种慢性并发症等方面存在着优势，但仍达不到根治的目的，仍然需要长期治疗，而且绝大部分患者需要联合西药来有效控制血糖。

344 中医治疗糖尿病有哪些优势？

我们知道，中药在降糖方面的作用与西药无法比拟，尚未发现能够代替降糖药物（西药）的中药。那么，中医药治疗糖尿病还有优势吗？可以肯定地回答，中医药治疗糖尿病在某些方面具有优势。

糖尿病的治疗是多方面的，而降糖治疗只是其中的一个方面，并不是血糖达标就能解决所有的问题，特别是自觉症状，如口干、口渴、乏力等，以及各种慢性并发症，即使血糖达标也难以完全缓解和控制。

改善自觉症状是中医药治疗糖尿病的其中优势之一，中医治疗重视个体化，强调辨证论治，根据临床症状的变化制订、调整治疗方案，并以症状的变化来判断疗效。针对糖尿病患者经常出现的口干、乏力、腰腿酸软、头晕眼花等症状，通过辨证论治，采取适当的治疗方案可得到较好的缓解和消除。

防治各种慢性并发症则是中医药治疗糖尿病的另一个优势。多数研究发现，在西药治疗的同时，配合中药治疗可有效防治各种慢性并发症，甚至对早期的糖尿病并发症，如糖尿病周围神经病变、糖尿病视网膜病变、糖尿病肾病、糖尿病心脏病等有一定的逆转作用，而对中晚期并发症则有延缓发展的作用。

因此，在糖尿病的治疗过程中，应采取中西医结合，优势互补，充分发挥中医药在改善自觉症状、防治慢性并发症上的优势，提高糖尿病患者的生活质量。

345 中医如何治疗糖尿病?

中医认为，糖尿病（消渴病）的发生发展与很多因素相关，主要包括情志因素、饮食因素、运动过少、久服补药以及一些其他因素。根据这一理论，在治疗糖尿病时中医采取在节制饮食、调摄情志、适当运动的基础上选用针灸、药物等综合治疗，与现代医学治疗糖尿病的观念和模式基本吻合。

（1）节制饮食：我们知道，饮食治疗是基础治疗，西方现代医学提出饮食治疗是在 1796 年，比中国晚了一千余年。早在唐代孙思邈即已提出消渴病人所慎者有三："一饮酒，二房事，三咸食及面，能慎此者，虽不服药而自可无他；不如此者，纵有金丹亦不可救。"指出了节制饮食是消渴病最基本的也是最重要的治疗方式。唐代王焘在《外台秘要》中进一步提出："此病特忌房事，妒火面并干脯一切热肉、粳米饭、李子等。"提出糖尿病患者应限制米食、肉食及水果等。

（2）调摄情志：《黄帝内经》中记载："长冲直扬……心刚……多怒"的人易患"消瘅（即消渴病）"。金代刘完素在《三消论》中提出："夫消渴者，或因饮食服饵失宜，……或因耗乱精神，过违其度"。提出情志不调、精神抑郁者易患糖尿病，与现代医学的研究结果不谋而合。主张糖尿病患者应调畅情志，心绪平和，学会找"乐子"。

（3）运动疗法：隋巢元方在《诸病源候论》关于消渴病的论述中说："先行十百二十步，多者千步，然后食。"唐代王焘又说："食毕即行步，稍畅而坐。"说明中国古代即已提倡采取运动疗法来治疗糖尿病。

（4）其他疗法：采取以上治疗措施仍不能有效地控制糖尿病，则应在上述方法的基础上选择针灸、药物治疗。

346 哪些体质类型的人易患糖尿病？

体质决定了机体生理反应的特异性，也决定了对某些疾病因子的易罹性和疾病发展的倾向性。通过研究发现，易患 2 型糖尿病的体质主要有：①气虚体质，身体极易疲劳、气短无力；②痰湿体质，身体肥胖、肚大腰圆、额头油脂分泌多、鼾声如雷；③阴虚体质，怕热、口干舌燥、喜冷食；④血瘀体质，面色晦暗、长斑、黑眼圈、爱健忘。

不同体质类型的糖尿病的临床表现不一样，并发症情况也有不同，采取的预防措施也就有所差别，因此知道自己的体质类型，可以更好地选择防治措施：

气虚体质：应避免过劳、过累，在食疗方面可以适当地多吃山药，选用具有补气功效的保健品；也可适量选用黄芪、党参之类的补气药煎服或代茶饮。

痰湿体质：应适当增加运动，控制饮食，减少热量摄入，食用具有除湿化痰作用的白萝卜、薏苡仁、荷叶等；选择黄芪、苍术、茯苓、橘红、荷叶、冬瓜皮等煎服或代茶饮。

阴虚体质：不要熬夜，熬夜伤阴，少食辛热食物，适宜多吃百合、银耳，可滋阴降火；可服用六味地黄丸等地黄类以养阴；选择生地黄、麦冬、沙参等煎服或代茶饮。

血瘀体质：宜调畅情绪，可食用山楂片、葡萄酒，也可以多吃葡萄干，山楂可以活血化瘀、改善心血管循环；葡萄酒可以清除代谢产物、保持血管畅通，如血瘀明显可服用血府逐瘀胶囊或口服液以活血化瘀。

347 糖尿病患者中医辨证全是阴虚燥热吗？

早在《黄帝内经》中就已提出消渴病是在禀赋不足、五脏虚弱、素体阴虚的基础上，加之后天的精神刺激，情志失调；过食肥甘，形体肥胖而形成。临床表现为"三多一少"，即多饮、多食、多尿，最终导致形体消瘦的阴虚燥热证，这些病症往往是糖尿病早期的病机特点。随着病变日久，阴虚内热，耗气伤阳，而发展为气阴两虚，此时以倦怠乏力、口干为主要表现。病变再进一步发展，阴损及阳，阴阳两虚，而表现为畏寒肢冷、神疲乏力、口干等症候。同时在病变发展过程中也会产生一些病理性产物，如瘀血、痰湿、气滞、寒凝等阻塞经脉而发生各种并发症。

由此可见，阴虚燥热是糖尿病早期的病机特点，随着疾病的发展，会出现气阴两虚、阴阳两虚、血脉瘀阻等特点，因此不能一概而论地认为糖尿病患者全是阴虚燥热证型。

348　1型糖尿病患者可以用中药治疗吗？

1型糖尿病患者是由于胰岛B细胞受到破坏，胰岛素生成减少或消失所致。患者自身没有或仅有极少量的胰岛素产生，不能满足机体的需要，必须完全依赖外源性胰岛素来维持正常的生理需要。一旦中止胰岛素治疗则会出现酮症酸中毒等急性并发症而危及生命。当前没有任何方法可以使已经破坏掉的B细胞再生。

就1型糖尿病而言，中药是没有降糖作用的，也没有证据表明中药可以恢复B细胞功能或促进B细胞再生的作用，因此中药不能代替胰岛素的治疗，但运用中药可以改善患者的临床症状以及防治并发症，改善预后。对于1型糖尿病患者总体以西药为主，中药为辅。

349　如何选用中成药？

对于糖尿病，单纯的中药降糖效果并不明显，一般情况下还是需要配合西药治疗。但中药在改善临床症状及防治早期并发症方面有优势，同时对于一些血糖波动较大的患者，也可以起到稳定血糖的作用。目前，临床上用于治疗糖尿病的中成药较多，功能主治亦有差别，患者应根据自己的临床症状表现进行识别，找医生就诊咨询。

（1）肝肾阴虚型：症见口干，咽干，多饮，多尿，腰酸，可伴视物欠清，两目干涩，头晕耳鸣。可选用六味地黄丸、杞菊地黄丸、左归丸等。若以口干口渴，大便干结，眩晕耳鸣等肾阴亏虚之证为主可用六味地黄丸；如视物欠清，两目干涩，头晕耳鸣等肝肾阴虚为主则用杞菊地黄丸；腰酸膝软，盗汗，神疲口燥症状为主可选用左归丸。

（2）阴虚热盛型：症见口干渴喜凉饮，多饮，心烦，尿多，形体消瘦，倦怠乏力，自汗或盗汗，或大便干等。可选用降糖舒胶囊、津力达颗粒等。

（3）气阴两虚型：乏力，气短，口干，多饮，舌淡红，苔薄白干，脉细或细数。可选择参芪降糖颗粒、消渴丸。其中消渴丸是含有西药降糖成分，非单纯中药，其中含有降糖作用较强的西药格列本脲（优降糖），每10丸消渴丸含2.5mg，即相当于1片优降糖。初服时应从最小剂量开始，同时监测血糖，根据血糖变化逐渐调整用量以免发生低血糖反应。

（4）肾阳亏虚型：症见口干，喜热饮，怕冷畏寒，小便量多，腰部冷痛，阳痿，遗精等。可选用金匮肾气丸或右归丸。

（5）气阴两虚，血脉瘀阻：症见倦怠乏力，气短懒言，自汗，盗汗，五心烦热，口渴喜饮，胸中闷痛，肢体麻木或刺痛。可选用糖脉康颗粒等。

350 常用于防治糖尿病的药食同源药有哪些？

在中药中，有一些既可作为药物治疗疾病，又可作为食物，这些药物我们称为药食同源药。在众多药食同源的中药之中不乏具有降糖作用而适用于防治糖尿病的，下面就简单地介绍几种常见的药食同源药：

黄芪：为常用的补气药。一种理论认为，气虚是糖尿病的主要病因，气虚则津液生成减少，进而气阴两虚发生糖尿病，治疗的关键在于益气补气。黄芪见于很多的治疗消渴病的古方中，现代医学也证明，黄芪多糖具有双向调节血糖的作用。

丹参：集活血、行血、凉血、养血作用于一身。丹参中含有多种丹参酮，可以明显改善糖代谢，具有降低血糖的作用。

枸杞子：能补肝肾，可用于肝肾阴虚之消渴病。近年来的研究表明，枸杞子具有很好的降血糖作用。

生地：质润多液能养阴，味甘性寒能生津，有养阴润燥生津作用。可用于口干渴饮的消渴病者，具有降血糖的作用。

山药：具有补肺脾肾，益气养阴之功。适宜于慢性病及虚弱的患者，为"理虚之要药"，具有降低血糖的作用，可用于糖尿病的治疗，是糖尿病患者的食疗佳品。

黄精：具有补气养阴、健脾、润肺、益肾功能。现代药理研究发现具有抗脂肪肝、降低血糖、降压及降脂、抗疲劳等作用。

351 糖尿病患者如何选用保健品或补品？

从古人对神丹妙药的追求到现在让人目不暇接的各种调补药食，无不体现人们对长生的渴望。随着人们生活水平的提高，人们对健康和生活质量的要求也越来越高，调补身体成了一些人追求健康的方法之一，伴之而来的则是充斥市场的各种各样的保健品、补养品。对于普通人来讲，面对各种各样的保健品，在自己是否需要保健品以及如何选择保健品等问题上都会感到茫然，因此绝大多数人会跟着广告走，或认为是越贵越好。

从中医角度来看，不管是什么保健品或补品，其性都有温、热、寒、凉的区别，其功则有补气、补血、补阴、补阳的不同。由于人的体质和疾病的发展阶段不同，其气、血、阴、阳虚实变化也会存在差异，因此不是所有的补品、保健品拿来就可以吃，也不是所有的保健品或补品吃了就可以增强体质，防治疾病。不但如此，如选错还会出现"过犹不及"而影响病情。

那么糖尿病患者应该如何选择保健品或补品呢？也就是选择的标准问题。

首先，我们要知道，大多数保健品含有一定的热量，食用时应将其热量计入到每天的总热量当中。

其次，在服用前应弄清其中的成分，对于成分不详的不能乱吃，还要看是否符合糖尿病低热、低脂的要求，如是高热、高脂的则最好不用。

最后，对于含有中药成分的补品，应知道它的功能是补气、补血、养阴还是温阳，进而根据自己的体质和病情进行选用。如有乏力、气短等表现为气虚证者应选用具有补气功能的保健品；有头晕、乏力，舌淡，口唇苍白，女性月经减少、色淡等表现为血虚或气血两虚证者应选用具有补血或气血双补功能的保健品；有口干、手足心热、潮热盗汗等表现为阴虚证者应选用具有养阴功能的保健品；有手足不温、怕冷畏寒等表现为阳虚证者应选用具有温阳功能的保健品。

同时提醒患者，对于具有中药成分的保健品或补品，当自己不知如何选择时，可向中医大夫寻求帮助。

352 可以自己烹制的糖尿病保健食疗方有哪些？

（1）百合粥
● 配方：百合 12g，大米 150g，葛根 10g。
● 功效：补肺清热，止渴。用于口渴明显者。
● 制作：把百合洗净备用，将葛根放入锅内，加水 500ml，煎煮 30min，除去葛根，放入大米、百合，武火烧沸，再用文火煮 30min 即成。
● 食法：每日 1 次，每次食粥 50g，分 3 次吃完。

（2）山药猪肚粥
● 配方：山药 20g，猪肚 11g，大米 50g。
● 功效：补脾胃，止烦渴。多食易饥者。
● 制作：把猪肚用紫苏、陈皮、杭菊、葱、薄荷、食盐等反复搓揉，除去腥味，切成 3cm 长、2cm 宽的块；大米淘洗干净；山药切片。把山药、猪肚、大米同放入锅内，加水 800ml，煲熟即成。
● 食法：每日 1 次，早餐食用，每次吃猪肚 30 ～ 50g。

（3）山药枸杞粥
● 配方：枸杞子 10g，山药 10g，大米 50g。
● 功效：补肾益精。适用于尿多患者。
● 制作：把枸杞子、山药洗净，山药切薄片；大米洗净。把大米放入锅内，放入山药、枸杞子，加水 500ml。把锅置武火上烧沸，再用文火煮 35 ～ 40min 即成。
● 食法：每日 1 次，早餐食用，每次吃粥 50g。

（4）西洋参茶
● 配方：西洋参 10g，枸杞子 15g。
● 功效：补肾益气，生津止渴。糖尿病患者饮用。
● 制作：把西洋参洗净，切片；枸杞子洗净，去杂质。将西洋参、枸杞子放入炖锅内，加清水 200ml，放置中火上烧沸，文火煎煮 10min 即成。

● 食法：代茶饮用。

（5）首乌芝麻

● 配方：制何首乌 10g，黑芝麻 10g，大米 100g。

● 功效：补益肾精，降糖降脂。用于合并高脂血症者。

● 制作：把大米淘洗干净；黑芝麻洗净，去沙；何首乌润透，切片。把大米放入锅内，何首乌、黑芝麻也同放锅内，加水 600ml。把锅置武火上烧沸，再用文火煮 45min 即成。

● 食法：每日 1 次，早餐食用。

提醒：食疗方均含有一定的热量，因此在选用食疗方时，应知道它的热量，并将食入的热量计入到一天的总热量当中，相应地减少主食以防热量摄入过多而影响糖尿病患者血糖的控制水平。

（李云虎，李东）